111 GRÜNDE, VEGETARIER ZU SEIN

Anne Lehwald &
Simone Ullmann

111 GRÜNDE, VEGETARIER ZU SEIN

SCHWARZKOPF & SCHWARZKOPF

WARNUNG 9

Kapitel 1

SO KOMMEN SIE AUF DEN GESCHMACK 11
Weil Vegetarismus ein Trend ist – Weil Vegetarier in bester Gesellschaft sind – Weil für jeden was dabei ist – Weil man es einfach machen kann – Weil es den eigenen Horizont erweitert – Weil es lecker schmeckt – Weil es keine Ausreden gibt – Weil in jedem von uns ein Vegetarier schlummert – Weil es nie zu spät ist, sein Leben zu verbessern – Weil vegetarisch Kochen so viel Abwechslung in die Küche bringt

Kapitel 2

FIT, FITTER, VEGETARIER 35
Weil so die meisten Zivilisationskrankheiten vermieden werden können – Weil man weniger Zeit im Wartezimmer verbringt – Weil es Übergewicht vorbeugt – Weil es eine Herz(ens)angelegenheit ist – Weil es gut gegen Krebs ist – Weil es eine gute Vorbeugung gegen Typ-2-Diabetes ist – Weil es besser vor Allergien schützt – Weil gesunde Ernährung gut fürs Gehirn ist! – Weil es gut für die Haut ist – Weil es gut gegen »Frauenbeschwerden« ist – Weil es gut gegen zu hohen Blutdruck ist – Weil es rheumatische Beschwerden lindern kann – Weil der Zahnarzt seltener bohren muss – Weil Fleischessen so ungesund wie Rauchen ist – Weil mehr Vitamine im Essen sind – Weil es fitter macht – Weil die Verdauung besser funktioniert – Weil vegetarische Ernährung ein gesundes Säure-Basen-Verhältnis fördert – Weil Vegetarier länger leben

Kapitel 3

BYE, BYE, VORURTEILE! 85
Weil Vegetarier früh lernen, gut mit Vorurteilen zurechtzukommen – Weil Fleisch essen nicht in der Natur des Menschen liegt – Weil Vegetarier keinen Eisenmangel haben – Weil Vegetarier keinen Vitamin-D-Mangel haben – Weil

Vegetarier nicht öfter als andere einen Vitamin-B_{12}-Mangel haben – Weil pflanzliches Eiweiß viel gesünder ist als tierisches – Weil es nicht zu Osteoporose führt – Weil man nicht auf den Geschmack von Wurst und Fleisch verzichten muss

Kapitel 4

DER PROMI-FAKTOR 105
Weil es Prominente irgendwie nahbar macht – Weil Tierschutz sogar für »James Bond« ein Thema ist – Weil der legendäre Apple-Computer sonst möglicherweise »Salami« geheißen hätte – Weil Vegetarier Löffel verbiegen können – Weil Vegetarier so musikalisch sind – Weil sie sich so gut durchboxen können – Weil sich Vegetarier besonders gut konzentrieren können – Weil schon die alten Philosophen wussten, dass Töten keine gute Idee ist – Weil sie einen guten Humor haben – Weil sogar »Fleisch ist mein Gemüse« ein Veggie-Plädoyer ist

Kapitel 5

ESSEN OHNE SKANDALE 129
Weil man keine (bzw. fast keine) Angst vor BSE haben muss – Weil man keine Angst vorm nächsten Dioxinskandal haben muss – Weil man keine Antibiotika im Essen hat – Weil im Gemüse keine Hormone sind – Weil man Botox im Gesicht nicht braucht und im Essen nicht hat – Weil man weniger schädliche Zusatzstoffe wie Glutamat zu sich nimmt – Weil wir alles Ungesunde, das den Tieren verabreicht wurde, mitessen – Weil wir der Politik nicht vertrauen können – Weil beim Thema Ernährung Ärzte die falschen Ansprechpartner sind

Kapitel 6

(UM-)WELTSCHUTZ LEICHT GEMACHT 151
Weil es gut für die Welt ist – Weil es das Mittel gegen den Welthunger ist – Weil es unseren ökologischen Fußabdruck verkleinert – Weil dadurch sehr

viel Wasser gespart wird – Weil dadurch Energie gespart wird – Weil dadurch weniger schädliche Klimagase erzeugt werden – Weil Vegetarier nicht für die Abholzung des Regenwaldes verantwortlich sind – Weil es Kriege verhindern kann

Kapitel 7

BESSERER SEX UND ANDERE ÜBERRASCHUNGEN 169
Weil man sich in Lokalen auf dem Land wie Meg Ryan in »Harry & Sally« aufführen kann – Weil man online leicht den perfekten Partner findet – Weil Liebe durch den Magen geht – Weil Vegetarier besseren Sex haben – Weil Vegetarier besser riechen – Weil man Nicht-Vegetarier so gut überraschen kann – Weil es ein ideales Small-Talk-Thema ist – Weil man zum Weinkenner wird – Weil man es so schön bunt treiben kann – Weil es so vielfältig ist – Weil man so viele neue Lebensmittel entdeckt – Weil es beim Veggie-Metzger nicht so blutig zugeht – Weil es schwierige Kinderfragen wie »Wird Shaun das Schaf auch mal ein Döner?« verhindert – Weil man (fast) alle Studien und die Ernährungswissenschaft auf seiner Seite hat – Weil man am 1. Oktober einen Grund zum Feiern hat – Weil Weihnachten nicht in Gefahr ist

Kapitel 8

BEWUSSTSEINSERWEITERUNG LEICHT GEMACHT 207
Weil man ist, was man isst – Weil der Mensch kein Fleisch essen muss – Weil Vegetarier so tolerant sind – Weil es gut fürs Karma ist – Weil man als Eltern ein gutes Vorbild ist – Weil in jedem ein Tierfreund steckt – Weil man bewusster isst – Weil man viel besser genießen kann – Weil es wirklich so leicht ist, ein Lebensretter zu sein – Weil man ein kritischerer Konsument wird

Kapitel 9

TIER GEWINNT 229
Weil es paradox ist, dass Tier nicht gleich Tier ist – Weil Schweine, Kühe und Co. mindestens so schlau, sozial und sensibel sind wie unser Haushund – Weil

viel passiert, bevor Fleisch auf unserem Teller landet – Weil die Tierhaltung grausam ist: Beispiel Schweinehaltung – Weil die Tierhaltung grausam ist: Beispiel Rinderhaltung – Weil auch Fische ein schreckliches Schicksal erleiden – Weil die Tiertötung grausam ist – Weil die ökologische Haltung und Tötung auch nicht viel besser ist – Weil man fast immer Tierkinder isst – Weil in jedem Land andere Tiere »heilig« sind und andere Sitten gelten – Weil es die Menschen, die in der Fleischindustrie arbeiten, abstumpfen lässt – Weil Tiere auch Gefühle haben

Kapitel 10

MONEY, MONEY, MONEY UND MEHR 267

Weil man mit Vegetarismus Geld verdienen kann – Weil es Arbeitsplätze schafft und die Wirtschaft ankurbelt – Weil man damit Geld sparen kann – Weil es dem Steuerzahler viele Milliarden ersparen würde – Weil es nur ein kleiner Sprung zum Veganer ist: die Sache mit der Milch – Weil es nur ein kleiner Sprung zum Veganer ist: die Sache mit den Eiern – Weil jeder Einzelne einen Unterschied macht – Weil Vegetarierdörfer einen Versuch und eine Reise wert sind – Weil es die Zukunft ist

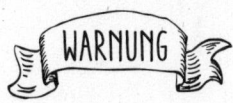

WARNUNG

Statt eines Vorworts möchten wir diese Seite für einen eindringlichen Hinweis nutzen: Falls Sie kein Vegetarier sind und nicht auf freiwilligem Weg in Besitz dieses Buches gelangt sind (Partner/Freunde/Verwandte/Kollegen haben Sie beschenkt), bedenken Sie bitte, dass Sie bei der Lektüre auf den Geschmack kommen könnten. Sagen Sie also nicht, wir hätten Sie nicht gewarnt!

Den Veggies unter Ihnen müssen wir zu diesem Punkt nicht viel erzählen. Sie wissen ja, was Sie essen und was nicht und vor allem warum. Aber sicher kennen Sie zur Genüge Situationen, in denen Sie solche oder ähnliche Sprüche zu hören bekommen:

»Vegetarier? Dann isst du meinem Essen ja das Essen weg!«

»Vegetarier? So ein Quatsch! Der Mensch braucht Fleisch!«

»Vegetarier? Dann kann ich dich ja gar nicht mehr zum Essen einladen?!«

»Aber Fleisch schmeckt doch so lecker!«

»Dann hast du ja ständig Eisenmangel!«

»Aber Fisch/Hühnchen/Biofleisch isst du, oder?«

»War Hitler nicht auch Vegetarier?«

»Aber die Kinder essen schon normal?!«

Da steht man dann meist sprachlos da und weiß nicht, wo man anfangen soll. Diese Zeiten sind jetzt aber vorbei! Mit diesem Büchlein bekommen Sie das Rüstzeug, damit Sie bei Stammtischparolen und gefährlichem Halbwissen in Zukunft auch mal das letzte Wort haben.

Aber egal, ob Sie schon jahrelang Vegetarier sind, einer werden wollen oder (noch) ein passionierter Fleischliebhaber sind: Das Thema Essen beschäftigt uns alle und polarisiert. Als die Dokumentation *Vegetarier gegen Fleischesser – Das Duell* zur besten Sendezeit im ZDF kurzfristig und ohne neuen Sendetermin aus dem

Programm genommen wurde, löste das auf Twitter einen Shitstorm aus und sorgte für spannende Verschwörungstheorien im Netz.

Am Thema Vegetarismus kommt heute niemand mehr vorbei. Zwar sind schon seit Jahrhunderten einige der schönsten, klügsten und erfolgreichsten Menschen Vegetarier, aber heutzutage braucht man einfach viele gute Gründe, um der mächtigen Fleischindustrie etwas entgegenzusetzen. Wir haben schon mal 111 Gründe angerichtet.

Eine appetitanregende Lektüre wünschen
Anne Lehwald & Simone Ullmann

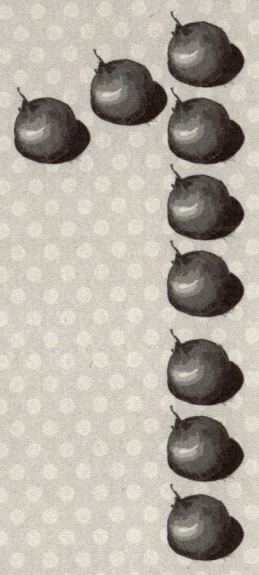

SO KOMMEN SIE AUF DEN GESCHMACK

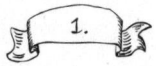

Weil Vegetarismus ein Trend ist

Dass das so ist, erkennt man vor allem daran, dass man in keinen Buchladen gehen kann, ohne dass einem ein Kochbuch entgegenfällt, das verspricht, einen fleischlos glücklich zu machen. Allein im Jahr 2013 wurden mehr als 50 neue vegane Kochbücher veröffentlicht. Acht von zehn Frauenzeitschriften beschäftigen sich mit Themen wie »Meet me – aber ohne meat«, »Veni, vidi, vegetarisch – so starten Sie jetzt durch«, »Vegan for sexy – lecker zur Bikinifigur«. Die Anzahl an Magazinen, die sich mit veganem oder vegetarischem Leben und Kochen beschäftigen, steigt von Monat zu Monat. In den hippen Style-Blogs, in denen früher über die wichtigste Nagellackfarbe der Saison diskutiert wurde, werden jetzt tolle Frauen interviewt, die ihr Lieblingsrezept für einen »Green Smoothie« verraten. Es gibt einen eigenen Radiosender für Vegetarier (www.veggieradio.de/live), und auch die großen Nachrichtenmagazine haben erkannt, dass sich Gesundheitsthemen auf dem Titel richtig gut verkaufen. Essen müssen wir eben alle!

Allein in Frankfurt haben in den vergangenen Jahren vier rein vegane Restaurants und Imbissläden, ein Café mit tierfreiem Kuchen und ein Supermarkt für Veganer aufgemacht. Spitzenreiter auf dem Veggie-Sektor ist Berlin. Dort gibt es inzwischen eine Auswahl von mehr als 20 Läden mit rein pflanzlichem Essen und mehrere spezielle Supermärkte. Auch bundesweit erweitern »herkömmliche Supermärkte« ihr Angebot um Tofu-Bratwürste, Seitan-Schnitzel und vegane Fertigburger.[1] So ist das eben: Spätestens mit Mitte 20, wenn die ersten Wehwehchen kommen und man überlegt, ob man mal eine Familie gründen will, fängt man an, darüber nachzudenken, was man da eigentlich auf seinem Teller hat. Plötzlich geht es nicht mehr nur darum, dass es satt macht, schmeckt und schnell geht, sondern darum, ob es auch gesund ist.

An dieser Stelle mal ein dickes Danke an die Lebensmittelindustrie: Denn ohne all die Dioxin-Horrormeldungen, Rinderwahnsinn-Schlagzeilen, Hormonhühnchen-, Gammelfleisch- und Pferdefleisch-in-TK-Lasagne-Skandale hätten wir Veggies wohl noch ewig warten müssen, bis der Vegetarismus aus seiner Nische in die Mitte der Gesellschaft rückt. Helmut Maucher, der ehemalige Generaldirektor von Nestlé, dem größten Nahrungsmittelkonzern der Welt, sagt: »Der Trend ins Vegetarische ist unaufhaltsam. Vielleicht isst in hundert Jahren kein Mensch mehr Fleisch.«[2] Man muss sich sogar die Frage stellen, ob es die Welt in 100 Jahren überhaupt noch gibt, wenn die Menschheit weiter so viel Fleisch isst. Denn um ein Kilo Steak zu »erzeugen«, muss ein Tier etwa 14 Kilo Getreide fressen. Und das muss ja auch irgendwo wachsen. Also: Runter mit dem (Regen-)Wald (siehe Grund 57: »Weil es gut für die Welt ist«)!

Früher waren Vegetarier Außenseiter, galten sogar als Sekte, jetzt sind sie Trendsetter. Was für eine Entwicklung! So toll muss sich auch Scarlett Johansson gefühlt haben, als sie vom US-Männermagazin *Esquire* zum ersten Mal zur »Sexiest Woman Alive« gewählt wurde. Denn in der Schule wurde die Schauspielerin immer wegen ihrer Lippen gehänselt. Wir lernen: Eine bessere Zukunft ist möglich! Auch Vegetarier Albert Einstein prophezeite zu Beginn des vergangenen Jahrhunderts: »Nichts wird die Gesundheit des Menschen und die Chancen auf ein Überleben auf der Erde so steigern wie der Schritt zur vegetarischen Ernährung.«[3] Und bisher hatte der Vater der Relativitätstheorie ja eigentlich immer recht. Fakt ist: Immer mehr Menschen entscheiden sich, auf Fleisch zu verzichten. In den 1980ern lebten in Deutschland nur 0,6 Prozent aller Menschen vegetarisch, jetzt sind es – je nachdem, welche Quelle und welche Definition man nimmt – bis zu 15 Prozent. Der Vegetarierbund Deutschland geht von sieben Millionen Vegetariern in Deutschland aus. Die Zahl der vegetarisch lebenden Menschen hat sich in etwa 30 Jahren weit mehr als verfünfzehnfacht. Jede Woche entscheiden sich 4.000 Menschen in Deutschland, dass sie

Veggie sein möchten. In England, das für seine Küche ja eher berüchtigt als berühmt ist, sind es sogar noch mehr! Nach Angaben der »Vegetarian Society« werden im Durchschnitt jede Woche 5.000 Menschen zu Vegetariern. Steve Collor, Sprecher der Vegetarischen Gesellschaft rechnet hoch: »Bei der derzeitigen Wachstumsrate werden die meisten Menschen in diesem Land bis zum Jahr 2030 Vegetarier sein.«[4]

Aktuell leben die meisten Vegetarier in Indien. Bei einer offiziellen Gesundheitsbefragung gaben 40 Prozent der Inder an, dass sie auf Fleisch verzichten. Das entspricht fast 400 Millionen Menschen. Weltweit gibt es mehr als eine Milliarde Vegetarier.[5] Sogar in Frankreich, wo »Bœuf à la mode« (also Rinderschmorbraten) und »Coq au vin« (oder »Kokowääh«, wie Til Schweiger sagen würde) von der UNESCO zum »immateriellen Kulturgut« geadelt wurden, verzichten immer mehr Menschen auf Fleisch. Die französische Hobbyköchin Clea startete im Jahr 2005 ihren vegetarischen Food-Blog *cleacuisine* und hat mittlerweile sieben Kochbücher veröffentlicht.[6] Französisch ohne Froschschenkel und Weinbergschnecken schmeckt offenbar auch ganz gut. Zumindest kommen immer mehr Franzosen auf den Geschmack, ab und zu Fleisch wegzulassen. Aktuell verzichten zwar erst zwei Prozent komplett auf Fleisch[7] – aber jede Reise beginnt mit einem ersten Schritt. Auch Autorin Clea selbst ist gar keine echte Vegetarierin, sondern »Flexitarierin«. Das heißt: Sie isst fast nie Fleisch. Damit liegt sie im Trend (siehe Grund 74: »Weil es so vielfältig ist«)! Immer mehr Deutsche verzichten häufiger auf Fleisch. Der Fleischkonsum in Deutschland ist im Jahr 2013 durchschnittlich um zwei Kilogramm pro Einwohner zurückgegangen.[8] Der Trend zu weniger Fleisch wird bleiben, ist sich Achim Spiller, Professor für Lebensmittelmarketing an der Universität Göttingen, sicher: »Die deutsche Agrar- und Fleischwirtschaft sollte daher verstärkt auf ›less but better‹ setzen«, empfiehlt der Experte.[9] Eine Untersuchung der Universitäten Hohenheim und Göttingen hat 2013 herausgefunden, dass sich die Zahl der Vegetarier in Deutschland in den vergangen sieben Jahren verdoppelt hat und dass 60 Prozent der Deutschen bereit sind, weniger Fleisch zu essen.[10] Kein Wunder, denn das Tolle am Veggie-Trend: Man macht automatisch alles richtig, wenn man mitmacht! Das trifft ja bedauerlicherweise nicht auf jeden Trend zu. Zur Erinnerung: Dauerwelle, Schulterpolster, Arschgeweih.

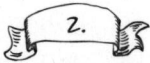

Weil Vegetarier in bester Gesellschaft sind

Unter den Vegetariern dieser Welt sind einige der schönsten, erfolgreichsten, talentiertesten, klügsten, kreativsten, witzigsten, legendärsten und sportlichsten Menschen, die es gibt. Als Veggie sind Sie sind also in allerbester Gesellschaft! Das beweisen auch die zahlreichen Nobelpreisträger, die vegetarisch leben und lebten. Allen voran Albert Einstein, der sagte: »So lebe ich fettlos, fleischlos, fischlos dahin, fühle mich aber ganz wohl dabei. Fast scheint mir, dass der Mensch gar nicht als Raubtier geboren wurde.« Mal abgesehen von seiner persönlichen Erfahrung, stellte der Wissenschaftler fest: »Rein durch ihre physische Wirkung auf das menschliche Temperament würde die vegetarische Lebensweise das Schicksal der Menschheit äußerst positiv beeinflussen.«[11] Relativitätstheorie hin oder her: Das erscheint uns absolut korrekt!

Zahlreiche Politiker, Wissenschaftler und Erfinder sind oder waren Vegetarier. Zum Beispiel Bill Clinton und Apple-Vater Steve Jobs, der leidenschaftlich gern Äpfel und andere Rohkost aß (siehe Grund 40: »Weil der legendäre Apple-Computer sonst möglicherweise ›Salami‹ heißen würde«). Auch Universalgenie Leonardo da Vinci, dem wir verdanken, dass wir heute fliegen können, war fleischlos glücklich und ein passionierter Tierschützer. Über ihn wird erzählt, dass er auf dem Markt in Florenz Vögel gekauft hat, um sie freizulassen – nicht, um sie zu essen. Menschen, die Fleisch aßen, nannte er »lebende Grabstätten«. Nach einem verstörenden Besuch in einem Schlachthof wurde auch der niederländische Maler Vincent van Gogh Vegetarier. (Zum Glück! Sonst müsste man im Museum nunmehr fettige Brathähnchen statt goldgelbe Sonnenblumen anschauen.)

Ebenso verzichte(te)n viele Schriftsteller und Philosophen auf Fleisch. *Krieg und Frieden*-Autor Leo Tolstoi war überzeugter Vegetarier. Es bereitete selbst kein Fleisch zu. Einmal kam eine Verwandte zum Essen, die partout der Meinung war, dass eine Mahlzeit immer auch aus Fleisch besteht. Tolstoi kaufte also ein Huhn und band es auf dem Stuhl der Dame fest. Auf den Tisch davor legte er ein Messer. »Was soll das?«, fragte die Verwandte. Tolstoi: »Du wolltest doch Huhn. Keiner von uns will es töten. Also haben wir alles vorbereitet, damit du es selbst tun kannst.«[12] Der schlaue Pythagoras (Beweis: $a^2+b^2=c^2$) erkannte schon etwa 500 vor Christus: »Alles, was der Mensch den Tieren antut, kommt auf den Menschen zurück«,[13] und verzichtete auf Fleisch und Co. Getreu diesem Motto isst und arbeitet auch Designerin Stella McCartney. Ihre Kollektionen sind immer ohne Leder, Pelz, Wolle und Seide. Dennoch (oder vielleicht gerade deshalb) ist die Mode der Beatles-Tochter supererfolgreich.

Auch die Oscar-Preisträgerinnen Anne Hathaway *(Les Misérables)* und Natalie Portman *(Black Swan)* leben ohne tierische Produkte. Zur Hochzeit von Anne Hathaway gab es sogar eine vegane Torte. Auch die legendäre Brigitte Bardot – früher Aktivistin für den Bikini, heute Aktivistin für den Tierschutz – ist Vegetarierin. Wohin ein fleischloses Leben führen kann, zeigen die Supermodels Christy Turlington, Nadja Auermann und Tatjana Patitz. Sogar Skandalmodel Naomi Campbell, die ja eigentlich nie macht, was alle anderen machen, ist jetzt Vegetarierin. Das hat sie zumindest dem Magazin *Harper's Bazaar* verraten: Demnach hat sie in einer Spezialklinik gelernt, ihren Körper innerlich und äußerlich zu reinigen.« »Danach habe ich mich entschlossen, kein Schwein und kein Huhn mehr zu essen, von ungesunden Dingen überhaupt die Finger zu lassen.« Pro Woche mache sie zudem zwei bis drei Saftkuren.[14] Sämtliche wissenschaftliche Studien zum Zusammenhang zwischen fleischloser Kost und tollen Haaren, samtweicher Haut, flachem Bauch und strahlendem Teint wirken in Anbetracht der Damen geradezu überflüssig. Auch *Titanic*-Star Kate Winslet und *Striptease*-Ikone Demi Moore sind Vegetarierinnen.

Überhaupt scheint Hollywood ein Mekka der fleischlos Glücklichen zu sein. Vielleicht, weil Obst und Gemüse in Südkalifornien dank durchschnittlich neun Stunden Sonneneinstrahlung pro Tag einfach so verdammt gut schmecken, dass sich die Frage nach Fleisch überhaupt nicht stellt. Auch Gwyneth Paltrow, *Alien*-Star Jamie Lee Curtis, Sex-Ikone Kim Basinger, *Veronica Mars*-Heldin Kristen Bell, *Saturday Night Live*-Comedian Kristen Wiig, *Friends*-Sweetie Lisa Kudrow und Kinski-Tochter Nastassja sind Vegetarierinnen. Ebenso die wundervolle Uma Thurman. *Kill Bill:* ja. Kill irgendein Tier: niemals! Die Liste der vegetarisch lebenden Hollywoodstars ist mindestens genauso lang wie die Liste der Frauen, die sich auf der Stelle bereit erklären würden, eine Nacht mit Ryan Gosling zu verbringen. (Natürlich ausschließlich, um mit dem Tierschützer über Tierrechte zu fachsimpeln, versteht sich!) Wirklich gute Gesellschaft eben.

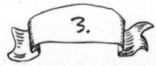

Weil für jeden was dabei ist

Vegetarier ist nicht gleich Vegetarier. Der Begriff »Vegetarier« stammt vom lateinischen »vegetare« bzw. »vegetus« ab, was »beleben« bzw. »frisch, lebendig, belebt« heißt.[15] Im Gegensatz zu Fleischessern nehmen Vegetarier also nichts Totes zu sich. Schätzungen gehen von weltweit rund einer Milliarde Vegetariern aus.

Und es werden immer mehr (siehe Grund 1: »Weil Vegetarismus ein Trend ist«). Doch manchmal kann Vegetarismus sehr verwirrend sein. So lässt sich der eine Milch schmecken und rührt keine Eier an, der andere hingegen lässt die Finger von (Kuh-)Milch, hat jedoch mit Eiern auf dem Teller kein Problem. Beide nennen sich Vegetarier. Wie das sein kann? Der Vegetarismus ist ein weites Feld mit vielen Ab- und Unterstufen. Um etwas Licht ins Dickicht zu bringen, hier die gängigen Formen, was unter Vegetarismus fällt:[16]

Die *Ovo-Lacto-Vegetarier* bevorzugen eine pflanzlich basierte Kost und meiden Fleisch und Fleischprodukte, Fisch, Weich- und Schalentiere, Erzeugnisse aus tierischen Schlachtfetten (Rindertalg, Schweineschmalz, Speck) und Gelatine, aber sie essen Eier und Milchprodukte. Der *Lacto-Vegetarier* unterscheidet sich dahin gehend vom Ovo-Lacto-Vegetarier, dass er zwar Milchprodukte, aber keine Eier isst. Der *Ovo-Vegetarier* hingegen isst zwar Eier, aber keine Milchprodukte. *Veganer* ernähren sich ausschließlich von pflanzlicher Kost und meiden auch Honig, Leder, Wolle, Seide und Daunen.

Natürlich gibt es auch viele Menschen, die sich in keine der Kategorien eindeutig einordnen lassen, sondern Mischformen leben. Ich bin so ein Beispiel: Ich ernähre mich eigentlich so gut wie vegan, werde aber ab und zu bei Käse schwach und kann auch nicht von mir behaupten, dass ich komplett auf Leder, Wolle oder Daunen verzichten würde. Auch in meinen beiden Schwangerschaften gab es Ausnahmen: Da aß ich etwa ein bis zwei Mal pro Woche ein Spiegelei, einfach, weil ich Gelüste darauf hatte.

Abgesehen von diesen verschiedenen Vegetarier-Abstufungen gibt es noch folgende mehr oder weniger verbreitete vegetarische Ernährungsformen: Eine eher seltene Form ist die des *Frutariers*, der sich rein pflanzlich ernährt und dabei der Natur keinen Schaden zuführen will. So ist das Pflücken von Obst, Nüssen oder Samen für ihn in Ordnung, weil der Baum selbst nicht verletzt wird. Das Ernten einer Möhre oder einer Fenchelknolle hingegen bringt die

Vernichtung der Pflanze selbst mit sich, sodass der Verzehr abgelehnt wird. Sehr konsequente Frutarier nehmen ausschließlich auf natürlichem Wege vom Baum zum Boden gefallenes Obst zu sich. Ernährungswissenschaftler sehen im Frutarismus ein hohes gesundheitliches Risiko, da ihrer Meinung nach die Versorgung mit Proteinen, Kalzium und Vitamin B_{12} nicht ausreichend gegeben ist. Zuletzt seien noch die *Rohköstler* erwähnt, die nichts essen, was über 42 Grad Celsius erhitzt wurde, um einen Verlust an wichtigen Nährstoffen, Vitaminen und Enzymen durch den Erhitzungsprozess auszuschließen. Rohkost bedeutet aber nicht zwangsläufig, sich vegetarisch oder vegan zu ernähren. So verzehren viele Rohköstler beispielsweise Fisch, Eier, Wild und anderes Fleisch in roher Form. Ein Veganer, der sich gleichzeitig rohköstlich ernährt, wird als *Rohveganer* bezeichnet. Einen Herd brauchen sie in ihrer Küche nicht. Rohköstler arbeiten mit Mixern, Küchenmaschinen und Dörröfen. »Ab 42 Grad gehen viele Vitamine, Mineralstoffe und Enzyme verloren«, erklärt Rohkost-Koch Boris Lauser. »Zudem verändert sich die chemische Struktur von Proteinen und Fetten. Deshalb ist Rohkostgemüse gesünder.«[17] Momentan ernähren sich etwa 20.000 bis 25.000 Deutsche rohköstlich.[18] Schaut man sich die Vielfalt der entsprechenden Küchengeräte an, scheint die Nachfrage zu steigen. Es gibt Smoothie-Maker in allen Farben, mit allen Umdrehungen und zum Teil sogar teurer als ein Durchschnittsherd. Was der eine oder andere vielleicht von einer Fastenwoche oder einer Detox-Kur kennt, wird zum Alltags-Lifestyle. Die Rohköstler selbst sind sich sicher, dass ihr Weg der richtige ist. Warum es sich lohnt, zum Rohköstler zu werden, erklären sie ohne viele Worte. Während der Veggie-Expo 2014 in München verteilten sie Postkarten, auf denen steht: »Rohkost macht sexy!«

Es herrscht also ein bunter Strauß an Möglichkeiten. Schubladendenken muss nicht sein. Jeder darf das für sich Passende finden, fröhlich zwischen den verschiedenen Möglichkeiten wechseln oder neue für sich stimmige Mischformen kreieren.

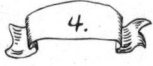

Weil man es einfach machen kann

Mit dem Essen ist es wie mit Sex: Man kann ewig drüber reden oder einfach mal was Neues ausprobieren und schauen, wie's gefällt. Vegetarisch leben ist keine Wissenschaft! Mit einem Funken gesundem Menschenverstand und einem intakten Internetanschluss kann eigentlich nichts schiefgehen. Man braucht keine Vorkenntnisse, keine besondere Ausrüstung, nicht mal einen besonderen Grund. Es gibt zwar mindestens 111 Gründe, aber Neugier reicht vollkommen aus. Wenn Sie die Welt retten, Tiere schützen oder in die Fußstapfen der großen Philosophen treten wollen – umso besser. Aber man kann es auch langsam angehen lassen.

Es ist ein bisschen so, wie, wenn man mit dem Rauchen aufhört. Das macht auch jeder anders. Die einen rauchen von heute auf morgen gar nicht mehr, manche rauchen jeden Tag eine weniger, andere rauchen nur noch einmal im Jahr einen Zigarillo. Mit dem Veggie-Werden machen Sie es am besten so, wie es sich für Sie gut anfühlt. Vielleicht starten Sie mit einem Veggie-Tag pro Woche oder Sie lassen Wurst und Fleisch mal für eine Weile weg – wie beim Fasten – und schauen, wie es Ihnen bekommt. Vermissen Sie was? Fühlen Sie sich besser? Neu-Veggies schwärmen von mehr Energie, weniger Mittagstiefs, besserem Schlaf und schönerer Haut. »Ernährungsumstellung« klingt zwar wahnsinnig anstrengend und kompliziert. Aber eigentlich geht es nur darum, sich mal Gedanken darüber zu machen, was man so tagein, tagaus in sich reinschaufelt, wo es herkommt und was Natriumnitrit, Kaliumlactat, Natriumacetat und Diphosphate in einem Wiener Würstchen verloren haben.

Weil es so viele Komiker gibt, die Witze auf Kosten von Vegetariern erzählen, haben sich Sprüche wie »Von Gemüse kann man doch nicht satt werden«, »Dann isst du meinem Essen ja das Essen weg« und »Der Mensch ist nun mal ein Fleischesser« wie Allgemeinwissen in vielen Hirnen festgesetzt. Aber eigentlich zeigen diese Aussagen nur, wie wenig viele Leute eigentlich über ihr Essen wissen. Als gäbe es nur Fleisch und Gemüse! Trotz des etwas sperrigen Begriffs »Ernährungsumstellung« also, ist das Tolle, dass man sich endlich mal ausführlich mit der Ernährung beschäftigt. Was braucht der Körper? Was braucht er nicht? Wie haben sich die Ernährungsdogmen über die Jahre verändert? Oft hört man die Frage: »Was soll ich denn essen, wenn ich kein Schnitzel, keine Wurst, keine Fischstäbchen mehr essen kann?!« Langjährige Vegetarier irritiert die Frage. Der legendäre Claus Leitzmann, Professor für Ernährungswissenschaften und Pionier für die Aufklärung zum Vegetarismus in Deutschland, sagte in einem Interview mal ziemlich prägnant: »Veganer essen auch alles – nur keine tierischen Produkte.«[19]

Früher wurde bei vegetarischen Gerichten häufig einfach nur das Fleisch weggelassen. Statt Roulade, Klößen und Rotkohl gab es eben Rotkohl und Klöße. Statt Nudeln mit Würstlsoße gab's Nudeln mit zerlassener Butter drauf oder mit Ketchup aus der Flasche. In den vergangenen Jahren hat sich die vegetarische Küche weiterentwickelt. Veggies sind vom Außenseiter zum Trendsetter für gesundes Essen geworden. Es gibt kreative Kreationen und Fleischersatzprodukte, die zum Teil nicht vom »echten Fleisch« zu unterscheiden sind.

Alles, was Sie zum Kochen brauchen, finden Sie mittlerweile im Supermarkt. Rezepte gibt es in den einschlägigen Online-Kochbüchern oder in klassischen Kochbüchern aus dem Buchladen. Die Auswahl ist riesig. Es steht also schon mal fest: Monoton wird es nicht! Wer den berühmten Tritt in den Hintern braucht, kann sich beim Vegetarierbund Deutschland (VEBU) kostenlos für einen 30-tägigen Schnupperkurs anmelden. Per E-Mail bekommt man jeden Tag ein einfaches und leckeres Rezept und ein paar allgemeine Infos zum Thema »vegetarisch leben«. Das ist ziemlich sinnvoll, denn eine Ernährungsumstellung beginnt nicht auf dem Herd, sondern im Kopf. Im Alltag blenden wir gern aus, dass Klimawandel,

Massentierhaltung und »Erste Welt«-Krankheiten tatsächlich was mit unserem Essen zu tun haben. Der Newsletter vom VEBU regt zum Nachdenken an, ohne zu missionieren. Beim VEBU finden Interessierte auch Gleichgesinnte, mit denen sie sich austauschen können, die sogenannten »Veggie-Buddys«.

Wer nicht so gern selber kocht, findet auf www.fleischlos-geniessen.de viele vegetarische Restaurants. Auch in vielen Betriebskantinen gibt es mittlerweile mindestens ein Veggie-Gericht und Salatbars, die ihren Namen verdient haben. Es gibt Kurse an der Volkshochschule, Food-Blogs, Koch-Apps, und wer das Gefühl hat: »Da geht noch was«, der kann eine Zusatzausbildung zum Veggie-Koch machen – gefördert von der Europäischen Union. Auch vegetarische Fertiggerichte kann man mal essen – aber die sind ungefähr so gesund wie eine TK-Pferdefleisch-Lasagne. »Je frischer, desto besser« gilt beim Essen immer – ob Veggie oder nicht. Es gibt online viele Foren, in denen sich Neu-Veggies austauschen. Wer von Anfang an alles richtig machen will, kann bestimmte Lebensmittelkombinationen bevorzugen. Denn dann werden alle Nährstoffe ideal aufgenommen. Zum Beispiel ist Vitamin C super für die bessere Aufnahme von Eisen aus pflanzlichen Produkten. Ideale Kombinationen sind:

Ein Glas Organgensaft zum Essen
Kartoffeln mit Paprikagemüse
Spätzle mit Sauerkraut
Rührei mit Bratkartoffeln
Kartoffel-Gemüse-Omelette[20]

Mit anderen Worten: Es gibt eigentlich keinen Grund, nicht Vegetarier zu sein. Na gut, außer vielleicht Sie sind ein Inuit und leben im Nordpolarkreis, der Chefredakteur vom Magazin *Beef*, der Cheflobbyist der deutschen Rinderzüchter oder eine Prominente, die einen lukrativen Werbevertrag für Fleischsalat hat. Aber einen richtig guten Grund haben nur die Eskimo! Denn in der Arktis kann man wirklich schlecht Obst und Gemüse anbauen.

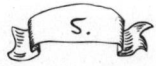

Weil es den eigenen Horizont erweitert

Kennen Sie noch die Hymne *Heal the World* von Michael Jackson? (Sorry, dass Sie jetzt einen Ohrwurm haben!) Als der Song Anfang der Neunziger rauskam, war ich elf Jahre alt. Meine Freundin M. war ein großer Fan des »King of Pop«. Feinsäuberlich hatte sie ein Poster von ihm aus der *Bravo* getrennt und an ihre Kinderzimmertür geklebt. Wir hörten den Song von Kassette, sangen im Fantasie-Englisch mit und lasen uns irgendwann im *Bravo*-Songbook (Anmerkung für jüngere Leser: so was wie songtexte.com, bevor es das Internet gab) die Übersetzung durch. Die Welt heilen? Hä? Das schien uns unmöglich. Außerdem hatten wir dafür überhaupt keine Zeit. Wir hatten viel zu viel anderes zu tun: Schule, Musikschule, Sportverein, erster Kuss und natürlich pünktlich um sechs zu Hause sein.

Heute, 20 Jahre später, ist das Lied aktueller denn je. Auch, wenn die persönliche Tages-To-do-Liste deutlich länger ist, kann das, was sich Michael Jackson damals gewünscht hat, noch wahr werden. Denn die Rettung der Welt fängt beim Essen an. Zugegeben, die Welt mit Messer und Gabel zu retten klingt bescheuert und pathetisch zugleich. Aber wenn man sich mal die Zeit nimmt, sich mit den Zusammenhängen zwischen dem Schnitzel auf dem Teller, dem Regenwald in Brasilien, der globalen Klimaerwärmung, den steigenden Kosten für Gas und Öl und der Wasserknappheit zu beschäftigen, dann stellt man fest: Das kann funktionieren. Wenn man als leidenschaftlicher Fleischesser zu dieser Erkenntnis gekommen ist, fühlt man sich erst mal nicht sooooo super. Wie auf einer Anzeigentafel im Flughafen fächern sich Fakten wie diese vor dem inneren Auge auf:

Mit der Energie, die benötigt wird, um ein Steak herzustellen, könnte man einen Tag lang 40 hungernde Menschen ernähren.[21]

Das Trinkwasser, das bei der Herstellung von einem 250-Gramm-Steak gebraucht wird (4.000 Liter), würde 200 Menschen einen Tag zum Trinken, Kochen, Waschen – zum Überleben reichen.[22]

Für jeden Hamburger, den man isst, werden sechs Quadratmeter Regenwald zerstört und in Weideland umgewandelt.[23]

Mehr als 1.000 Tiere werden im Leben eines Nicht-Veggies für ihn getötet, nämlich: vier Rinder, vier Schafe, zwölf Gänse, 37 Enten, 46 Schweine, 46 Puten und 945 Hühner.[24]

Die Menge an Treibhausgasen, die in die Atmosphäre geblasen wird, ist bei Fleischessern fünfmal so hoch wie bei Vegetariern.[25]

Wenn man all das erst mal weiß, fällt es enorm schwer, so weiterzuessen wie bisher. Denn schon Spider-Mans Onkel Ben wusste: »Aus großer Kraft folgt große Verantwortung.« Dasselbe gilt natürlich auch für Wissen: Wer viel weiß, kann nicht einfach so weitermachen wie bisher. Zumindest nicht ruhigen Gewissens. Das wäre in etwa so schlau, als würde man ein Stauende sehen und noch mal aufs Gas treten.

Ohne Frage: Eine solche Erleuchtung ist starker Tobak. Tausend Fragen kreisen einem durch den Kopf. Allen voran: War ich ein schlechter Mensch, weil mich all das bisher nicht interessiert hat? Die Antwort ist: nein! Wichtig ist einzig und allein, was man aus dem neuen Wissen macht. Mein Kollege G., zum Beispiel, liebt den Geschmack von Fleisch. Trotzdem isst er es seit sieben Jahren nicht mehr. Für ihn ist das tatsächlich ein großer Verzicht. Denn er hat bisher noch nichts Vegetarisches gefunden, was ihm so gut schmeckt wie einst Steak oder Bratwurst. Aber trotzdem testet er unermüdlich eine Tofuwurst nach der nächsten. »Ich glaube, Fleisch würde mir auch gar nicht mehr schmecken«, sagt er. »Wenn man einmal weiß, was die Fleischindustrie für die Welt und das Klima bedeutet, dann kann man es doch nicht mehr genießen.«

Für viele ist Vegetarismus deshalb viel mehr als nur eine Ernährungsweise, sondern eine Lebenseinstellung. Neues Wissen ändert nämlich nicht nur, was Sie essen, sondern im Idealfall auch viele andere Bereiche des Lebens. Schon der Philosoph Friedrich von Schlegel wusste: »Je mehr man schon weiß, je mehr hat man noch zu lernen.«[26] Diese Reise lohnt sich aber, denn im Leben geht es ja auch darum, mal über den Tellerrand hinauszuschauen und was Neues zu wagen. Was heute als »neu«, »mutig« und für manche »irgendwie komisch« gilt, wird in ein paar Jahren so selbstverständlich sein wie heute das Internet. Wahrscheinlich werden Kinder ihre Eltern in 20, 30 Jahren fragen, warum sie keine Vegetarier waren. Da dürfte es extrem schwierig werden, überzeugende Argumente zu finden. Denn Eltern und erfahrene Babysitter wissen: »Weil es mir geschmeckt hat« und »Weil das eben so war« sind keine überzeugenden Antworten für Vier- bis Achtjährige. Später, wenn der Nachwuchs lesen kann, findet er sowieso dieses Buch in einer digitalen Bibliothek und dann haben Sie richtige Probleme. Sagen Sie also nicht, wir hätten Sie nicht gewarnt!

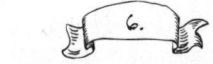

Weil es lecker schmeckt

Logisch! Denn wenn man vollkommen ohne schlechtes Gewissen essen kann, dann fällt Genuss leicht. WIE gut vegetarisch schmeckt, ist allerdings schwer zu beschreiben, wenn das Gegenüber nicht weiß, wovon man spricht. Das ist spätestens seit dem Film *Stadt der Engel* klar. Darin spielt Meg Ryan eine Herzchirurgin, die sich in einen Engel (Nicolas Cage) verliebt. Irgendwann sind die beiden zusammen auf dem Wochenmarkt und Meg Ryan kauft Obst. Weil Engel nichts schmecken können, fragt Cage, wie denn eine Birne schmeckt. Ryan antwortet vage: körnig und saftig. Das stimmt schon – beschreibt aber nicht annähernd den tatsächlichen Geschmack.

Deshalb gilt: Wer wissen will, wie lecker vegetarisch wirklich ist, der sollte es einfach mal probieren. Das ist ziemlich einfach, denn die Zahl der vegetarischen und veganen Restaurants und Cafés in Deutschland, Österreich und der Schweiz nimmt ständig zu. Die Tierrechtsorganisation PETA hat eine Liste mit vegetarischen und Vegetarier-freundlichen Lokalen in Deutschland erstellt. Darauf stehen aktuell[27] 469 Restaurants von Aachen über Bautzen und Oberhausen bis Zeltingen-Rachtig.

Am unkompliziertesten ist es, statt ins Stammlokal mal in ein vegetarisches Restaurant zu gehen und »es« einfach mal zu wagen. Dank digitaler Schwarmintelligenz im Internet kann man sich schon vorher informieren, wie es den anderen dort schmeckt, zum Beispiel auf Bewertungsportalen: »Einfach nur köstlich! Ich bin mindestens einmal die Woche da. Vollgepumpt mit guten Sachen! Gibt Kraft, macht satt und glücklich und schmeckt wie der Himmel«, schreibt Hobby-Kritikerin Helen S. über ein vietnamesisch-vegetarisches Restaurant in Berlin.[28]

Ex-Fleischfan Stephan K. hat ein vegetarisches Kebaphaus in München getestet: »Vor meinem Entschluss, Vegetarier zu werden, war der gute alte Döner sehr regelmäßig auf meinem Speiseplan und auch nach meinem Entschluss war die Teigtasche mit dem gegrilltem Fleisch vom Spieß für mich oft eine zu große Verlockung.« Bis ein Freund ihm den Tipp gab, doch mal den vegetarischen Döner zu probieren. Das abschließende Urteil: »Ein Geschmackserlebnis, das kein Vegetarier/Veganer missen sollte, ich jedenfalls habe kein Bedürfnis mehr nach einem normalen Döner.«[29]

Recht abenteuerlich, aber lecker war der Besuch eines Users in einem vegetarischen Lokal in Leipzig: »Schummrige Gegend, nebenan fand eine Razzia mit Großaufgebot statt und die Fassade ist/war von einem Gerüst eingezäunt. Aber das Essen – was war denn das? Der Koch gehört in die Sternenküche! Toll angerichtet, geschmacklich zum Niederknien.«[30]

Michael B. ist zwar kein Vegetarier, aber trotzdem Stammgast bei einem vegetarischen Imbiss in Dortmund: »Dieses Café tut besonders Vegetariern und Veganern gut! Obwohl ich mich selbst zu

keiner dieser Gattungen bekehre, komme ich immer wieder gerne hierher. In erster Linie liegt das wohl daran, dass der Soja-Burger einfach zum Umwerfen gut schmeckt. Mein absoluter Favorit ist der Vollkorn-Bratling in Zusammenspiel mit der süß-sauren Sauce.«[31]
Na dann: Guten Appetit!

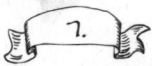

Weil es keine Ausreden gibt

Wer in Arnis oder Neumark (mit knapp 300 und knapp 500 Einwohnern die kleinsten Dörfer Deutschlands) nach Seitan, Tempeh oder Reismilch sucht, wird im örtlichen Tante-Emma-Laden sicherlich nicht fündig. Doch das ist kein Grund, nur Nudeln mit Tomatensoße, Müsli und rohes Gemüse zu essen und somit dem Klischee des sich mangelhaft ernährenden Vegetariers zu entsprechen. Denn inzwischen gibt es eine wachsende Zahl von Internetplattformen, die auch Nicht-Großstädtern die Möglichkeit eröffnen, sich mit allem, was das Veggie-Herz begehrt, zu versorgen. Hier eine kleine Auswahl (ohne Anspruch auf Vollständigkeit, denn die Online-Läden sprießen wie Pilze aus dem Boden):

www.alles-vegetarisch.de: Nach eigener Angabe Europas größter Online-Shop für rein pflanzliche Spezialitäten. Hier gibt es von der Tofu-Wurst bis hin zu Büchern alles. Toll sortiert und sehr easy zu handhaben. Das Unternehmen wurde 2001 gegründet und hat seinen Sitz in der kleinen Stadt Nabburg in Bayern.

www.radixversand.de: Veganer Online-Laden, den es schon seit 17 Jahren gibt. Hier finden sich nur Produkte, die völlig auf Tierisches verzichten (also keine Eier, kein Käse, kein Honig). Sogar vegane Tiernahrung gibt es hier zu bestellen!

www.clematis-naturkosmetik.de: Hier gibt es neben Lebensmitteln v. a. auch vegane Kosmetik und Wellness-Produkte.

www.veganbasics.com: Hier findet man eine riesige Auswahl an Büchern, tierversuchsfreie Kosmetik, ein großes Arsenal an lederfreien Portemonnaies und Taschen, Gürtel, Tiernahrung.

www.smilefood.de: Ebenfalls vegan, sehr schön aufgemacht und fotografiert.

www.vega-trend.de: Hat sich auf tierfreie Schuhe spezialisiert.

www.veganWonderland.de: Ebenfalls ein reichlich ausgestatteter veganer »Supermarkt«, der keine Wünsche offen lässt.

Das Tolle am Online-Shoppen: Man steht nicht, wie manchmal im Supermarkt, vor dem Regal und weiß plötzlich nicht mehr: Was war noch gleich Kamut? Welche Zutaten brauche ich für das leckere Amaranth-Gericht von neulich? Ein Klick, und man ist schlauer. Die meisten Shops bieten ohnehin viele Vorschläge, Rezepte und Infos, sodass es sich stundenlang dort stöbern lässt. Als Bewohner von Arnis oder Neumarker braucht man also nicht zu verzagen, sondern kann sich mit Freude in die unendlichen Weiten des vegetarischen Internet-Shoppings stürzen.

Auch für alle, die öfter im Restaurant essen, gibt es Hilfe: Auf *www.happycow.net* gibt es fleischlose Essens- und Einkaufsmöglichkeiten auf der ganzen Welt sowie einen Terminkalender mit veganen und vegetarischen Veranstaltungen. Die Seite *www.veganguide.org* bietet eine umfangreiche Übersicht veganer und veganfreundlicher Restaurants und Einkaufsmöglichkeiten speziell für den deutschsprachigen Raum.

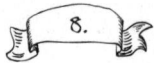

Weil in jedem von uns ein Vegetarier schlummert

Ein gemütlicher Abend mit Freundinnen. Es gibt viel zu erzählen und dazu Sushi vom Lieferservice – mit Fisch und vegetarisch. Freundin B., eine leidenschaftliche Fleisch- und Fischesserin, mixt die Röllchen auf ihrem Teller. Mit einem Avocado-Maki zwischen den Stäbchen sagt sie: »Ich weiß noch ganz genau, wann ich das Wort ›vegetarisch‹ zum ersten Mal gehört habe.« Das war Ende der 1980er-Jahre, sie war in der Grundschule in einem kleinen Ort in Oberbayern. »Kein Mensch wusste damals, was ein Vegetarier ist«, sagt sie kopfschüttelnd. »Aber ich hatte eine in der Klasse.« Die vegetarische Mitschülerin war wie ihre Eltern bei den Rosenkreuzern, einer Glaubensgemeinschaft, die aus verschiedenen Geheimbünden hervorgegangen ist. (Für entsprechende Verschwörungstheorien unbedingt bei Umberto Eco und Dan Brown nachlesen.) Bei einem Kindergeburtstag erzählte das Mädchen, dass sie wegen ihres Glaubens keine Grillwürstchen essen darf. Denn sie sei Vegetarierin. »Vegetarierin?!«, fragte Freundin B. besorgt nach – das klang wie eine unheilbare Krankheit. Das Wort hatte sie noch nie gehört. Nach der Erklärung, was das denn sei, war Freundin B. noch verwirrter als zuvor. »Für mich war das absolut erstaunlich, dass jemand ganz auf Fleisch verzichtet, wo es doch so gut schmeckt!« Zu Hause erzählte sie ihren Eltern sofort diese verrückte Geschichte. »Meine Eltern konnten mit dem Begriff was anfangen, waren aber sehr skeptisch.« Die Mama referierte darüber, dass eine einseitige Ernährung nie und nimmer gesund sein könne, und dass »solche Leute« sicherlich einige Mangelerscheinungen hätten. Der Vater schlug im Lexikon nach, das brachte aber auch keine weiteren Erkenntnisse. Internet gab's damals nicht, somit war das Thema vorerst erledigt. Weil der Vater sich den Namen der Mitschülerin nie merken konnte, sprach er fortan immer nur von der »Körnerfresserin«. »Aber damals beschwerte er sich auch noch, wenn nicht täglich Fleisch auf den Tisch kam«, relativiert Freundin B. Davon, dass zu viel Fleisch ungesund ist, konnte Freundin B. ihren Vater erst viele Jahre später überzeugen.

Damals, vor 30 Jahren, war Vegetarismus eine Ausnahmeerscheinung. Heute sieht das anders aus: Vegetarismus ist vom Nischenthema zum Trend geworden. Die Hamburger Wochenzeitschrift

Die Zeit geht sogar so weit zu behaupten: »Vegetarisch essen ist heute so normal wie morgens aufstehen.«[32]

Für Freundin B. kam ein vegetarisches Leben aber trotzdem nie infrage. »Noch zu Unizeiten war ich überzeugt, dass nur eine durch und durch indische Ernährungsweise mit vielen Hülsenfrüchten den Eisen- und Proteinmangel aufwiegen kann, und da unsere westliche Küche nun einmal andere Zutaten verwendet, habe ich es nicht für möglich gehalten, dass man sich hier bei uns ausgewogen vegetarisch ernähren kann.« Aber dann trat ein Mensch in ihr Leben, der ihr zeigte, dass das sehr wohl funktioniert. Ihr heutiger Ehemann. Mittlerweile brutzelt auch die leidenschaftliche Hobbyköchin fast nur noch ohne Fisch und Fleisch. Dass sie selbst mehr und mehr zu »Körnerfresserin« wird, muss sie nur noch ihrem Vater schmackhaft machen. Vielleicht ja irgendwann mal bei einem Kürbis-Maki und einem Sake? Prost!

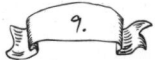

Weil es nie zu spät ist, sein Leben zu verbessern

Es gibt ein paar Leute, die haben noch nie Fleisch gegessen, die britische Sängerin Joss Stone zum Beispiel. Sie sagt: »Ich wurde bereits als Vegetarierin geboren. Es gibt keinen Grund, einem anderen Lebewesen Schmerz oder Schaden zuzufügen. Wir haben doch so viel anderes, was wir essen können. Ich habe in meinem ganzen Leben noch kein Fleisch gegessen – und ich bin über 1,75 Meter groß und falle nicht gerade von den Knochen.«[33] Damit ist die Sängerin aber eher die Ausnahme. Die meisten Menschen, die heute vegetarisch leben, haben irgendwann mal angefangen aufzuhören, Fleisch zu essen. Das Tolle am Vegetarismus: Es ist nie zu spät, damit zu beginnen. Denn jedes Steak, das nicht gegessen wird, tut dem Körper gut und macht einen Unterschied für die Umwelt.

Die Friedrich-Schiller-Universität Jena hat 4.000 Vegetarier nach ihren Motiven für ein Leben ohne Fleisch gefragt und herausgefunden, dass es im Wesentlichen drei »Arten« von Vegetariern gibt: moralische Vegetarier, Gesundheitsvegetarier und emotionale Vegetarier. Alle essen kein Fleisch, verzichten aber aus verschiedenen Gründen darauf und haben zu unterschiedlichen Zeiten in ihrem Leben damit angefangen. Wer aus gesundheitlichen Gründen auf Fleisch verzichtet, tut das im Durchschnitt ab seinem 28. Lebensjahr. Wer sich aus moralischen Gründen dazu entscheidet, Vegetarier zu werden – also weil er gegen Massentierhaltung und Tierquälerei ist –, ist sieben Jahre jünger. Am frühesten – mit 18 Jahren – verzichten die emotionalen Vegetarier auf Fleisch; ihr Motiv: Ihnen schmeckt es einfach nicht. Am wichtigsten bei der Entscheidung, kein Fleisch mehr zu essen, sind die moralischen Gründe: Für fast zwei Drittel (63 Prozent) der Vegetarier spielen Tierschutz und Tierrechte die größte Rolle. Gesundheitliche Überlegungen waren für ein Fünftel der Befragten der Anlass, kein Fleisch mehr zu essen, und jeder Zehnte hatte emotionale Gründe.[34]

Der amerikanische Bestseller-Autor Jonathan Safran Foer *(Alles ist erleuchtet)* war in seiner Jugend öfter mal Vegetarier, um sich von anderen abzugrenzen (»Ich wollte ein Motto, das ich vor mir hertragen konnte, ein Thema, um die peinliche halbstündige Schulpause zu überbrücken, eine Gelegenheit, um den Brüsten von Aktivistinnen näher zu kommen.«[35]). Aber erst, als er Vater wurde, beschäftigte sich der New Yorker wirklich ernsthaft mit der Frage, warum wir Tiere essen und ob wir das tun sollten. Für sein Buch *Tiere essen* machte er sich undercover auf zu Farmen, Mastbetrieben, Fabriken und Schlachthöfen. In den USA werden allein zu Thanksgiving unvorstellbare 45 Millionen Truthähne verspeist! Das Essen ist – dort wie hier – ein Teil der Kultur, ein Stück Geschichte, ein verbindendes Element. Dennoch: »Sobald wir unsere Gabeln heben, beziehen wir Position«, schreibt Foer. »Keine Entscheidung zu treffen – also zu essen ›wie alle anderen‹ – heißt, die einfachste Entscheidung zu treffen, eine, die zunehmend problematisch ist.« Denn wer heute einfach nur isst und nicht darüber nachdenkt, obwohl er die Wahl hat, der kann irgendwann der Tropfen sein, der das Fass zum Überlaufen bringt. »Unser Tropfen ist vielleicht nicht der entscheidende, aber der Akt wird wiederholt – jeden Tag in unserem Leben und vielleicht jeden Tag im Leben unserer Kinder und Kindeskinder …«[36] Denn schlussendlich verbessert man als Vegetarier nicht nur sein eigenes Leben – und das seiner Kinder –, sondern tut auch drei Mal am Tag (Frühstück, Mittag, Abendbrot) etwas, um die Welt ein bisschen besser zu machen.

Vegetarier-Werden ist wie Nichtraucher-Werden: Es geht auf viele Arten. Entweder von jetzt auf gleich, etappenweise oder mit vielen Anläufen. Der eine lässt erst mal das Schnitzel am Donnerstag in der Kantine weg, ein anderer isst partout kein Rind mehr, aber ab und zu noch Bio-Hühnchen. Ein Dritter verzichtet nach einer Schlachthofreportage komplett auf alles Tierische und schmeißt sogar seine Leder-Loafers in den Altkleidercontainer. Für alle, die auf Wettbewerb und Herausforderungen stehen, ist der neueste Trend das Richtige: ein vegetarischer oder veganer Selbstversuch. Nachzulesen in unendlich vielen Blogs, zum Beispiel dem des *Stern*-Grafikers Derik Meinköhn, der eigentlich nur 60 Tage auf alles Tierische verzichten wollte, aber dann dabei geblieben ist, weil er sich ohne Fleisch fitter, gesünder und belastbarer fühlte.[37] Egal, wie man's angeht: Einen Versuch ist es wert, versprochen!

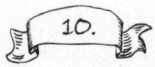

Weil vegetarisch Kochen so viel Abwechslung in die Küche bringt

Ganz ehrlich, liebe Fleischesser: In der Küche zu stehen und Garnelen den Darm rauszupulen, einen toten Truthahn mit Maronen vollzustopfen oder in die Knopfaugen eines Karpfens zu schauen, bevor man ihn filetiert – das kann sich doch nicht wirklich gut anfühlen, oder?!

Beim vegetarischen Kochen geht es gänzlich unblutig zu. Auch volle Därme kann man nicht aus Versehen mitessen und die einzigen Herzen, mit denen gekocht wird, stammen von der Artischocke. Vegetarisch kochen ist wie nicht-vegetarisch kochen – nur eben ohne den Tod in der Küche und noch abwechslungsreicher. Das heißt: Je nach Interesse und Talent kann man einfach loslegen, einen Kurs in einem Kochstudio oder der Volkshochschule machen oder ein Kochbuch kaufen, studieren und rumexperimentieren.

Statt des traditionellen »Fleisch mit Kartoffeln/Klößen/Reis und einer Handvoll zerkochtem Alibigemüse« könnte es dann tolle Sachen wie diese hier geben:

- Maki-Wraps mit Avocado und Bohnen-Ingwer-Creme
- Gnocchi und dicke Bohnen mit Pesto und Mandeln
- Mangold-Tarte mit Haselnuss-Feta-Streuseln
- Gefüllte Tomaten mit Quinoa-Sprossen, Avocado und Algen
- Chili sin Carne (mit Einkorn statt Hackfleisch)
- Kichererbsen-Avocado-Burger mit Cranberrysoße
- Auberginen-Senf-Tortellini mit Johannisbeersoße
- Marinierte Zucchinispaghetti
- Avocado-Erdbeer-Tatar auf Feldsalat mit Oregano-Baguette[38]

So, wem jetzt nicht das Wasser im Munde zusammengelaufen ist, der werfe den ersten Stein. Fakt ist: Als Neu-Veggie lernt man viele Lebensmittel kennen, mit denen man zuvor nie oder selten zu tun hatte: zum Beispiel Polenta, Quinoa, Tofu, Beluga-Linsen oder Einkorn, ein Urgetreide, das seit der Steinzeit nicht wesentlich weitergezüchtet wurde. Dennoch: »Ausgewogene, vegetarische Mahlzeiten zusammenzustellen ist letztendlich keine Hexerei«, erklärt die französische Veggie-Köchin Clea. Wichtig ist, dass rohes oder gekochtes Gemüse dabei ist, Kohlenhydrate aus Getreide, Nudeln oder Kartoffeln und eine Eiweißquelle, wie zum Beispiel Hülsen- oder Ölfrüchte. Der Tipp vom Profi: »Haltet euch am Anfang an die Vorgaben.« Mit etwas mehr Erfahrung kann man später variieren und muss nicht mehr streng nach Rezept kochen.[39]

Der Münchner Veggie-Koch Sebastian Copien sieht das noch entspannter. Er ist überzeugt davon, dass jeder Mensch »das intuitive Gespür und die Fähigkeit« besitzt, die Lebensmittel auszuwählen, die Körper und Geist gerade brauchen.[40] Und nicht nur das: Der Profikoch ist sicher, dass es jeder schafft, aus einem Kühlschrank voller Lebensmittel ein leckeres Veggie-Menü zu kredenzen. Dabei gibt der Profi in seinen Kursen gern Starthilfe. Im 18-stündigen Basiskurs, zum Beispiel, bringt er Neu-Veggies bei, wie aus Gemüse Genuss wird und worauf man beim Einkaufen und der Nährstoffversorgung achten sollte. Außerdem auf dem Stundenplan: kreative Küchentechniken. Sein Motto darf man dann gern an den eigenen Herd mitnehmen: Vegetarisch kochen heißt nicht Verzicht, sondern mehr Genuss. Da sind wir d'accord!

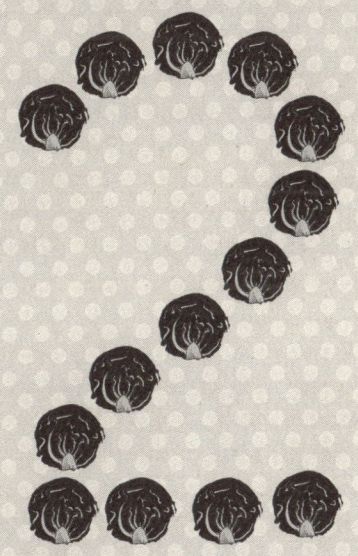

FIT, FITTER, VEGETARIER

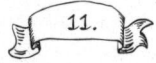

Weil so die meisten Zivilisationskrankheiten vermieden werden können

Denn viele Krankheiten haben direkt oder indirekt damit zu tun, dass Menschen zu viel Fleisch essen. Würde man sich ausschließlich von Fleisch ernähren, würde man an einer inneren Vergiftung sterben, sagt Ernährungsberaterin Ilse Gutjahr von der Gesellschaft für Gesundheitsberatung. Diese Erkenntnis wurde früher in Asien angeblich sogar als »gewaltlose Hinrichtungsmethode« genutzt: Wer zum Tode verurteilt war, bekam über mehrere Wochen nur Fleisch zu essen.[41] Heute steht übermäßiger Fleischkonsum vor allem in Verbindung mit den sogenannten Volkskrankheiten Fettsucht (Adipositas), Herz-Kreislauf-Erkrankungen und Diabetes (Typ 2). Aber auch mit Krankheiten wie Krebs, Osteoporose, Gicht und Demenz. Die gute Nachricht: Zahlreiche Studien zeigen, dass vollwertige vegetarische Kostformen das Potenzial haben, die meisten dieser Zivilisationskrankheiten zu verhindern. Darüber hinaus können sie erfolgreich bei der Behandlung vieler dieser Krankheiten eingesetzt werden.[42]

Die Zahlen sind alarmierend: Allein in Deutschland leben sechs Millionen Menschen mit Diabetes. Ändert sich nichts an der Ernährung, wird die Zahl der Diabetiker bis zum Jahr 2030 auf acht Millionen Menschen steigen. Das heißt: Jeder zehnte Deutsche würde dann zuckerkrank sein.[43] Noch beunruhigender sind die Zahlen zum Gewicht der Deutschen: Über die Hälfte der Erwachsenen in Deutschland ist zu dick. Fast jeder Vierte sogar fettleibig![44] Das Problem: Wer zuckerkrank oder adipös ist, hat auch ein erhöhtes Risiko für Erkrankungen wie Nierenschäden, bestimmte Formen von Krebs, Bluthochdruck und Beeinträchtigungen des Herz-Kreislauf-Systems. Aktuelle Forschungen bestätigen: Die Ernährung spielt bei der Entstehung dieser Erkrankungen eine zentrale Rolle.

Verschiedene Studien zeigen schon seit Jahrzehnten, dass es besser ist, kein Fleisch zu essen. Bereits die weltweit erste große Vegetarierstudie – die Adventist Mortality Study – kam zu diesem Ergebnis. Ab 1960 wurden dafür die Lebens- und Essgewohnheiten von 15.000 US-Amerikanern analysiert. Nach 26 Jahren wissenschaftlicher Beobachtung sah es für die Veggies unterm Strich deutlich besser aus.

Zu Beginn der 1980er-Jahre belegten in Deutschland drei große Vegetarierstudien der Universität Gießen, des Deutschen Krebsforschungszentrum Heidelberg und vom Bundesgesundheitsamt Berlin unabhängig voneinander, dass Vegetarier bessere Werte bei Blutdruck, Körpergewicht und Krankheitshäufigkeit haben. Außerdem sei ihr Risiko geringer, an bestimmten Krebsarten zu erkranken. Das bestätigt auch eine Untersuchung der London School of Hygiene and Tropical Medicine mit 11.000 Teilnehmern. Zwölf Jahre lang wurde der Gesundheitszustand von Vegetariern mit dem von Mischköstlern verglichen. Das Ergebnis: Wer sich fleischfrei ernährte, hatte einen niedrigeren Blutdruck, geringere Blutfettwerte, eine bessere Nierenfunktion und ein gesünderes Körpergewicht. Außerdem leben Vegetarier nicht nur gesünder, sondern auch länger (siehe Grund 29: »Weil Vegetarier länger leben«). Die Wahrscheinlichkeit zum Beispiel, an Krebs zu sterben, war bei den Vegetariern um 40 Prozent geringer als bei den Allesessern.[45]

Dass die vegetarische Ernährung so gesund ist, liegt insbesondere daran, dass sie mehr Gemüse, Obst, Hülsenfrüchte und Vollgetreide enthält. Diese pflanzlichen Lebensmittel liefern wichtige Nähr- und Ballaststoffe. Außerdem enthalten sie sogenannte sekundäre Pflanzenstoffe, also bioaktive Substanzen, die vor der Entwicklung chronischer Krankheiten schützen. Kein Fleisch heißt auch: weniger gesättigte Fettsäuren und weniger Cholesterin. Insgesamt zeigen die Studien: Vegetarier sind schlanker als Nicht-Veggies, ihr Risiko an Diabetes zu erkranken ist nur halb so hoch, sie leiden seltener an Bluthochdruck und haben ein geringeres Risiko, an Krebs zu erkranken.[46] Auch jenseits ihrer Mahlzeiten führen Vegetarier ein gesünderes Leben: Statistisch gesehen rauchen sie seltener und bewegen sich mehr. Das tut der Gesundheit natürlich auch ganz gut.

12.

Weil man weniger Zeit im Wartezimmer verbringt

Die Sorge der Ärzte und der gesamten Pharmaindustrie, dass durch viel mehr viel gesündere Menschen nicht länger so viel Geld verdient werden könnte, ist nicht unberechtigt. Denn nicht nur viele der sogenannten Zivilisationskrankheiten können durch ausgewogene vegetarische Ernährung vermieden werden, sondern auch zahlreiche andere Leiden (siehe die folgenden Gründe in diesem Kapitel). Die Gründe dafür liegen eigentlich auf der Hand, trotzdem werden sie bewusst zurückgehalten und das Ungesunde – nämlich das Fleischessen – wird von der Politik subventioniert. So betragen die jährlichen EU-Subventionen allein für Rinder über 2,5 Milliarden Euro. Großbetriebe mit Massentierhaltung und Monokulturen erhalten mehr als 300.000 Euro pro Jahr, während kleinbäuerliche Betriebe mit weniger als 12.000 Euro pro Jahr bezuschusst werden.[47] Der Grund: Nicht die Gesundheit des Einzelnen zählt, sondern die Gier nach Profit und Macht stehen an erster Stelle.

Dabei bietet eine vitalstoffreiche vegetarische Vollwertkost mit wenigen industriell hergestellten Lebensmitteln für den Menschen die besten Rahmenbedingungen, um gesund zu bleiben. Und zwar vor allem aus diesen Gründen:

Sie enthält sämtliche Nährstoffe und Aminosäuren, die der Körper braucht – und das in günstiger Form (siehe Grund 34: »Weil Vegetarier nicht öfter als andere einen Vitamin-B_{12}-Mangel haben«).

Nur 52 Prozent aller Substanzen im Fleisch können vom menschlichen Organismus verwertet werden – in der pflanzlichen Nahrung sind es 94 Prozent.

Pflanzliche Nahrungsmittel enthalten sekundäre Pflanzenwirkstoffe, die für unser Immunsystem wichtig sind, außerdem Ballaststoffe, die für eine gut funktionierende Darmtätigkeit notwendig sind – beide »Super-Stoffe« sind in Fleisch nicht enthalten.

Fleisch übersäuert den Körper (siehe Grund 28: »Weil vegetarische Ernährung ein gesundes Säure-Basen-Verhältnis fördert«), wodurch die Nieren belastet und Krankheiten wie Entzündungen, Rheuma, Knorpelschäden, Darmerkrankungen, Krebs usw. gefördert werden. Auch die Knochen werden angegriffen, das darin enthaltende Kalzium wird zur Säureneutralisierung herausgelöst. Das erhöht die Anfälligkeit für Knochenbrüche und Osteoporose. Eine Pflanzen-basierte Ernährung hingegen fördert ein optimales Säure-Basen-Verhältnis – ein Vegetarier muss schon viel falsch machen, um übersäuert zu sein.

Fleisch ist mit Abstand das Nahrungsmittel mit der höchsten Pestizidbelastung. Es enthält durchschnittlich 14-mal höhere Pestizidrückstände als pflanzliche Lebensmittel. Die Gründe dafür sind, dass Mastfutter oft billig aus Entwicklungsländern importiert wird, die Pestizide verwenden, welche in Deutschland schon längst verboten sind. Außerdem benötigt man je nach Tierart sieben bis 16 Kilo Futterpflanzen je Kilogramm Fleisch. Somit nehmen Fleischesser ein Vielfaches mehr an Pflanzengiften auf als Vegetarier.

Der Konsum von mit Maststoffen vollgepumptem Fleisch fördert bei Kindern nicht nur Fettleibigkeit, sondern überfordert ihren viel zu rasch zum Wachstum hochgepeitschten Körper und lässt ihn anfälliger für Krankheiten werden.

Fleischprodukte werden oft mit künstlichen Substanzen – etwa mit chemischen Konservierungsmitteln – behandelt, damit die üblen Gerüche des oftmals tage- oder wochenalten Tierfleisches dem Käufer nicht den Appetit verderben. Zum Teil wird auch synthetischer roter Farbstoff verwendet, weil die Farbe des ausgebluteten Fleisches in vielen Fällen gelblich oder grau-grünlich ist. Sehr problematisch sind auch die Nitrate und Nitrite in Fleisch- und

Wurstwaren, die zur Konservierung und zur Vorbeugung unschöner Farbveränderungen eingesetzt werden.

Auch der Einsatz der zahlreichen Medikamente (v. a. Antibiotika) und Hormone, Wachstumsförderer, Psychopharmaka und Schmerzmittel in der Tiermast machen den Menschen krank (siehe Grund 50: »Weil man keine Antibiotika im Essen hat« und Grund 51: »Weil im Gemüse keine Hormone sind«).

Fleisch ist im Vergleich zu pflanzlicher Nahrung tot und energielos. Während Getreidekörner bei guter Lagerung auch nach vielen Jahren noch keimen und Früchte nachreifen können, ist das bei Fleisch nicht der Fall; es macht auch den Menschen energielos und – lapidar gesagt – früher tot.

Für die menschliche Ernährung wird das relativ wertlose Muskelfleisch der Tiere verwendet (Raubtiere hingegen bevorzugen die frischen und rohen Innereien), das frisch sehr zäh und ungenießbar ist. Deshalb wird das Fleisch über Tage bei ein bis zwei Grad Celsius aufgehängt, damit es mürbe wird. Mürbe wird es, weil der Verwesungsprozess (Fäulnis- und Abbauprozess) beginnt, der die Leichenstarre löst. Wohl bekomm's![48]

Alles in allem ist eine Tierleiche auf dem Teller und vor allem im Magen also wirklich das Gegenteil von gesund. Aber es macht die Taschen der Lebensmittel- und Pharmaindustrie – und auch die Wartezimmer der Ärzte – voll. An mir verdienen die Ärzte hingegen nicht viel. Abgesehen von den beiden Schwangerschaften, die natürlich ärztlich begleitet wurden, war ich seit Jahren nicht mehr wegen einer Grippe oder anderer Krankheiten beim Hausarzt. Auch im Winter, wenn alle um mich herum mit laufender Nase und Husten herumlaufen, bleib ich gesund und munter – und meine Kinder im Übrigen auch. Im Vergleich zu ihren Altersgenossen sind sie sehr selten krank. Ohne Leichen im Körper lebt sich's eben einfach gesünder.

13.

Weil es Übergewicht vorbeugt

Laut der Weltgesundheitsorganisation bringen 30 bis 65 Prozent der Bevölkerung in den Industrieländern inzwischen zu viel auf die Waage – damit leben auf der Erde mittlerweile mehr übergewichtige Menschen (1,5 Milliarden) als unterernährte (925 Millionen).[49] Verursacht wird das Übergewicht vor allem durch zu viel und falsche Ernährung (daneben spielen Dinge wie zu wenig Bewegung oder genetische Faktoren natürlich auch eine Rolle). Wer zu viel auf die Waage bringt, erhöht sein Risiko für eine Vielzahl verschiedener Krankheiten: Diabetes Typ 2, Herz-Kreislauf-Erkrankungen, Gicht, Gallensteine, Fettleber, Erkrankungen des Skelett- und Bewegungsapparats, Krebs, Hauterkrankungen und andere mehr. Die gute Nachricht: Vegetarier gehören größtenteils nicht zur großen Gruppe der Dicken.

Verantwortlich dafür ist die Zusammensetzung der vegetarischen Kost. Denn sie unterscheidet sich im Gehalt und der Relation der Makronährstoffe von üblicher Mischkost. Sie enthält meist einen höheren Anteil an komplexen Kohlenhydraten und Ballaststoffen, dafür weniger Protein und Gesamtfett. So liefert Veggie-Essen mit seiner niedrigeren Energiedichte bei gleichem Volumen weniger Nahrungsenergie als Mischkost. Besonders Ballaststoffe und volumenreiche Lebensmittel, wie Frischkost, sorgen für eine früher eintretende und länger anhaltende Sättigung. In der Oxford Vegetarian Study war ein steigender Body-Mass-Index (BMI) mit einer zunehmenden Aufnahme an tierischen Fetten und einer sinkenden Zufuhr an Ballaststoffen verbunden. Den Ballaststoffen scheint eine besondere Bedeutung zuzukommen: Je niedriger die Zufuhr von Ballaststoffen, desto höher der BMI. Je höher die Zufuhr von Protein, desto höher der BMI. Vegetarier können zwar auch zu viel Eiweiß zu sich nehmen (etwa wenn sie sehr viele fette Milchprodukte wie Käse, Sahne oder Butter in ihrem Speiseplan haben), aber das kommt selten vor. Durch das Umstellen auf vegetarische Nahrung kann man sein Gewicht erwiesenermaßen erfolgreich reduzieren und hat gleichzeitig aber auch eine sehr gute Nährstoffversorgung (anders als bei anderen Diäten).[50] Frisches Gemüse, Hülsenfrüchte, Obst und Salate bringen den Stoffwechsel in Schwung und machen dabei auch noch Spaß (siehe Grund 6: »Weil es lecker schmeckt«). Hundert Gramm Wurst hat 20 Mal mehr Kalorien als 100 Gramm Tomaten (siehe Grund 10: »Weil vegetarisch Kochen so viel Abwechslung in die Küche bringt«), die auf der anderen Seite aber genauso viele Mineralstoffe wie Kalzium und Magnesium besitzen. Anders als bei einer konventionellen Diät muss sich der Vegetarier also nicht im Geringsten in Verzicht üben – im Gegenteil, er kann schlemmen, was das Zeug hält, und bleibt (oder wird) dabei auch noch gesund und schlank!

Und für Fans von Studien hier noch ein paar Ergebnisse aus der Forschung, die (mit-)erklären können, warum Veggies selten dick sind. So haben Studien etwa herausgefunden, dass Menschen mit geringer Bildung überdurchschnittlich oft dick sind.[51] Warum das so ist, weiß man zwar noch nicht, gibt Heiner Boeing, Epidemiologe am Deutschen Institut für Ernährungsforschung Potsdam-Rehbrücke, zu.[52] Wissenschaftlich abgesichert ist aber wiederum, dass das Bildungsniveau unter Vegetariern besonders hoch ist.[53] Man darf also folgern: Vegetarier =´ meistens gut gebildet = seltener dick. Außerdem kommen fast alle Vegetarier-Studien zu dem Ergebnis, dass der Vegetarier häufiger und regelmäßiger Sport treibt als die Allgemeinbevölkerung. In so einer Gesellschaft – fit und schlau – is(s)t man doch gerne!

14.

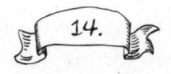

Weil es eine Herz(ens)angelegenheit ist

Dass sich Nicht-Veggies zum Mittagessen schon mal ein Herz oder zwei Nierchen genehmigen, ruft bei vielen Veggies jenen Würgereiz hervor, den man bekommt, wenn man *Das Schweigen der Lämmer* anschaut. Außerdem führt es zu andauerndem Kopfschütteln. Denn mal abgesehen davon, dass es ziemlich speziell ist, ein Herz zu verspeisen (Artischocken zählen nicht!), bringt das dem eigenen Herz weder physiologisch noch emotional irgendwas. Denn pflanzliche Nahrung ist besser fürs Herz als tierische. Wir haben die Fakten auf Herz und Nieren geprüft!

Dass es einen Zusammenhang zwischen tierischen Fetten und Herzproblemen gibt, wird schon sehr lange vermutet. Denn im 20. Jahrhundert stieg nicht nur die Menge an tierischen Produkten auf unserem Speiseplan, sondern auch der Anteil an Menschen mit Herz-Kreislauf-Erkrankungen. Bereits 1961 schrieb das US-amerikanische Ärztejournal *Journal of the American Medical Association*: »90 bis 97 Prozent der Herzkrankheiten könnten durch eine fleischlose Kost vermieden werden.«[54] Aber viele Menschen wollten nicht verzichten. Allein zwischen 1975 und 1985 nahmen die Herz-Kreislauf-Fälle in (West-)Deutschland um 41 Prozent zu. Heute sind Herz-Kreislauf-Erkrankungen die häufigste Todesursache weltweit. Auch Vegetarier sind davor nicht gefeit, aber die Wahrscheinlichkeit, dass ein Vegetarier an einem Herzinfarkt stirbt, liegt bei nur fünf Prozent des Durchschnittsrisikos. Auch die Wahrscheinlichkeit, eine Herzkrankheit zu bekommen, ist bei Vegetariern geringer als bei Mischköstlern. Die Ursache: Veggies leben gesünder! Sie rauchen seltener, haben seltener Übergewicht, einen niedrigeren Blutdruck, einen niedrigeren Cholesterinspiegel. Man kann sagen: Je mehr Obst und Gemüse ein Mensch isst, desto geringer sein Risiko für eine Herz-Kreislauf-Erkrankung. Oder ein bisschen boulevardesker: Fleisch ist gut für Herzinfarkte. »Vegetarier weisen von allen Bevölkerungsgruppen die wenigsten Herzkrankheiten auf«, sagt William Castelli, Leiter der »Framingham Heart Study«, in der 50 Jahre lang der Lebensstil von mehr als 5.000 Personen und Risikofaktoren für Herzkrankheiten untersucht wurde. »Durchschnittlich überleben sie zurzeit andere Menschen um sechs Jahre.«[55]

Auch die Academy of Nutrition and Dietetics (A.N.D., Amerikanische Gesellschaft für Diätetik und Ernährung; früher American Dietetic Association, ADA) betont in einer aktuellen Stellungnahme, dass eine ausgewogene vegetarische Ernährung viele gesundheitliche Vorteile hat und mit einem geringeren Risiko für Herz-Kreislauf-Erkrankungen einhergeht.[56] Das beeindruckt die US-amerikanische Lebensmittelindustrie und deren Anwälte aber nur wenig. TV-Moderatorin Oprah Winfrey wurde sogar von texanischen Rinderzüchtern verklagt, nachdem sie öffentlich kundtat, dass sie aus gesundheitlichen Gründen kein Fleisch mehr essen will.[57] Die offizielle Anklage: »Verunglimpfung von Lebensmitteln und Gewinnausfall«. Wer sich dafür interessiert, wie einflussreich die Fleisch-Lobby in den USA ist, sollte sich unbedingt die Oscarnominierte Dokumentation *Food, Inc. – Was essen wir wirklich?*[58] anschauen. Denn im Land der unbegrenzten Möglichkeiten kann es schnell teuer werden, seine Meinung zu sagen; vor allem, wenn es eine unbequeme Wahrheit ist. Entsprechend wenig wissen die Amerikaner über ihr Essen. Der Anteil an Vegetariern liegt bei nur vier Prozent.[59] Das bereitet eingefleischten Veggies Herzschmerz.

15.

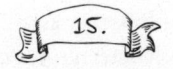

Weil es gut gegen Krebs ist

Nach Erkrankungen des Herz-Kreislauf-Systems sind bösartige Tumore die häufigste Todesursache in westlichen Industrieländern. In Deutschland bekommen jedes Jahr 490.000 Menschen die Diagnose: Krebs.[60] Er hat viele Ursachen und viele Faktoren kann man nicht beeinflussen. Die Ernährung aber schon! Das scheint definitiv einen Versuch wert zu sein, denn Studien haben gezeigt, dass eine vegetarische Ernährung das Risiko an Krebs zu erkranken um bis zu 90 Prozent senken kann.[61] Das gilt vor allem für Tumore in Dickdarm, Magen und Lunge. Ernährungswissenschaftler Claus Leitzmann sieht den Grund vor allem darin, dass Vegetarier weniger Fett essen, sich mehr bewegen und seltener rauchen und Alkohol trinken.

Auch die Deutsche Krebshilfe rät zu einem gesunden Lebensstil. Konkret heißt das unter anderem:

- Vielseitig und abwechslungsreich essen.
- Viel frisches Obst und Gemüse.
- Wenig Fleisch und Fleischwaren.
- Wenig Fett und fettreiche Lebensmittel.
- Reichlich Vollkornprodukte und Kartoffeln.
- Wenig Alkohol.
- Nicht rauchen! (Die Kombination von Rauchen und Alkohol vervielfacht das Risiko.)
- Übergewicht vermeiden.
- Viel bewegen.[62]

Statistisch gesehen, trifft all das auf Vegetarier zu. Zumindest hat das die Gießener Vegetarier-Studie herausgefunden.[63] Denn eine vegetarische Ernährung ist reich an Substanzen, die Krebs vorbeugen, unter anderem Ballaststoffe, antioxidative Vitamine und Milchsäurebakterien. Vegetarier und Veganer sind dadurch besser mit diesen gesundheitsfördernden Substanzen versorgt als

Mischköstler. In Labor- und Tierversuchen wurden Inhaltsstoffe in Pflanzen entdeckt, die einen gewissen Schutz vor Krebs bieten. »So vermutet man zum Beispiel, dass sich allein durch den täglichen Verzehr von mehr als 400 Gramm Obst und Gemüse die Zahl der Krebserkrankungen um etwa 20 Prozent senken ließe«, sagt Ernährungswissenschaftlerin Marianne Botta.[64] Sie betont allerdings, dass solche Ergebnisse mit weiteren Studien abgesichert werden müssen. Schätzungsweise 35 Prozent aller Krebserkrankungen gehen auf Ernährungseinflüsse zurück.[65]

Dass ein hoher Anteil von Fleisch und Fett und wenig Ballaststoffen in der Ernährung ein großer Risikofaktor für die Entstehung von Dickdarmkrebs ist, wird schon lange vermutet. Die Länder, in denen das meiste Rindfleisch gegessen wird, haben die höchsten Raten an Brust- und Darmkrebs. Bereits in den 1980er-Jahren wies das Berliner Institut für Sozialmedizin und Epidemiologie auf den Zusammenhang hin. Das Ergebnis damals: »Der zu 80 Prozent durch Fehlernährung bedingte Dickdarmkrebs kommt bei Vegetariern sehr selten vor.«[66] Ein ziemlich plastisches Beispiel für diesen Zusammenhang: In Japan ernährten sich die Menschen jahrhundertelang hauptsächlich vegetarisch. In den vergangenen Jahrzehnten wurde aber die fleischhaltige westliche Nahrung übernommen (Stichwort: Fast-Food-Ketten). Innerhalb von 30 Jahren stieg der Fettverzehr um das Dreifache, der Fleischverzehr um das Neunfache. Zeitgleich stieg die Anzahl der Japaner, die an Dickdarmkrebs erkrankten.[67]

Auch die größte Studie, die den Zusammenhang zwischen Ernährung und Krebs untersucht – die EPIC-Studie (European Investigation into Cancer and Nutrition) –, bestätigt dieses Ergebnisse. Mehr als eine halbe Million Menschen aus zehn europäischen Ländern nehmen seit 1992 an der Untersuchung teil. Wichtige Ergebnisse bisher: Ballaststoffe senken das Risiko, an Dickdarmkrebs zu erkranken, rotes Fleisch hingegen erhöht es, ebenso wie das Risiko, an Magenkrebs zu erkranken.[68]

Auch in Deutschland wurden einige Studien zum Zusammenhang zwischen Ernährung und Krebsrisiko durchgeführt. Am Deutschen Krebsforschungszentrum in Heidelberg wurden von 1978 bis 1999 Vegetarier und gesundheitsbewusste Nicht-Vegetarier beobachtet. Im Mittelpunkt standen die Ernährungsgewohnheiten und der Lebensstil von knapp 1.900 Menschen. Das Ergebnis: Die Lebenserwartung und die Lebensqualität der Vegetarier ist höher als bei Nicht-Vegetariern.[69] »Beide Gruppen unterschieden sich jedoch aufgrund ihres insgesamt sehr gesundheitsbewussten Lebensstils deutlich von der Allgemeinbevölkerung«, betont Jenny Chang-Claude, die Leiterin der Studie. Die Gruppe der Nicht-Vegetarier gab an, nur »gelegentlich kleine Mengen an Fleisch oder Fisch« zu essen. Das entspricht nicht den Ernährungsgewohnheiten der »Durchschnittsbevölkerung«; darüber, wie groß die Unterschiede dann zwischen Vegetariern und Fleischessern gewesen wären, kann nur spekuliert werden. Als Rezept für ein langes Leben empfiehlt die Epidemiologin sowohl Vegetariern als auch Nicht-Vegetariern: Verzicht auf das Rauchen, regelmäßige Bewegung, eine Ernährung reich an Obst und Gemüse, nur moderaten Alkoholgenuss und Vermeidung von Übergewicht. Denn all diese Faktoren begünstigen Herz-Kreislauf-Erkrankungen und Krebs. Die Ursache, dass Vegetarier seltener an Krebs sterben, liegt laut Chang-Claude nämlich nicht ausschließlich darin begründet, dass Vegetarier kein Fleisch essen – sondern in einer gesunder Lebensweise.[70]

16.

Weil es eine gute Vorbeugung gegen Typ-2-Diabetes ist

Diabetes gilt als modernes Volksleiden. Schätzungen zufolge leben bereits heute sechs Millionen Deutsche mit der Krankheit. Es gibt vier verschiedene Arten vom Diabetes. Ein direkter Zusammenhang zwischen der Ernährung und der sogenannten Zuckerkrankheit wurde beim Diabetes Typ 2 festgestellt. Etwa 85–95 Prozent der Menschen mit Diabetes erkranken an dieser Form. Früher wurde sie auch »Altersdiabetes« genannt, weil sie vor allem bei Menschen in höherem Lebensalter auftrat. Mittlerweile nimmt aber die Zahl der jüngeren Menschen, die einen Typ-2-Diabetes entwickeln, zu. Als Ursache sehen Ärzte vor allem Übergewicht und Bewegungsmangel. Denn diese Faktoren verstärken eine bereits im Körper vorhandene Unempfindlichkeit gegenüber Insulin; die Folge ist eine erhöhte Blutzuckerkonzentration. Bis zum Jahr 2030 wird die Zahl der von Diabetes Betroffenen in Deutschland auf 8 Millionen Menschen steigen – das heißt: Jeder zehnte Deutsche wird Diabetiker sein.[71] Weltweit wird es laut Prognose im Jahr 2030 fast eine halbe Milliarde Diabetiker geben.[72]

Unter Vegetariern ist Diabetes weniger verbreitet als in der Durchschnittsbevölkerung. »Wesentliche Ursache dafür scheint das geringere Vorkommen von Übergewicht bei Vegetariern zu sein«, vermutet Ernährungswissenschaftler Claus Leitzmann.[73] Dass ein gesunder Lebensstil in Kombination mit einer ausgewogenen, vollkornreichen und fettarmen Ernährung das Risiko, an Diabetes zu erkranken, senkt, ist schon seit vielen Jahren bekannt.[74] Die Experten des Deutschen Zentrums für Diabetesforschung raten: »Verzichten Sie öfters auf Rind-, Schweine-, Kalb- oder Lammfleisch.«[75]

Eine US-amerikanische Studie aus dem Jahr 2010 stellt einen direkten Zusammenhang zwischen dem steigenden Fleischkonsum in den USA und dem Anstieg an Diabeteserkrankungen im Land fest. Die Wissenschaftler der Harvard School of Public Health raten dazu, Schinken, Wurst und Braten so oft wie möglich durch vegetarische Alternativen zu ersetzen, um das Diabetesrisiko gering zu halten. »Die Ergebnisse dieser Studie haben große Bedeutung für die öffentliche Gesundheit, betrachtet man die Epidemie-artige Zunahme von Diabetes Typ 2 und den steigenden Verzehr von rotem

Fleisch weltweit«, heißt es in der Studie. Schon ein 100-Gramm-Steak täglich bewirke eine Erhöhung des Diabetes-Risikos um ein Fünftel. Ein Versuch zeigte: Gesunde Ernährung senkt das Risiko um denselben Wert. Ersetzten Studienteilnehmer das rote Fleisch durch eine Handvoll Nüsse, reduzierte sich ihr Diabetesrisiko um 21 Prozent, Vollkornprodukte bewirkten sogar eine Verringerung von 23 Prozent.[76]

In der »Adventist Health Study-2« aus dem Jahr 2002 lag das Risiko, an Diabetes Typ 2 zu erkranken, bei Ovo-Lacto-Vegetariern um etwa 38 Prozent und bei Veganern sogar um 62 Prozent niedriger als bei Fleischessern. Als Hauptursache für diesen Unterschied sehen die Wissenschaftler das geringere Körpergewicht von Vegetariern und die höhere Zufuhr an Ballaststoffen. Denn: »Ballaststoffe sowie die bei Vegetariern und Veganern übliche geringere Zufuhr von Gesamtfett, insbesondere von gesättigten Fettsäuren, wirken der Insulinresistenz entgegen«, erklärt Ökotrophologe Markus Keller.[77] Man kann sagen: Je höher der Fleischverzehr, desto höher das Risiko, an Diabetes zu erkranken[78]. Auch bei der Behandlung des Typ-2-Diabetes mit vegetarischer oder veganer Ernährung konnten die Wissenschaftler Erfolge verbuchen. Diabetiker, die sich 24 Wochen lang vegetarisch ernährten, konnten ihre Medikamentendosis und ihr Gewicht verringern. Eine fettarme vegane Ernährung während einer 74-wöchigen Studie mit übergewichtigen Typ-2-Diabetikern führte zu einer Verbesserung der Blutzuckerwerte[79].

Ein Umdenken der Essgewohnheiten lohnt sich auf jeden Fall, denn mit dem Diabetes Typ 2 sind oft auch zahlreiche Folgeerkrankungen und Langzeitschäden verbunden, unter anderem Netzhaut- und Nierenerkrankungen, Nervenschädigungen und Potenzstörungen.[80]

17.

Weil es besser vor Allergien schützt

Wissenschaftler und Mediziner schlagen Alarm. Denn die Zahl der Allergiker wächst und wächst und wächst – »bis 2040 wird schätzungsweise jeder zweite Europäer eine Allergie haben«, prophezeit Professor Carsten Schmidt-Weber, Direktor des Instituts für Allergieforschung am Helmholtz-Zentrum in München. In den vergangenen 50 Jahren ist die Zahl der Allergiker rasant gestiegen, derzeit kämpfen in Deutschland mehr als 20 Prozent der Kinder und rund 30 Prozent der Erwachsenen mit einer oder mehreren Allergie(n). Man könne daher durchaus von einer »Volkskrankheit« sprechen, so Weber.[81]

Die Forschung versucht intensiv, Erklärungen für die Allergien-Explosion zu finden, doch tut sich damit nicht leicht. Dass wir heute meist viel zu sauber leben und unser Immunsystem nicht mehr »trainieren« kann, ist ein Ansatz. Auch, dass häufig zu viel gesessen (und das meist auch noch in geschlossenen Räumen) und zu wenig Sport getrieben wird, spielt sicherlich eine Rolle. Nicht zuletzt kommt es natürlich auch auf genetische Faktoren an – leiden Vater und/oder Mutter an einer Allergie, werden die Kinder mit hoher Wahrscheinlichkeit auch Allergiker. Doch mehr und mehr rückt auch ein anderes Thema in den Fokus: die Ernährung. So ist sich der Umweltmediziner Dr. Kurt E. Müller sicher, dass die Antibiotika-Rückstände im Fleisch und im Geflügel negative Auswirkungen haben (siehe Grund 50: »Weil man keine Antibiotika im Essen hat«).[82] Auch unser Darm spielt offenbar eine große Rolle. Eine eindrückliche Studie dazu hat Paolo Lionetti, Magen-Darm-Experte und Professor an der Universität Florenz, 2010 im Journal *PNAS* veröffentlicht. Der Wissenschaftler hat die Ernährung von 14 Kindern aus Florenz mit dem Speiseplan von 14 Kindern aus Burkina Faso in Afrika verglichen. Während die Nahrung von ersteren hauptsächlich aus Stärke, Zucker, Fett und Fleisch besteht, beinhaltet die der Sprösslinge aus Burkina Faso zum größten Teil ballaststoffreiche vegetarische Kost (lokal angebautes Gemüse, Hülsenfrüchte wie Bohnen und Linsen, Kräuter). Ergebnis: Die Ein- bis Sechsjährigen aus Afrika hatten einen geringeren Anteil der Mikroben im Darm, die im Erwachsenenalter häufig zu Fettleibigkeit führen. In beiden Gruppen entfallen fast 95 Prozent aller Darmbakterien auf vier Gruppen. Zwei davon, die Actinobacteria und Bacteroidetes (B), dominierten bei den Kindern aus Burkina Faso, während die beiden anderen, Firmicutes (F) und Proteobacteria, bei den europäischen Kindern häufiger waren. Ein hohes F/B-Verhältnis ist laut Lionetti kennzeichnend für die Adipositas, während das umgekehrte Verhältnis – wie es bei den afrikanischen Kindern vorherrscht – bei schlankeren Menschen überwiegt.[83]

Im Darm befinden sich Milliarden von Mikroben. Sie sind es, die den Menschen vor Krankheiten schützen, sein Immunsystem stärken und den Magen-Darm-Apparat regulieren. Alles, was der Mensch isst, beeinflusst die Darmflora. Durch die Ernährung kann er die Vielfalt der Darm-Mikroben entscheidend steuern. Die Untersuchung von Lionetti hat nun ergeben, dass es den europäischen Kindern fast vollständig an Bakterien wie Prevotella und Xylanibacter, welche Zellulose und Xylan aufspalten, fehlt. Und auch der Anteil an kurzkettigen Fettsäuren lag bei ihnen weit unter dem der afrikanischen Kinder. Der Wissenschaftler schlussfolgert daraus, dass sich die gute Darmflora der Kinder aus Burkina Faso durch die ballaststoffreiche Ernährung entwickelt (der Anteil an Ballaststoffen liegt bei ihnen bei 3,2 Prozent, bei den untersuchten italienischen Bambini hingegen nur bei 0,9 Prozent). Die ideale Mischung aus Mikroben schützt sie vor Entzündungen und nicht ansteckenden Darmkrankheiten. Der Speiseplan der italienischen Kinder hingegen – viel Fleisch, Fett und Zucker – verringert den Reichtum an Mikroben im Darm und führt somit zu einem höheren Risiko von Allergien und entzündlichen Krankheiten. »Nur italienische Kinder, die immer noch von der Mutter gestillt werden, hatten eine ähnliche Zusammensetzung der Darmbakterien wie die afrikanischen Kinder. Das zeigt uns, dass die Ernährung wichtiger ist als andere Faktoren wie etwa Ethnie, Geografie, Klima oder Gesundheitspflege«, fasst Lionetti seine Forschungsergebnisse zusammen.[84] Allergiker könnten es also statt mit Hyposensibilisierung oder Medikamenten einfach mal mit einer Umstellung auf ballaststoffreiche Ernährung versuchen. Und wenn sie schon dabei sind, warum nicht gleich auch vegetarisch?

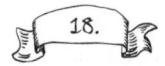

18.
Weil gesunde Ernährung gut fürs Gehirn ist!

Zumindest ist das sehr wahrscheinlich. Denn überraschenderweise ist der Einfluss von Ernährung auf die Hirnfunktion noch kaum erforscht. Und das, obwohl sich die Zahl der Demenzkranken laut aktuellen Hochrechnungen bis zum Jahr 2050 verdoppeln wird. Derzeit leben 1,4 Millionen Deutsche mit Demenz; tut sich nichts bei Prävention und Therapie, wird sich die Anzahl Jahr für Jahr um 40.000 erhöhen. Das entspricht 100 Neuerkrankungen pro Tag![85] Die Angst in der Bevölkerung ist groß, die Unsicherheit auch: Kann man vorbeugen? Kann man die Krankheit aufhalten? Oder ist Demenz einfach die neue Geißel der Menschheit und das Vergessen genetisch vorprogrammiert?

Um einer Demenz vorzubeugen, kann man drei Dinge tun, weiß Johannes Prantel, stellvertretender Leiter der Klinik für Psychiatrie, Psychosomatik und Psychotherapie der Goethe-Universität Frankfurt am Main. Der Mediziner und Autor eines Demenzratgebers empfiehlt Bewegung, lebenslanges Lernen und eine gesunde Ernährung, konkret die Mittelmeerkost.[86] Die mediterrane Küche ist sehr stark vegetarisch geprägt. Auf dem Speiseplan stehen vor allem pflanzliche Lebensmittel in roher oder nur gering verarbeiteter Form. Es gibt viele Getreideprodukte, Nüsse, Samen und reichlich sonnengereiftes Obst und Gemüse aus der Region. Also Nahrungsmittel, die reich an Ballaststoffen und Antioxidantien (Jungbrunnen für unsere Zellen) sind. Der Anteil an tierischen Lebensmitteln wie Milch, Käse und Joghurt ist in der mediterranen Küche »gering bis mäßig«. Fisch und Geflügel stehen mehrmals wöchentlich auf dem Speiseplan, rotes Fleisch, Wurstwaren und Eier allerdings nur einige Male pro Monat.[87] Die mediterrane Ernährung ist also semivegetarisch. Der wesentliche Unterschied zur traditionellen mitteleuropäischen Ernährung ist, dass deutlich mehr pflanzliche Lebensmittel gegessen werden und der Verzehr von tierischen Produkten stark reduziert wird. Zu dem Ergebnis, dass viel Fleisch nicht gut für das Gehirn ist, kam auch die Adventist Health Study. Bei der Untersuchung wurde herausgefunden, dass das Demenzrisiko bei Fleischessern zwei bis drei Mal so hoch ist wie bei Vegetariern.[88]

Dass eine fleischarme Kost positive Auswirkungen haben kann, zeigen verschiedene Studien und das italienische Örtchen Villagrande Strisaili auf der Mittelmeerinsel Sardinien. Dort bleiben überdurchschnittlich viele Menschen geistig fit bis ins hohe Alter. Eine mögliche Begründung dafür ist die Ernährung. Auf dem Speiseplan stehen Obst und Gemüse aus dem Garten, Milch und Käse von den Schafen. Der Trick der sardischen Bauern für ein gesegnetes Alter scheint die Kombination aus gesundem und naturbelassenem Essen, viel Bewegung und guten sozialen Kontakten zu sein.

Eine ausgewogene und fleischarme Ernährung zur Prävention empfiehlt auch die Deutsche Alzheimer Gesellschaft. Außerdem wichtig sei die ausreichende Versorgung mit Vitamin C, E und Folsäure sowie mit Vitamin B_6 und B_{12}. Schwarze Johannisbeeren, Fenchel und Rosenkohl sind hervorragende Vitamin-C-Lieferanten. Grünes Blattgemüse, Erdbeeren und ungeröstete Erdnüsse enthalten viel Folsäure, Vitamin E ist in Weizenkeimöl, Schwarzwurzeln und Haselnüssen enthalten. Algen, Sauerkraut, Frischkäse und Lopino (siehe Grund 75: »Weil man so viele neue Lebensmittel entdeckt«) enthalten Vitamin B_{12}. Teilnehmer einer Demenzstudie in Frankreich, die mindestens einmal pro Woche Fisch aßen, litten später seltener an einer Demenz als Teilnehmer, die niemals Fisch aßen. Man vermutet, dass dieser schützende Effekt durch die im Fisch enthaltenen Omega-3-Fettsäuren erklärt werden kann.[89] Welchen Einfluss diese Fettsäure auf unser Gehirn und unser Denken hat, untersuchen Wissenschaftler weltweit; auch an der Berliner Charité. Das vorläufige Ergebnis: Bei der Gruppe, die Omega-3-Fettsäuren zu sich nahm, verdichtete sich die Hirnstruktur und es zeigten sich bessere und schnellere Gedächtnisleistungen. Die Berliner Wissenschaftler betonen aber, dass die Forschungen noch ganz am Anfang stehen. Darüber, wie die Fettsäuren auf lange Sicht auf Gehirn und Körper wirken, gibt es noch keine wissenschaftlichen Erkenntnisse.[90]

Vegetarier finden Omega-3-Fettsäuren in Ölen aus Disteln, Sonnenblumenkernen, Weizenkeimen, Maiskeimen und Soja. Und natürlich in frischen Walnüssen. Da diese Fettsäure eine etwas andere Struktur hat als jene aus tierischen Produkten, empfiehlt Ernährungswissenschaftler Claus Leitzmann die Optimierung der Versorgung mit Omega-3-Fettsäuren. Das funktioniert so: Täglich einen Teelöffel Leinöl (zum Beispiel pur oder im Quark als Brotaufstrich) oder 50 Gramm Walnüsse (z. B. als »Nervennahrung« zwischendurch) essen. Fertig! Fischöle als Nahrungsergänzungsmittel seien nicht notwendig, wenn man sich ausreichend mit Omega-3-Fettsäuren aus pflanzlichen Quellen versorge.[91]

Nobelpreisträger Eric Kandel legt auf eine gesunde fleischlose Ernährung viel Wert. Der 1929 geborene Neurowissenschaftler ist bis heute als Professor an der Columbia University in New York City beschäftigt. Aktuell erforscht er die Ursachen des Vergessens. Bei der Untersuchung von Gehirngewebe stieß das Team um Eric Kandel auf eine Substanz, die sie RbAp48 tauften – ein Eiweiß im Gehirn, das in hoher Konzentration dafür sorgt, dass man nicht vergesslich wird. »Es ist bekannt, dass die Menge der Proteine im

Gehirn von dem beeinflusst wird, was wir essen«, sagt ein Neurologe aus dem Team um Eric Kandel. »Deshalb ist es durchaus möglich, dass wir eine Nahrungskomponente finden, die den RbAp48-Spiegel erhöht.« Noch ist dieses Nahrungsmittel nicht gefunden.[92] Auch in Deutschland steht die Suche danach ganz am Anfang. Hier wurde die medizinische Leitlinie zur Demenz – eine Hilfe für Ärzte zur Entscheidungsfindung bei der Behandlung – komplett ohne Ernährungswissenschaftler erstellt.[93]

Bis die Wissenschaft mehr weiß, scheint es aber recht sinnvoll zu sein, als Vegetarier oder Pesco-Vegetarier (Ab-und-zu-Fischesser) zu leben. So macht es auch Nobelpreisträger Eric Kandel: »Wir essen kein Fleisch – nicht aus religiösen Gründen; es ist meist sehr fett«, sagt er über sich und seine Frau. »Wir essen vor allem Fisch, Gemüse, Früchte. Wir lieben Obst. Heute Mittag esse ich Bananen und Joghurt. Wir ernähren uns vernünftig.«[94]

19.
Weil es gut für die Haut ist

Da muss man eigentlich nicht viel rumerklären, sondern einfach einen Blick in das Gesicht einer beliebigen vegetarischen Prominenten werfen (Angelina! Gwyneth! Uma!). Das Hautbild ist I a. Kritiker rufen jetzt vielleicht: »Kein Wunder, die haben ja auch einen Kalender voller Termine bei der Kosmetikerin und machen jede Woche ein Fruchtsäurepeeling.« Technik-Experten merken eventuell an: »Ohne Photoshop würden die auch aussehen wie die Vorher-Models in Hautpflege-Werbespots.« Das kann natürlich sein, ist aber eher unwahrscheinlich.

»Gesundheit und Schönheit der Haut hängen entscheidend von unserer Ernährung ab«, fasst der Mediziner Ernst Walter Henrich zusammen.[95] Ernährung sei quasi eine »Hautpflege von innen«.

Aber was essen für schöne und gesunde Haut? Henrich rät »nach einer gewissenhaften Auswertung der neuesten ernährungswissenschaftlichen Studien« gänzlich von tierischen Produkten ab. Er warnt davor, die Ernährung »von Gewohnheiten, zweifelhaften Meinungen selbst ernannter ›Experten‹ und den Werbebotschaften der Lebensmittelindustrie« bestimmen zu lassen. Stattdessen empfiehlt der promovierte Arzt, der nach seinem Studium eine naturheilkundliche Fortbildung machte,[96] einen Blick in die Forschungsergebnisse der Academy of Nutrition and Dietetics (A.N.D.) und des Physicians Committee for Responsible Medicine (PCRM, Ärztekommission für verantwortungsbewusste Medizin). Beide Quellen kommen zu dem Ergebnis, dass eine ausgewogene vegetarische oder vegane Ernährung empfehlenswert für ein gesundes Leben und zur Vorbeugung von Krankheiten ist. Henrich selbst ist von einer komplett veganen Ernährung überzeugt.

Es gibt aber auch Hautexperten, die anderer Meinung sind. Der Münchner Dermatologe Stefan Duve, der gemeinsam mit TV-Moderatorin Nina Ruge ein Buch über schöne Haut geschrieben hat, rät nicht vom Fleischkonsum ab: »Milch, Käse, Geflügel, Fisch, Rindfleisch, Lamm, Hülsenfrüchte, Gemüse und Obst sind ausgesprochene Schönmacher zum Essen. Die in ihnen enthaltenen Vitamine können die Haut effektiver unterstützen als so manches Schönheitselixier aus Tuben und Töpfchen.« Als Tipp geben die Autoren ihren Lesern aber Folgendes mit auf den Weg: »Essen Sie fünfmal am Tag etwas ›Grünes‹, sprich Obst und Gemüse – Ihre Haut wird es Ihnen danken.«[97]

Auch die Ernährungsexperten des Magazins *EatSmarter!* raten in ihren Top-10-Lebensmitteln für perfekte Haut in 90 Prozent zu nicht tierischen Produkten.[98] Fakt ist: Alle Vitamine und Mineralstoffe, die für schöne Haut sorgen, sind auch in pflanzlichen Produkten enthalten. Vielleicht ist der Vegetarismus also für den Anfang ein guter Kompromiss zwischen den beiden Polen »komplett vegan« und »Mischkost«.

Mit einer abwechslungsreichen vegetarischen Ernährung kann man seine Haut schönessen: Joghurt, Getreide, Erdbeeren und harte Gemüsesorten bringen die Haut in Top-Form. Denn die darin enthaltene Kieselsäure kräftigt das Hautgewebe, die Haare und die Nägel. Außerdem schützt sie vor Cellulite. Auch Dinkel – empfohlen wird das »Oberkulmer Rotkorn«, aus dem das Vollkornmehl Typ 1740 hergestellt wird[99] – enthält viel Kieselsäure.

Pumpernickel, das dunkle Brot aus Sauerteig, enthält viel Vitamin B und die wichtigen »Beauty-Mineralien« Kalium, Magnesium, Eisen und Selen. Alle Vitamine der B-Gruppe unterstützen die Zellerneuerung der Haut. Vitamin B_3 (Niacin) ist gut für ein straffes Bindegewebe und Vitamin B_7 (Biotin)[100] stärkt Haare und Nägel (u. a. in Eiern, Erdnüssen, Champignons). Milch und Vollkornprodukte versorgen die Haut mit ausreichend Vitamin B_2 (Riboflavin), das gegen trockene Haut und aufgesprungene Lippen hilft. In Kohl, grünen Bohnen und Linsen ist Vitamin B_6 enthalten, das Entzündungen vorbeugt. Viel Vitamin B enthalten u. a. auch Avocados, Blumenkohl, Chinakohl, Himbeeren, Soja und Tomaten.

Dass Buttermilch nicht nur was für Almöhis ist, sondern »das Geheimnis schöner Frauen«, wissen wir spätestens seit der TV-Werbung mit dem charismatischen Henning Baum *(Der letzte Bulle)*, der sich für den Spot mit Bademantel und Buttermilch auf einer Liege rekelte. Lerne: Buttermilch macht sexy und schön! Denn das in der Buttermilch enthaltene Kalzium und Vitamin B_{12} wirkt von innen und außen. Ein Buttermilchbad beruhigt und glättet die Haut. Schon Kleopatra, die angeblich in Eselsmilch mit Honig badete, zeigte, dass ein Milchbad echte Wunder bewirken kann. Apropos: Neben dem »richtigen« Essen ist es besonders wichtig, genügend zu trinken – neben Buttermilch am besten Mineralwasser, Fruchtschorle oder ungezuckerten Tee. Wer allerdings mehr als drei Gläser Milch pro Woche trinkt, leidet häufiger an Akne, hat eine italienische Studie herausgefunden. Dass sich die Empfehlungen und Ergebnisse von Studien zum Teil widersprechen, macht es für Akne-Betroffene und potenzielle Neu-Veggies natürlich nicht leichter. Die Deutsche Dermatologische Gesellschaft betont: »Insgesamt bleibt die Rolle der Ernährung bei Akne immer noch strittig.«[101] Nach so vielen Jahren Forschung scheint der Weisheit letzter Schluss in dieser Frage »Probieren geht über Studieren« zu sein.

Möhren sind ein Multitalent, wenn es um schöne Haut geht. Das Beta-Carotin, eine Vorstufe von Vitamin A, das in Karotten ist, ist nicht nur toll für mehr Durchblick, sondern auch für die Haut. Es schützt vor zellschädigender UV-Strahlung und beschleunigt die Regeneration der Haut. Außerdem spendet es Feuchtigkeit und blockt schädliche UV-Strahlen ab. Neben Karotten enthalten auch Aprikosen, Kürbis, Mango, Papaya, Tomaten und Spinat viel Vitamin A. Gut zu wissen: Damit das Beta-Carotin vom Körper aufgenommen werden kann, immer ein Tröpfchen Öl dazu nehmen. Das erklärt auch, warum an allen guten Frucht-und-Gemüse-Shake-Ständen immer ein Fläschchen Olivenöl auf dem Tresen steht. Denn Beta-Carotin ist fettlöslich, ohne den Tropfen Öl, ist der Smoothie vielleicht lecker, aber kein großer Gewinn für die Haut.

Auch Öle aus Sonnenblumenkernen, Maiskeimen oder Disteln schmeicheln der Haut. Die Linolsäure, die darin enthalten ist, gilt als wichtigster Vertreter der mehrfach ungesättigten Omega-6-Fettsäuren und beugt roten und rauen Hautstellen vor. Das Vitamin E in den Ölen ist ebenfalls gut zur Vorbeugung von Hautkrankheiten und (in handelsüblichen Mengen genossen) von Cellulite, da es das Bindegewebe stärkt. Auch Walnüsse sind nicht nur gut fürs Gehirn, sondern auch für die Haut. Zusätzlich zu den Schönheits-Mineralien enthalten die knackigen Mini-Hirne nämlich noch viel Vitamin E, das die Zellen schützt. Pantothensäure in Walnüssen sorgt für eine glatte Haut. Weitere leckere Vitamin-E-Lieferanten sind: Avocado, Eier, Haferflocken und Nüsse.

Ein echtes Hautwunder ist auch Vitamin-C-haltiges Obst wie Kiwis, Sanddorn (als Saft!) und schwarze Johannisbeeren. Denn Vitamin C ist am Aufbau von Kollagen beteiligt, einem wichtigen

Bestandteil der Haut, und gilt als »Turbovitamin für ein straffes Bindegewebe«.[102] Lecker und hautfreundlich sind: Beeren, Blattgemüse, Brokkoli, rote Paprika und Tomaten. Ideal für einen samtweichen Kussmund ist Honig. Der wirkt außerdem als natürliches Antibiotikum auch wunderbar bei Herpes – nicht löffelweise verspeist, sondern einfach auf die Lippen aufgetragen.[103]

Hinweis für Neu-Veggies: Manchmal reagiert die Haut nach dem Umstieg von Mischkost auf fleischlos irritiert. In Veggie-Foren wird dazu ausführlich unter »Erstverschlechterung« diskutiert. Die Theorie: Die Haut hat Entzugserscheinungen, weil plötzlich all die Hormone, Antibiotika und Schwermetalle aus Fleisch und Fisch fehlen. Mit der Ernährungsumstellung reinigt sich die Haut von den Giften, und für eine Weile sieht man aus, als hätte man gerade die Pille abgesetzt oder aus Versehen Leitungswasser in Bangkok getrunken. Also beschließen Sie im Zweifelsfall nicht kurz vor Ihrer Hochzeit, zum Vegetarier zu werden – es sei denn, Sie haben einen echten Make-up-Profi für die Hochzeitsfotos gebucht.

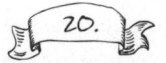

20.

Weil es gut gegen »Frauenbeschwerden« ist

Lieber Lesx (= genderforscherisch für Leser), Gleichberechtigung hin oder her: Das hier ist ein Kapitel nur für die Damen. Also: Menstruationsprobleme. Ganz ehrlich: braucht kein Mensch, hat aber jeder. Bei jeder zehnten Frau sind die Beschwerden so schlimm, dass sie nicht zur Arbeit gehen kann. Schuld daran sind die Hormone, namentlich die Östrogene. Aber was hat die Ernährung damit zu tun? Jede Menge! Mit tierischen Produkten nimmt man nämlich auch viel Fett zu sich, das den Östrogenspiegel ansteigen lässt. Auch ein erhöhter Körperfettanteil sorgt dafür, dass der Körper mehr Östrogene produziert. Die Faustregel lautet allerdings: Je niedriger der Östrogenspiegel, desto kürzer die Menstruation und desto weniger Beschwerden (Stichwort: Kopfschmerzen, Rückenschmerzen, Wassereinlagerungen, schlechte Laune). Veggies sind also klar im Vorteil.

Das hat der US-Mediziner Neal Barnard auch in einer Studie nachgewiesen.[104] Das Ergebnis war frappierend: Die Studienteilnehmerinnen, die sich zwei Monate lang vegan ernährten, hatten deutlich weniger Beschwerden als zuvor. Die Diät bestand aus Früchten, Getreide, Gemüse und Hülsenfrüchten. Auf tierische Produkte wurde vollständig verzichtet, der Fettanteil der Nahrung lag bei nur zehn Prozent. Das Ergebnis: Einige Studienteilnehmerinnen hatten nicht mal mehr PMS! (Halleluja!) Auch ein netter Nebeneffekt: Die Frauen, die bei der Studie mitmachten, nahmen pro Woche ein halbes Kilo ab und fühlten sich fitter und gesünder als zuvor. Deshalb ist vegetarische Kost auch zur Vorbeugung von Brustkrebs optimal. Denn Veggie-Kost ist ballaststoffreicher als der Speiseplan, auf dem auch Schnitzel, Schinken und Brathähnchen stehen. »30 Gramm Ballaststoffe täglich wirken der Entstehung von Brustkrebs entgegen«, weiß Vegetarierin und Autorin Tanja Tronniker.[105] Denn die Ballaststoffe senken den Östrogenspiegel im Blut. Außerdem sind Vegetarierinnen seltener übergewichtig und Übergewicht gilt als Risikofaktor für Brustkrebs.

Auch in den Wechseljahren kann eine vegetarische Kost Linderung von Hitzewallungen, Schlafstörungen, depressiven Verstimmungen verschaffen. »Leichte Beschwerden in den Wechseljahren lassen sich durch eine Veränderung des Lebensstils beheben. Dazu gehört viel Bewegung, ebenso wie eine gesunde Ernährung«, bestätigt Professor Ingrid Gerhard, Fachärztin für Frauenheilkunde aus Heidelberg. Die Expertin empfiehlt: viel Obst, Gemüse und Vollkorngetreide, wenig Fleisch und tierische Produkte. Im Klartext: »Besser eine vegetarische Ernährung als Mischkost. Vegetarierinnen haben nur selten Wechseljahrsbeschwerden.«[106] Das bestätigt auch Ernährungsexpertin und Vegetarierin Irmela Erckenbrecht. In ihrem Buch *Das Wechseljahre-Kochbuch* spricht sie sogar von einer

»oralen Therapie vom Tellerrand« und berichtet von Frauen, denen eine Ernährungsumstellung auf eine ausgewogene vegetarische Kost relativ komplikationsfreie Wechseljahre verschafft haben.[107] Das sollte doch einen Versuch wert sein, Ladys!

21.

Weil es gut gegen zu hohen Blutdruck ist

Ein Montagmorgen im Frühling bei einem kleinen Zeitschriftenhändler in München. Die Schlange an der Kasse ist sehr kurz, die Wartezeit aber dennoch recht lang, denn die Dame, die gerade abkassiert wurde, muss unbedingt ihre Krankengeschichte teilen. Man kennt sich im Viertel, es fällt auf, wenn einer mal länger keine *Abendzeitung* kauft oder nicht seine Lottozahlen spielt.

Verkäuferin: Ach, sind Sie aus dem Urlaub zurück?

Dame: Urlaub? Ah geh, ich war im Krankenhaus!

Verkäuferin: Ja, mei, wieso denn das?

Dame: Der Blutdruck! 250 zu 150 hatte ich.

Verkäuferin: *(nickt verständnisvoll)*

Dame: Na ja, da kann man nichts machen …

Autorin A. *(hinter ihr in der Schlange)*: Doch! Weniger Fleisch essen.

Dame: Oh, tatsächlich?

Autorin A.: Ja, hab ich so gehört.

Verkäuferin *(zustimmend)*: Ich esse ja auch fast kein Fleisch mehr.

Dame *(besorgt)*: Aber was soll ich denn dann meinem Mann kochen?!

Die schlechte Nachricht: Vor den Feministinnen und Alphamädchen dieser Welt liegt offenbar noch ein gutes Stück Arbeit. Die gute Nachricht: Wer gerne für seinen Mann (und sich) kocht, findet im

Zeitschriftenladen genügend Inspiration für leckere vegetarische Rezepte (z. B. *EatSmarter!*, *Vegetarisch Fit*, *Veggie Journal*). Aber vegetarisches Essen schmeckt nicht nur gut, sondern ist tatsächlich auch gut gegen zu hohen Blutdruck – das haben verschiedene Untersuchungen herausgefunden.

Bluthochdruck zählt zu den häufigsten Erkrankungen in Industrieländern und ist ein Risikofaktor für Krankheiten des Herz-Kreislauf-Systems (siehe Grund 14: »Weil es eine Herz(ens)angelegenheit ist«). Fakt ist, dass es einen sehr klaren Zusammenhang zwischen Ernährung und Blutdruck gibt. Es gilt: Je mehr Kochsalz, je mehr Alkohol, je mehr Kilos, je mehr Fleisch, desto höher der Blutdruck – und das sollte man tunlichst vermeiden. Deshalb sind Veggies klar im Vorteil! Je nachdem welche Studie man liest, ist das Risiko, dass ein Vegetarier an Bluthochdruck leidet, 15 bis 50 Prozent geringer als bei Fleischessern. Das gilt auch bei genetisch vorbelasteten Personen. Die Ausrede »Ich hab das ja eh geerbt!« zählt also nicht!

Aber eine gesunde Ernährung ist nicht nur zur Vorbeugung gut, sondern auch als Therapie – wie bei der leicht übergewichtigen Mittvierzigerin im Münchner Zeitungsladen. Bei Patienten mit Bluthochdruck, die sich sechs Wochen lang ovo-lacto-vegetarisch ernährt haben, konnte der Blutdruck gesenkt werden. Bei Patienten, die sich vegan ernährt haben, war derselbe Effekt sogar schon nach zwölf Tagen da. Die beste Medizin gegen Bluthochdruck sind Obst und Gemüse! Studien zeigen: Bei Patienten, die ein halbes Jahr lang fünf statt drei Obstportionen pro Tag essen, sinkt der Blutdruck mess- und spürbar. Andersrum ist der Effekt genauso drastisch: Nur eine halbe Portion rotes Fleisch am Tag erhöht das Risiko für Bluthochdruck um 24 Prozent.[108] Auch japanische Wissenschaftler bestätigen, dass der Tipp, weniger tierische Fette zu essen, wirklich sinnvoll ist. Ein ziemlich praxistauglicher Vergleich aus den Forschungsergebnissen: Wer seine Ernährung auf vegetarische Kost umstellt, tut seinem Körper (und seinem Blutdruck) genauso viel Gutes wie damit, fünf Kilo abzunehmen.[109] Jedem Leser, der schon mal eine Diät hinter sich gebracht hat, wird die Entscheidung jetzt sicher nicht schwerfallen.

22.

Weil es rheumatische Beschwerden lindern kann

Rheuma als eigenständige Krankheit gibt es gar nicht. Laut Weltgesundheitsorganisation (WHO) ist Rheuma der Oberbegriff für alle Erkrankungen, die am Bewegungsapparat auftreten und mit Schmerzen oder Bewegungseinschränkungen verbunden sind. Hinter dem Begriff stecken mehr als 100 verschiedene Krankheiten. In Deutschland sind laut der Deutschen Gesellschaft für Rheumatologie etwa zehn Millionen Menschen davon betroffen. Medizinische Studien zeigen jedoch, dass auch hier eine fleischlose Ernährung helfen kann, die Symptome zu lindern.

Eine rheumatische Erkrankung ist die rheumatoide Arthritis (»entzündliches Gelenkrheuma«). Die Deutsche Gesellschaft für Rheumatologie schätzt, dass etwa 440.000 Deutsche daran leiden. Frauen erkranken dreimal so häufig wie Männer. Rheumatoide Arthritis ist mit starken Schmerzen – vor allem in Händen und Fingern – verbunden. Langfristig kann es zu Bewegungseinschränkungen und Gelenkschäden kommen. Ursache der Erkrankung sind genetisch bedingte Autoimmunreaktionen und eventuell auch Lebensmittelallergien oder -intoleranzen. Aber wie genau entstehen die Schmerzen? »Die Gelenkschmerzen werden durch sogenannte Entzündungsmediatoren verursacht«, erklärt Ökotrophologe Markus Keller.[110] Eine wichtige Ausgangssubstanz dieser Entzündungsstoffe ist Arachidonsäure.

Diese Säure ist in allen tierischen Lebensmitteln enthalten. Wird mit der Nahrung zu viel davon aufgenommen, werden Entzündungen bei Rheuma verstärkt. Deshalb wird Arachidonsäure auch »Gelenkkiller« oder »Rheumagift«[111] genannt. Besonders viel davon ist in Schweineschmalz, Schweinefleisch, Leberwurst, Thunfisch und Würstchen enthalten. Medizinische Studien mit Patienten, die an rheumatoider Arthritis leiden, zeigten, dass eine fleischlose Ernährung helfen kann, die Symptome zu lindern. »Die positive Wirkung vegetarischer Kostformen wird vor allem auf die geringere Aufnahme von Arachidonsäure sowie die reichliche Zufuhr von antioxidativen Vitaminen und sekundären Pflanzenstoffen aus Obst und Gemüse zurückgeführt«, erklärt Markus Keller.[112] Denn diese Substanzen sorgen dafür, dass weniger aggressive Sauerstoffmoleküle gebildet werden.

Diese Sauerstoffradikale sind Zellgifte und die Ursache für viele Krankheiten. Denn der »radikale« Sauerstoff zerstört die natürlichen Schutzsubstanzen unserer Zellen. Abhilfe schaffen Antioxidantien, die zum Beispiel in Obst, Gemüse, Soja, Getreide und Pflanzenölen enthalten sind.[113] Diese Stoffe fangen die Sauerstoffmoleküle ein und setzen sie außer Gefecht. Um die rheumatischen Beschwerden zu lindern, wird empfohlen, möglichst wenig Fleisch und Fisch und möglichst viel Obst und Gemüse zu essen. Denn es ist möglich, mit den natürlichen Bestandteilen der Ernährung entzündliche Erkrankungen zu beeinflussen.

Die Pharmazeutin Dr. Barbara Missler-Karger hat für die Selbsthilfeorganisation Deutsche Rheuma-Liga die aktuellsten Forschungsergebnisse dazu zusammengefasst.[114] Pflanzeninhaltsstoffe, die als Entzündungshemmer erkannt wurden, sind: Resveratrol (aus roter Weintraube, Himbeere und Erdnuss), Genistein (aus Soja), Catechine (aus Tee und grünem Tee), Bioflavonoide (aus Apfel und Zwiebel), Myristicin (aus Muskatnuss und Petersilie), Sulforaphane (aus Brokkoli), Isothiocyanate (aus Senf, Kohl, Rettich und Rucola) und Polyphenole (aus Kaffee). Ernährungsexpertin Missler-Karger fasst die praktische Konsequenz aus den aktuellen Forschungsergebnissen wie folgt zusammen: Eine »entzündungshemmende Kost« besteht aus reichlich Obst und Gemüse.

Wie häufig Vegetarier an der rheumatoiden Arthritis leiden, wurde bisher nicht untersucht. Es wird aber vermutet, dass die bessere Versorgung mit Antioxidantien das Risiko, an rheumatoider Arthritis zu erkranken, verringert. Denn ein vegetarischer Speiseplan ist quasi ein kampfbereites Bataillon an Radikalefängern.

23.

Weil der Zahnarzt seltener bohren muss

Für Fans von Fernsehwerbung ist dieser Grund wahrscheinlich keine große Überraschung. Denn wenn Zahncreme und Co. verkauft werden sollen, beißen schließlich immer Menschen mit tollen Zähnen kraftvoll in leckeres Obst. Niemals kaut jemand auf einem Schnitzel rum oder nagt eine Hähnchenkeule ab. Die Bildsprache sagt: Obst macht schöne Zähne! Aber jedes Kind, das das Zahnwehmännlein kennt, weiß: Die im Fernsehen lügen und die in der Werbung erst recht! Deshalb wollten Forscher der Medizinischen Hochschule Hannover der Angelegenheit mal wissenschaftlich auf den Zahn fühlen, wie das jetzt alles tatsächlich zusammenhängt. Ihre spannende Forschungsfrage: Was haben eine vegetarische Ernährungsweise und Zahngesundheit miteinander zu tun? Die Antwort: Jede Menge!

Die Wissenschaftler untersuchten die Zähne von 100 Vegetariern und 100 Nicht-Vegetariern. Das Ergebnis: Vegetarier haben seltener Zahnfleischentzündungen und Zahnfleischbluten, ihnen wurden seltener Zähne gezogen und sie haben insgesamt eine bessere Mund- und Zahnhygiene als Nicht-Vegetarier. Als Ursache für dieses Ergebnis sehen die Forscher aber nicht nur den Verzicht auf Fleisch, sondern die Tatsache, dass Vegetarier grundsätzlich einen gesünderen Lebensstil haben als Nicht-Vegetarier. Allerdings wurde bei Vegetariern häufiger Zahnerosion festgestellt.[115] Das heißt: Der

Zahnschmelz wird durch die Säure im Essen zerstört. Deshalb lohnt sich der jährliche Gang zum Zahnarzt auch ohne Zahnschmerzen, Karies und Parodontose. Als ich in diesem Jahr bei der Kontrolluntersuchung war, stellte meine neue Dentistin fest: »Ah, Sie sind Vegetarierin.« Sofort schickte sie eine Helferin los, um eine Info-Broschüre zur Zahngesundheit zu holen. Darin steht: »Rohkost, Vollkornbrot, Mineralstoffe, Vitamine, Ballaststoffe – nicht alles, was für den Körper gesund ist, tut auch den Zähnen gut.« Die Zahnärztin holte ein Zahnmodell aus dem Regal, zeigte auf die oberste Schicht und referierte mahnend: »Die Säure ist das Problem.« Denn die Säure im gesunden Veggie-Essen greift den Zahnschmelz an und trägt ihn ab. In der Broschüre zum Thema Zahnerosion ist das mit einem sehr verstörenden Symbolbild erklärt: ein fast kahler Berggipfel, der über die Jahre durch Wind und Wasser abgetragen wurde. »Von Zahnerosion sind insbesondere Menschen mit einer gesunden Ernährung und einem guten Mundhygieneverhalten betroffen«, steht da. Immer mehr Menschen leiden an nicht kariösen, säurebedingten Zahnschäden. Insbesondere Vegetarier sind davon betroffen, da sie mehr Gemüse essen als der »Durchschnittsbürger«, weiß auch die Arbeitsgemeinschaft Zahngesundheit.[116] »Vegetarier trinken viel Obstsaft und essen besonders oft Salat, der meist mit Essig angemacht ist. Die darin enthaltenen Säuren setzen der Zahnhartsubstanz zu«, erklärt Zahnärztin Regina Purschwitz, die 2004 an der Universität Leipzig eine Studie zur Zahngesundheit bei Vegetariern durchführte. Verschlimmert werde das Ganze, wenn sofort nach dem Essen die Zähne geputzt werden. Aber durch eine konsequente und gründliche Zahnpflege sowie regelmäßige Kontrollen kann diesen Zahnschäden vorgebeugt werden.[117] In der Broschüre vom Zahnarzt werden folgende Prophylaxe-Tipps für die (Veggie-) Zähne gegeben:

Säurehaltige Getränke zu den Mahlzeiten trinken, nicht zwischendurch.

Säfte am besten mit einem Strohhalm trinken.

Nach saurem Essen oder Trinken (z. B. Kiwi, Grapefruit, Fruchtsaft) den Mund mit Wasser spülen.

Lieber Wasser oder Tee statt Saft trinken – vor allem, wenn die Zahnsubstanz schon geschädigt ist.

Gut kauen, was man isst. Das regt den Speichelfluss an und der Speichel neutralisiert die Säuren im Mund.

Nach dem Essen zuckerfreie Kaugummis kauen, um den Speichelfluss zu stimulieren.

Nicht direkt nach dem Essen Zähne putzen.

Also alles nur halb so wild. Das sieht auch meine Zahnärztin so. »Bis nächstes Jahr dann«, sagt sie zum Abschied und eilt ins andere Behandlungszimmer – zum Bohren.

24.

Weil Fleischessen so ungesund wie Rauchen ist

Jedes Kind weiß: Rauchen schadet der Gesundheit. Dass Fleisch und vor allem verarbeitete Fleischprodukte der Gesundheit auch schaden, ist noch nicht zu allen durchgedrungen. Je nachdem, welche Studie man liest, ist Fleischessen für das Herz fast so schädlich wie Rauchen – oder sogar noch schädlicher! Einigkeit herrscht zwischen den Forschern darin, dass zu viel Fleisch auf jeden Fall nicht gut fürs Herz ist!

Dass die Ernährung sogar einen größeren Einfluss auf die Herzgesundheit hat als das Rauchen, haben die US-amerikanischen Forscher um Abraham Kagan herausgefunden. In den 1970er-Jahren untersuchten sie die Herzgesundheit von Männern in Japan und von Japanern, die in Hawaii und Kalifornien lebten. Das Ergebnis: Die Männer in Japan litten seltener an Herzkrankheiten als die Männer in den USA, obwohl sie mehr rauchten. Die Wissenschaftler sehen einen direkten Zusammenhang zwischen der Ernährung und der Herzgesundheit. Denn der Fleischkonsum der Männer in den USA war zum Zeitpunkt der Untersuchung deutlich höher. Die tierischen Eiweiße und gesättigten Fettsäuren führten zu einem erhöhten Cholesterinspiegel. In Japan wurde zum Zeitpunkt der Untersuchung weniger Fleisch gegessen als in den USA.[118] Mittlerweile gilt fleischhaltiges Fast Food auch in Japan als cool – Herzerkrankungen haben seitdem zugenommen.[119]

Dabei wäre weniger oder gar kein Fleisch mehr! Ziemlich eindrücklich beschreibt Ernährungsforscher T. Colin Campbell die Folgen des Fleischkonsums: »Innerhalb der nächsten 24 Stunden werden 3.000 Amerikaner einen Herzinfarkt erleiden, das ist ungefähr die gleiche Anzahl von Menschen, die beim Terroranschlag am 11. September 2001 umgekommen ist.«[120] Ein Grund dafür ist für Campbell die (falsche) Ernährung. Denn in Ländern, in denen Menschen weniger gesättigte Fette und weniger Tierprotein zu sich nahmen, lag der Anteil derer, die an Herzkrankheiten leiden oder daran verstarben, deutlich niedriger. Eine US-amerikanische Studie der Harvard School of Public Health in Boston, bei der die Ess- und Lebensgewohnheiten von 120.000 Amerikanern über bis zu 28 Jahre lang beobachtet und dokumentiert wurden, hat Folgendes herausgefunden: Mit jedem Stück nicht verarbeiteten roten Fleisches, das man pro Tag isst (z. B. Steak in der Größe eines Kartenspiels), steigt das Sterberisiko um 13 Prozent. Bei verarbeitetem Fleisch (z. B. einem Hotdog oder zwei Streifen gebratenem Speck) erhöht sich das Sterberisiko sogar um 20 Prozent. So hoch ist auch das Mehr-Risiko für Herz-Kreislauf-Erkrankungen.[121] Nicht ganz so drastisch ist das Ergebnis einer Studie der Universität Zürich: Die Forscher gehen davon aus, dass 3,3 Prozent der Todesfälle in der Studiengruppe hätten verhindert werden können, wenn die Teilnehmer täglich nicht mehr als 20 Gramm verarbeitetes Fleisch gegessen hätten. »Mit dem Rauchen aufhören ist wichtiger, als auf Fleisch zu verzichten«, sagt Studienleiterin Sabine Rohrmann. »Doch ich würde den Menschen raten, ihren Fleischkonsum einzuschränken.«[122]

Pharmaindustrie und ambitionierte Herzchirurgen hören das jetzt sicher nicht gern, aber ein sehr wirksames Mittel gegen Herzprobleme sind: Messer und Gabel. Denn eine gesunde Ernährung ist die beste Prävention vor den meisten Zivilisationskrankheiten. Dass zu einer gesunden Ernährung nicht täglicher Fleischkonsum gehört, ist seit vielen Jahrzehnten bekannt, aber noch nicht zu allen durchgedrungen. Der Streit zwischen Verfechtern des kulinarischen Status quo und Befürwortern von gesunder Ernährung zur Krankheitsprävention ist »so heftig wie zuvor«, schätzt Veggie-Pionier T. Colin Campbell. Der 1934 geborene Forscher erinnert sich daran, dass noch in den 1950er-Jahren Kollegen ungläubig den Kopf schüttelten und steif und fest behaupteten, dass Ernährung »niemals einen Einfluss auf Herzkrankheiten« haben könne[123]. Mittlerweile haben Studien auch die letzten Zweifler vom Gegenteil überzeugt. Dennoch scheint es sehr langwierig zu sein, aus altbekannten (Ernährungs-)Mustern auszubrechen. Auch in Deutschland sind die Schritte, die gemacht werden, eher klein. Die Deutsche Gesellschaft für Ernährung hat zum Beispiel jahrelang an ihrem Konzept »5 am Tag« festgehalten: fünf Portionen Obst und Gemüse täglich schützen vor Herzerkrankungen. Aber jetzt rütteln britische Forscher am »5 am Tag«-Dogma.[124] Ihre Studienergebnisse zeigen: Je mehr frisches (!) Obst und Gemüse, desto besser. Der Trend könnte in Richtung »10 am Tag« gehen. Wer so viel Obst und Gemüse isst und dabei nicht zunehmen will, muss etwas anderes weglassen. Neben dem Fleisch am besten gleich noch die Zigaretten.

25.

Weil mehr Vitamine im Essen sind

Die gute Nachricht vorneweg: Vegetarier sind generell besser mit Vitaminen versorgt als Mischköstler. Bei Vitaminen handelt es sich um organische Verbindungen, die im Stoffwechsel von Mensch und Tier nicht oder nur in unzureichendem Maß synthetisiert werden können. Deshalb müssen sie mit der Nahrung zugeführt werden (Ausnahme ist Vitamin D, das über die Sonne hergestellt werden kann). Es gibt die fettlöslichen Vitamine – das sind A, D, E und K. Und es gibt die wasserlöslichen Vitamine – das sind B_1, B_2, B_6, Niacin, Pantothensäure, Biotin, Folat, B_{12} und C. Erstere können im Körper in relativ großem Umfang gespeichert werden (mit Ausnahme von Vitamin K), sodass eine überhöhte Zufuhr zu Hypervitaminosen (Überdosierungserscheinungen) und sogar zu Vergiftungen führen kann. Bei den wasserlöslichen Vitaminen hingegen gibt es, mit Ausnahme von Vitamin B_{12}, keine nennenswerte Speicherung, überschüssige Mengen werden über die Niere ausgeschieden. Die geschätzten Reservekapazitäten reichen von wenigen Tagen (z. B. B_1) bis zu mehreren Jahren (z. B. Vitamin B_{12}). Jedes einzelne Vitamin hat eine wichtige Funktion im Körper. Über Vitamin D und Vitamin B_{12} wird in Extra-Kapiteln ausführlicher gesprochen. Die Haupt-Funktionen der anderen Vitamine sind folgende:

Vitamin A ist wichtig für unser Sehen, für die Zelldifferenzierung (v. a. Schleimhäute und Haut), für das Wachstum und die Reproduktion. Enthalten in grünem und orangem Obst und Gemüse, in Eigelb und Käse.

Vitamin E ist ein Oxidationsschutz und sorgt für die Aufrechterhaltung der Membranstruktur. Enthalten in pflanzlichen Ölen, Nüssen und Ölsamen.

Vitamin K ist wichtig für die Blutgerinnung und den Knochenstoffwechsel. Kommt in grünem Blattgemüse und Kohlsorten, Sauerkraut, Butter, Quark, Olivenöl und Vollgetreide vor.

Vitamin B_1 ist für den Kohlenhydratstoffwechsel von Bedeutung. Enthalten in Sonnenblumenkernen, Sesam, Paranüssen, Sojabohnen, Vollgetreide.

Vitamin B_2 ist für den Energiestoffwechsel, den Fettsäurestoffwechsel und die Embryonalentwicklung von Bedeutung. Voll davon ist Hefe, Mandeln, Sojabohnen, Milchprodukten, Ei, Pilzen, Vollgetreide, Brokkoli.

Vitamin B_6 ist für den Proteinstoffwechsel, für die Synthese von Neurotransmittern und die Immunstimulation von Bedeutung. Enthalten in Walnüssen, Sonnenblumenkernen, Hülsenfrüchten, Vollgetreide, Bananen.

Niacin ist für den Energiestoffwechsel wichtig. Kommt in Erdnüssen, Pilzen, Vollgetreide, Hülsenfrüchten, Ölsamen, Nüssen vor.

Pantothensäure ist für den Stoffwechsel der Hauptnährstoffe, für die Synthese von Steroiden und Neurotransmittern relevant. Enthalten in fast allen Nahrungsmitteln. Besonders hohe Konzentration findet man in Hefe, Erdnüssen, Hülsenfrüchten, Vollgetreide.

Biotin ist ebenfalls wichtig für den Stoffwechsel der Hauptnährstoffe. Enthalten in Hefe, Sojabohnen, Erdnüssen, Ei, Haferflocken, Naturreis.

Folat spielt eine Rolle bei der DNA-Synthese, der Zellteilung und beim Protein-, Nukleinsäure- und Phospholipidstoffwechsel. Voll davon ist Hefe, Hülsenfrüchten, grünem Blattgemüse, Kohl- und anderen Gemüsearten, Vollgetreide.

Vitamin C fördert unsere Wundheilung, die Eisenaufnahme, die Entgiftung und das Nicht-Entstehen von Krebs. Enthalten in Sanddornbeeren und in fast allen Obst- und Gemüsearten.

Vitamin B_{12} ist ebenfalls wichtig für die DNA-Synthese und außerdem von Bedeutung für die Zellteilung. Es ist – als eines der wenigen Vitamine – tatsächlich hauptsächlich in tierischen Produkten enthalten (siehe Grund 34: »Weil Vegetarier nicht öfter als andere einen Vitamin-B_{12}-Mangel haben«). Vegetarier, die Eier essen und Milch trinken, müssen sich keine Sorgen machen, Veganer sollten evtl. von Zeit zu Zeit ihren B_{12}-Wert checken lassen und ein Vitamin-B_{12}-Präparat einnehmen.[125]

Die Funktion der Vitamine liegt also größtenteils im Bereich der Regulation und Steuerung des Stoffwechsels. Beim Gehalt an Vitaminen darf man nicht unbedingt von den in Tabellen enthaltenen

Vitaminangaben für einzelne Lebensmittel ausgehen – denn viele Vitamine gehen durch Hitze, Licht, Säure und Sauerstoff verloren. Kein Wunder, dass der Vegetarier sich um seine Vitamin-Versorgung keinerlei Gedanken machen muss. Denn auf seinem Teller nimmt nicht das Schnitzel den größten Teil ein, sondern der Salat, das Gemüse, die Hülsenfrüchte oder das Vollgetreide. Allesamt Vitaminbomben. Besonders wenn man die neusten Empfehlungen beherzigen will: Laut einer aktuellen Studie aus England, die von einem Team um Oyinlola Oyebode vom University College London im *Journal of Epidemiology and Community Health* veröffentlicht wurde, erhöht sich die Empfehlung für Obst und Gemüse von täglich fünf Portionen (das rät die Deutsche Gesellschaft für Ernährung) auf sieben bis zehn Portionen. So könne das Risiko für Krebs und Herzerkrankungen noch weiter gesenkt werden.[126] Für den Veggie-Speiseplan dürfte das keine große Herausforderung sein.

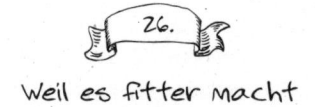

26.

Weil es fitter macht

Als Patrik Baboumian 2011 den Titel »Stärkster Mann Deutschlands« holte, war er bereits seit fünf Jahren Vegetarier. »In einer Szene, in der sich alles um die richtigen Proteine dreht, war das eine kleine Sensation«, sagt er selbst.[127] Inzwischen ist Baboumian sogar Veganer, d. h. er verzichtet vollständig auf tierische Produkte. Dass man ohne tierisches Eiweiß keine Muskelmasse aufbauen kann, wird durch ihn also eindringlich widerlegt. Einweiße spielen in seiner Ernährung dennoch eine wichtige Rolle – aber die pflanzlichen. »Das meiste Eiweiß verzehre ich in Form von Hülsenfrüchten, also Soja, Kichererbsen, Linsen und Bohnen.« Entsetzt hat den Leistungssportler das Scheitern seines Versuchs, bei den einschlägigen Printmedien für Sportler seine Erfahrung mit dem Thema anzubringen.

»Ich wollte keine Kampagne führen, sondern habe nur vorgeschlagen, dass man doch mal über eine andere Ernährung berichten könnte, denn offensichtlich führt ja auch die zum Erfolg. Ich bekam nur Absagen. Das hatte ich fast schon erwartet. Was mich aber schockiert hat, war die Begründung: ›Wir propagieren seit Jahrzehnten eine auf Fleisch und Fisch basierende Ernährung. Deshalb können wir das Thema nicht aufgreifen.‹ Mit anderen Worten: Es kann nicht sein, was nicht sein darf. Mittlerweile ist mir auch klar, warum das so ist. Die wichtigsten Anzeigenkunden dieser Fachmedien sind die Hersteller von Nahrungsergänzungsmitteln.«[128]

Auch Attila Hildmann, der durch Sport und vegane Ernährung die Speckröllchen ab- und sich einen ansehnlichen Sixpack angelegt hat, ist überzeugt: »Fleisch und Tierfette machen nicht nur satt, sondern auch träge. Der Muskelaufbau ist fleischfrei nicht nur möglich, sondern kann sogar positiv unterstützt werden.«[129] Inzwischen gibt es sogar eine Vereinigung namens »Vegan Strength Germany«, ein Zusammenschluss von veganen Kraftsportlern aus ganz Deutschland.

Doch nicht nur der Muskelaufbau gelingt mit vegetarischer oder veganer Ernährung, auch Ausdauersport ist besser möglich als mit einer fleischhaltigen Ernährung, die den Körper mit den im Fleisch enthaltenen Schad- und Giftstoffen belastet. Zahlreiche Läufer – auch Profisportler wie der Ironman-Sieger von 1997, Thomas Hellriegel – haben inzwischen die Vorteile einer vegetarischen oder veganen Ernährung auf ihr Leistungsvermögen erkannt. Sie spüren, dass der Körper durch die geringere Belastung schneller regeneriert und daher leistungsfähiger wird. Der vegane Marathonläufer Mark Hofmann gründete 2011 die gemeinnützige Aktion »Laufen gegen Leiden«. Seine umfangreichen Trainings und seine Teilnahme an Laufveranstaltungen widmet er Tierrechtsorganisationen und sammelt Spenden. Inzwischen veranstaltet er vegane Laufmarathons und bietet auf seiner Internetseite jedem, der Fragen zum veganen Laufen hat, wertvolle Tipps und Hilfestellungen an.[130]

Ernährungstipps für vegetarische Sportler füllen ganze Bücher, deswegen hier nur knapp die wichtigsten Basics: Natürlich ist eine achtsame Zusammensetzung der Lebensmittel nötig. Wichtig ist vor allem eine ausreichende Kohlenhydrat-Zufuhr – am besten sind hier die komplexen Kohlenhydrate wie beispielsweise Gemüse, Obst, Naturreis, Vollkornprodukte und Kartoffeln. Eiweiß bekommt der Sportler durch Linsen, Kichererbsen, Soja und Bohnen. Ansonsten sind bei einer vollwertigen vegetarischen Ernährung sämtliche Spurenelemente, Mineralstoffe und Vitamine mehr als ausreichend vorhanden. Auch Naturvölker wie die fast ausschließlich pflanzlich lebenden Tarahumara-Indianer in Nordwest-Mexiko beweisen, dass eine vegetarische Ernährung zu einer herausragenden Leistungsfähigkeit führen kann: Sie können Fußmärsche von 150 bis 300 Kilometern ohne Pause zurücklegen. Und das praktisch ohne Fleisch und ohne Milchprodukte. Nicht zuletzt die Tiere selbst zeigen uns, dass kein Fleisch stark macht: Die größten und stärksten Landtiere, z. B. Elefanten, Ochsen, Wasserbüffel, Nashörner, Flusspferde und Giraffen, sind friedvolle Pflanzenfresser. Auch der größte lebende bekannte Fisch, der Walhai, lebt rein pflanzlich.

27.

Weil die Verdauung besser funktioniert

Statt »Du bist, was du isst« müsste es eigentlich eher heißen »Du bist, was du nicht verdaust«. Und hier steht Fleisch an oberster Stelle. Es verweilt ganze 72 Stunden in unserem Körper – das sind drei Tage! Unser Körper hat eine Innentemperatur von 37 Grad – das ist also in etwa so, als ließe man ein Steak drei Tage in der prallen Sonne liegen. Es wird zu verrotten und zu verwesen beginnen. Dasselbe geschieht im Inneren eines Menschen, nachdem er Fleisch zu sich genommen hat. Igitt!

Anders als fleischfressende Säugetiere – die einen kurzen Darmtrakt besitzen (zwei- bis maximal dreimal die Körperlänge) – ist der Darmtrakt des Menschen eben genau NICHT für das Essen von Fleisch angelegt. Da er viel länger ist (bis zu acht Meter), kann das rasch faulende, toxische Fleisch den Körper nur sehr langsam wieder verlassen. Pflanzliche Nahrung hingegen zersetzt sich wesentlich langsamer als Fleisch, weswegen der lange Darmtrakt hier sinnvoll ist.

Wie läuft eigentlich so ein Verdauungsvorgang im menschlichen Körper genau ab? Wir nehmen die Nahrung über den Mund auf. Dann wandert sie durch die Speiseröhre nach unten in den Magen, wo die Brocken zu einem Brei verarbeitet werden. Dieser Brei bleibt zwischen einer und sechs Stunden im Magen – je nachdem, wie fett die Speise war. Fettes wie Fleisch kann der Magen viel schwerer verarbeiten als etwa Gemüse, es liegt uns »schwer« im Magen – erster Punkt zuungunsten des Fleischessens.

Nach kürzerer (Gemüse) oder längerer (Fleisch) Zeit geht die Reise dann weiter in den Darm, unser größtes Organ. Erst mal ist der Dünndarm dran, der aus dem im Magen zerkleinerten Brei die nötige Energie gewinnt und den Blutkreislauf mit den erforderlichen Nährstoffen versorgt. Er arbeitet mit der Bauchspeicheldrüse und der Leber im Team. Die Bauchspeicheldrüse (Pankreas) besprüht den Speisebrei mit Enzymen und alkalischen Säften, von denen täglich zwei Liter produziert werden. Von der Leber (die erst mal alles aufnimmt, was wir essen, und entgiftet, synthetisiert, speichert und neu zusammenbaut) wird Galle in den Dünndarm geschickt. Auch sie hat bei Fleisch wesentlich mehr zu tun, denn sie muss helfen und den Verdauungsvorgang unterstützen – zweiter Punkt zuungunsten des Fleisches.

Die Darmwände nehmen etwa 90 Prozent dessen, was verdaulich ist, auf. Übrig bleibt eine unverdauliche, noch immer halbflüssige Angelegenheit aus Zellulose, Wasser und jeder Menge Bakterien, die sich zwischenzeitlich auch noch gewaltig vermehrt haben. Dieser unverdauliche Rest wird dann im Dickdarm zersetzt. In einer Landschaft aus schlauchähnlichen Gebilden verbleibt der Rest noch weitere zwölf Stunden, um auch noch die allerletzten verwertbaren Nährstoffe herauszuholen. Wasser wird entzogen und die Konsistenz des Breis wird fester. Noch mal wird Schleim zugesetzt, damit ein weicher Abtransport garantiert ist. In langsamen Wellenbewegungen wird der Darminhalt ständig bewegt und eingedickt. Fertig ist die Wurst, die jetzt nur noch raus muss und bei Fleischessern wesentlich mehr stinkt als bei Vegetariern (siehe Grund 69: »Weil Vegetarier besser riechen«) – dritter Punkt gegen das Fleisch.

Alles in allem haben es die Verdauungsorgane mit Fleisch also wesentlich schwerer als mit der meist ballaststoffreichen vegetarischen Kost. Dazu gibt's noch den Ekel-Faktor: Nach der Tötung eines Tieres beginnt sogleich der Prozess der Verwesung seines Fleisches, was die Bildung von Toxinen (z. B. Leichengift) nach sich zieht. Die Fleischproduzenten unterdrücken das – so weit möglich – durch Hitze, Räuchern, Einfrieren und den Einsatz von Nitritpökelsalz, Antibiotika und anderen Chemikalien. Die Toxine vermehren sich rasend schnell. So kann etwa das Fleisch von Fisch nur wenige Minuten nach dessen Tötung bereits über 80 Millionen Fäulnisbakterien pro Gramm enthalten. Wenn man nun bedenkt, dass das Fleisch, bis es verkauft und gegessen wird, mindestens zwei bis fünf Tage alt ist, kann einem ganz anders werden.[131] Auch all der chemische Müll, den die Tiere gefressen haben bzw. fressen mussten, belastet den Magen-Darm-Trakt des Fleischessers natürlich zusätzlich. Dieser Müll wandert auch durch unsere Verdauungsorgane und bleibt, teilweise für sehr lange Zeit, im Darm hängen – vierter Minuspunkt.

Ob Vegetarier ein geringeres Darmkrebsrisiko haben, ist ein Thema, über das immer wieder Studien durchgeführt werden, deren Ausgang jedoch häufig recht unterschiedlich ist. Einige von ihnen kommen zu dem Ergebnis, dass das Risiko, an Darmkrebs (immerhin die zweithäufigste Krebsart bei Frauen und die dritthäufigste bei Männern weltweit) zu erkranken, bei Vegetariern signifikant geringer ist als bei Fleischessern[132], andere sehen keinen gravierenden Unterschied[133]. Man darf sich als Vegetarier also am besten auf das stützen, was man sicher weiß: Der Mensch hat eindeutig den langen Darm eines Pflanzenfressers, der für die Verdauung von schnell faulendem Fleisch mindestens ebenso ungeeignet ist, wie der kurze Darm des Tigers für die Verdauung eines Getreidemüslis. Der Darmtrakt des Menschen ist aufgrund seiner Länge für die langsamen Zersetzungsprozesse pflanzlicher Nahrung vorgesehen. Das faulende Fleisch löst im langen Darmtrakt des Menschen nicht unbedingt Gutes aus. Und: In Indien, wo bekanntlich wenig Fleisch gegessen wird, herrscht eine sehr geringe Darmkrebsrate, eine hohe hingegen in Gegenden, wo viel Rindfleisch gegessen wird: Europa, Nordamerika, Argentinien und Russland. Da brauchen wir doch eigentlich gar keine Studien mehr.

28.
Weil vegetarische Ernährung ein gesundes Säure-Basen-Verhältnis fördert

Naturheilkundler sind sich sicher: Für ein reibungsloses Funktionieren des Körpers ist ein gesundes Säure-Basen-Verhältnis wichtig. Wer sich vegetarisch oder vegan ernährt, fördert ein gutes Säure-Basen-Verhältnis im Körper. Gerät das Verhältnis dauerhaft aus dem Gleichgewicht, fühlt man sich nicht nur ständig müde, sondern kann sogar ernsthaft erkranken. So werden die zu vielen Säuren und Schlacken, die der Körper gar nicht alle hinausschaffen kann, zwischengelagert: Im Bindegewebe entstehen Falten oder Cellulite. In den Gelenken belasten Arthritis oder Arthrose die Gesundheit. In den Nieren, der Galle oder der Blase können Nieren-, Gallen- oder Blasensteine die Folge sein. Der Organismus lagert gewisse Schlacken sogar in den Blutgefäßen, wo sie zu Verengungen, dann zu Bluthochdruck und schließlich zu Herzinfarkt und Schlaganfall führen können. Leider spürt man eine Übersäuerung anfangs nicht. Denn der menschliche Organismus versucht – oft über viele Jahrzehnte hinweg –, sie zu kompensieren. So wird sie, obwohl sie häufig der Anfang und die Ursache eines langen Leidenswegs ist, häufig nicht erkannt. Von Ärzten werden dann die Symptome einer Krankheit, nicht aber deren Ursache behandelt. Das Fatale: Medikamente machen die bestehende Übersäuerung oft noch schlimmer.

Doch was genau hat es mit einer Übersäuerung eigentlich auf sich? Zunächst einmal bedeutet es, dass der Säure-Basen-Haushalt gestört ist. Das heißt, jene Körperbereiche, die im gesunden Zustand basisch sein sollten, werden von überschüssigen Säuren bedroht, und jene Körperbereiche, die im gesunden Zustand sauer sein sollten, neigen plötzlich zu einem krankhaft erhöhten pH-Wert. Die Mess-Skala des pH-Wertes im Körper reicht von 1 bis 14, wobei alle Werte unter 7 sauer und alle Werte über 7 basisch sind, 7 gilt als neutral. Beim gesunden Menschen sollte der pH-Wert im Blut, im Bindegewebe, in der Galle und im Dünndarm immer basisch sein. Im Dickdarm hingegen sollte beim gesunden Menschen ein leicht saurer pH-Wert herrschen, ebenso wie im Magen. Um diesen fein ausgeklügelten Säure-Basen-Haushalt in seinem Gleichgewicht zu halten, gibt es verschiedene körpereigene Regelmechanismen. Zu diesen Mechanismen gehören die Atmung, die Verdauung, der Kreislauf und die Hormonproduktion. Sie alle sind stets darum bemüht, den gesunden pH-Wert im Körper aufrechtzuerhalten. Wenn nun aufgrund äußerer Umstände – hauptsächlich durch die Ernährung – zu viele Säuren in den Körper gelangen, dann arbeiten die Regelmechanismen auf Hochtouren. Irgendwann sind sie überstrapaziert und können die eintreffende Säureflut nicht mehr bewältigen. Der Zeitpunkt erster Beschwerden ist gekommen.

Aber was sind diese Säuren oder Schlacken denn nun konkret? Unsere Nahrung liefert abgesehen von Kohlenhydraten, Eiweißen und Fetten unter anderem auch Mineralien. Manche davon sind säurebildend, andere wiederum basenbildend. Die säurebildenden Mineralien sind u. a. Schwefel, Phosphor, Chlor und Jod. Daraus entstehen beim Stoffwechsel Säuren wie z. B. Schwefel-, Salz- und Phosphorsäure. Die basenbildenden Mineralien sind u. a. Natrium, Kalium, Kalzium, Magnesium und Eisen. Um gesund zu bleiben, benötigt unser Körper ALLE diese Mineralien. Denn jeder einzelne Mineralstoff erfüllt in unserem Körper lebenswichtige Aufgaben. Es gibt also weder besonders gute noch ausgesprochen schlechte Mineralstoffe.

So baut etwa das saure Phosphor gemeinsam mit dem basischen Kalzium unsere Knochen und Zähne auf. Für gesunde Knochen brauchen wir also sowohl saure als auch basische Mineralstoffe. Jedoch brauchen wir sie in einem bestimmten Verhältnis. Unser Körper enthält mehr als doppelt so viel Kalzium wie Phosphor. Also sollte auch unsere Nahrung diese beiden Mineralstoffe in genau diesem Verhältnis enthalten. Das Gegenteil aber ist der Fall: Die heute übliche Ernährungsweise enthält viel zu viele Milch- und Fleischprodukte und Getreide und liefert dadurch deutlich mehr Phosphor als Kalzium – wobei dieses ungesunde Ungleichgewicht nicht nur bei diesen beiden Mineralstoffen vorhanden ist, sondern bei allen anderen ebenso. Infolgedessen treffen täglich viel mehr saure als basische Mineralien ein. Unser Körper aber verlangt mehr basische als saure Mineralien. Das Gleichgewicht ist verschoben. Wir sind übersäuert. Säuren selbst können im Organismus aber kaum gelagert werden, denn sie würden unsere Eingeweide verätzen. Aus diesem Grund müssen die entstehenden Säuren mit Hilfe basischer Mineralstoffe wie z. B. Kalzium oder Magnesium neutralisiert werden. Neutralisierte Säuren werden zu Salzen – auch Schlacken genannt.

Bei der heute üblichen Säureflut entstehen tagtäglich derart viele Salze, dass unsere Ausscheidungsorgane (Lunge, Nieren, Darm und Haut) mit ihrer Entsorgung vollkommen überfordert sind. Die Salze werden eingelagert und können jetzt (chronische) Krankheiten und

Altersbeschwerden verursachen. Erste Anzeichen sind Unwohlsein, Energielosigkeit und unerklärliche Müdigkeit.

Das Problem ist aber nicht einmal »nur« die Einlagerung der Schlacken im Organismus, sondern außerdem der dadurch stattfindende Verschleiß an basischen Mineralstoffen, was langfristig zu einem chronischen Mineralstoffmangel führt. Da die übliche Zivilisationskost aus bevorzugt Weißmehl, Zucker und verarbeiteten Milch- und Fleischprodukten von Haus aus sehr wenig Mineralstoffe enthält und gleichzeitig aufgrund ihres gravierenden Säurepotenzials eine enorme Mineralstoffmenge zur Neutralisierung der Säuren verlangt, müssen dazu die körpereigenen basischen Mineralstoffvorräte angegriffen werden.

Das bedeutet, basische Mineralien wie Kalzium und Magnesium werden aus den Knochen, den Knorpeln, den Zähnen, dem Bindegewebe, dem Haarboden, den Sehnen und anderen mineralstoffreichen Geweben gezogen, um die gefährlichen Säuren zu neutralisieren. Da mit der üblichen mineralstoffarmen Ernährung niemals so viele Mineralstoffe eintreffen, um diese Vorräte jemals wieder aufzufüllen, entwickelt sich ein chronischer Mineralstoffmangel, der wiederum die unterschiedlichsten gesundheitlichen Folgen haben kann.

Welches sind nun basische und welches saure Lebensmittel? »Sauer« bedeutet in diesem Zusammenhang keineswegs, dass ein Lebensmittel sauer schmecken muss – eine Zitrone z. B. gilt als basenbildendes Lebensmittel. Heilpraktiker sehen ein Verhältnis von 80 Prozent basischer Lebensmittel und 20 Prozent säurehaltiger Lebensmittel als optimal für den Körper an.

Basische Lebensmittel sind etwa:
- Obst wie Äpfel, Aprikosen, Birnen, Heidelbeeren, Kirschen oder Pfirsiche
- Gemüse wie Blumenkohl, Brokkoli, Gurken, Karotten, Kartoffeln, Kürbis, Lauch, Mangold, Rote Beete oder Zucchini

- Kräuter und Salat wie Basilikum, Chinakohl, Dill, Ingwer, Koriander, Kopfsalat, Rucola, Petersilie
- Sprossen und Keime wie Linsensprossen, Kresse, Leinsamensprossen, Brokkolisprossen, Weizenkeimlinge
- Nüsse und Samen wie Mandeln, Mandelmus, Maroni

Übersäuerung entsteht v. a. durch folgende Lebensmittel:
- Tierische Eiweiße wie Fleisch, Wurst, Fisch und Eier, Milch und die meisten Milchprodukte
- Sojaprodukte, Teig- und Backwaren, Süßspeisen
- Kohlensäurehaltiges Mineralwasser, Cola und andere Softdrinks
- Kaffee, Alkohol, Nikotin
- Synthetische Lebensmittelzusatzstoffe wie Konservierungsstoffe, Farbstoffe, Geschmacksverstärker (Glutamat), Süßstoffe

Wichtig ist jedoch zu wissen, dass säurebildende Lebensmittel nicht in jedem Falle automatisch schlecht und ungesund sind – schließlich werden sie ja auch zu 20 Prozent gebraucht. Es gibt also Lebensmittel, die zwar durchaus säurebildend wirken können, aber gleichzeitig sehr gesund sind – etwa Nüsse oder Hülsenfrüchte. Auch die sogenannten sauer wirkenden Mineralstoffe sind essenziell und wichtig, aber sie dürfen eben nicht im Überschuss zugeführt werden. Zu den guten Säurebildnern gehören etwa: Nüsse, Ölsaaten, Hülsenfrüchte, Hirse, Bio-Getreide und Bio-Tofu.

Übrigens: Wer sich für seinen Säure-Basen-Wert interessiert, kann ihn ganz einfach mit einem Teststreifen aus der Apotheke ermitteln. Der Urin gibt Aufschluss über den eigenen pH-Wert.

Bei einem Menschen mit ausgeglichenem Säure-Basen-Haushalt ist der Urin in der Regel morgens leicht sauer (pH-Wert 6,5 bis 6,8), zum Mittag hin wird er neutral (pH-Wert 7) und abends sollte er leicht basisch sein (pH-Wert über 7).[134]

29.

Weil Vegetarier länger leben

Das hat eine Langzeitstudie des Deutschen Krebsforschungszentrums in Heidelberg herausgefunden, die das Essverhalten und den Lebensstil von 1.900 Menschen zwei Jahrzehnte lang beobachtet und analysiert hat. Ergebnis: Wenn aus einer durchschnittlichen Bevölkerungsgruppe in einem bestimmten Zeitraum 100 Menschen starben, so waren es bei Vegetariern nur 59. Die restlichen 41 lebten länger, als statistisch zu erwarten gewesen wäre.[135] Die Leiterin der Studie Jenny Chang-Claude erklärt das Ergebnis wie folgt: »Vegetarier haben durch eine bewusste Lebensweise meistens eine ausgewogene Ernährung und eine bessere Zufuhr von Vitaminen, Mineralstoffen und Ballaststoffen.« Auch rauchen sie seltener, bewegen sich mehr, haben kaum Übergewicht und gute Blutwerte.[136]

Die Gesundheit ist auch für den Ernährungswissenschaftler Markus Keller entscheidender als die Sterblichkeit. Die Frage, ob Vegetarier gesünder sind, »kann man eindeutig mit Ja beantworten, denn pflanzliche Lebensmittel liefern gesundheitlich vorteilhafte Substanzen«, sagt Keller.[137] Auch die Gefahr, an Mangelerscheinungen zu leiden, besteht bei einer ausgewogenen vegetarischen Ernährung nicht, betont die Deutsche Gesellschaft für Ernährung (DGE).[138] Allerdings: »Man muss neu kochen lernen«, sagt Ernährungswissenschaftler Claus Leitzmann. Denn einfach das Fleisch wegzulassen, sei nicht gesund. »Der Knackpunkt« sei die Versorgung mit Vitamin B_{12}, das wichtig für den Stoffwechsel, das Wachstum und die Zellteilung ist. Für Ovo-Lacto-Vegetarier sei die Versorgung »überhaupt kein Problem«, da es in ausreichenden Mengen in Milch, Milchprodukten und Eiern vorhanden ist. Bei Veganern sei das »etwas schwieriger«, aber fermentierte Produkte wie Sauerkraut und bestimmte Algen garantieren eine ausreichende Versorgung. Auch mit Jod und Eisen können sich Vegetarier ausreichend versorgen.

Da Eisen aus pflanzlichen Lebensmitteln schlechter verfügbar ist, empfiehlt Claus Leitzmann ein Glas Orangensaft zum Essen – denn das Vitamin C sorgt für eine bessere Eisenaufnahme.[139]

»Unsere Essgewohnheiten sind so stark auf Fleisch ausgerichtet, dass hier eine Umstellung nötig ist«, sagt die Ernährungswissenschaftlerin Angelika Michel-Drees von der Arbeitsgemeinschaft der Verbraucherverbände in Berlin. Denn Wurst enthalte viele schlechte Fette, die das Risiko, an Herz-Kreislauf-Erkrankungen und Krebs zu erkranken, erhöhen. Für Sven-David Müller vom Deutschen Institut für Ernährungsmedizin und Diätetik in Aachen ist der Mensch vom »Alles-Esser« zum »Fleischesser« geworden. Der tägliche Fleischkonsum von 255 Gramm führe zu Krankheiten wie Gicht, Arterienverkalkung und hohen Cholesterinwerten. Um der eigenen Gesundheit etwas Gutes zu tun, sei es ein guter Anfang, nur noch zwei bis drei Mal wöchentlich Fleisch oder Wurst zu essen, empfiehlt die Ernährungsexpertin Michel-Drees.[140] Diesem Tipp sind schon mehr als acht Millionen Deutsche gefolgt und »Flexitarier« geworden. Das heißt, sie essen »nur ganz selten oder nur bestimmte Qualitäten von Fleisch«.[141]

Apropos Flexibilität: Eine aktuelle Studie zeigt, dass Pesco-Vegetarier am längsten leben. Untersucht wurden 73.000 Adventisten, eine Glaubensgemeinschaft, die den Konsum von Fleisch aus religiösen Gründen ablehnt. Die mehrheitlich vegetarisch lebenden Adventisten im südkalifornischen Loma Linda haben die höchste Lebenserwartung der Welt. Frauen leben sechs, Männer 9,5 Jahre länger als die durchschnittliche Bevölkerung.[142] Aber jenseits dieser Studien wartet das wahre Leben mit dem besten Beweis für die These auf, dass Vegetarier länger leben. Ein Durchschnittsamerikaner wird 79 Jahre alt.[143] Die US-Schriftstellerin und Dada-Künstlerin Beatrice Wood wurde 105 Jahre. Sie hat ihr Leben lang kein Fleisch gegessen.[144]

3

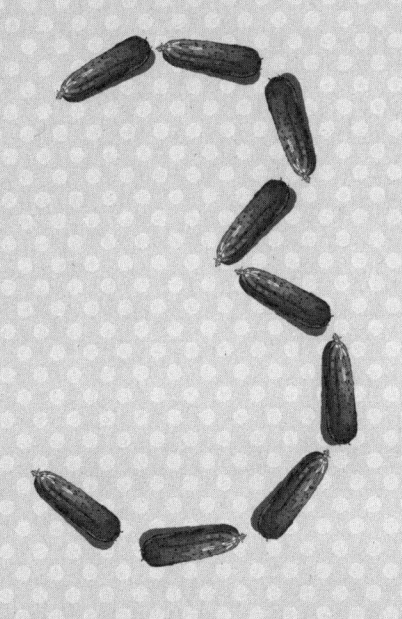

BYE, BYE, VORURTEILE!

30.

Weil Vegetarier früh lernen, gut mit Vorurteilen zurechtzukommen

Vegetarier sind Kummer gewohnt. »Körnerfresser«, »Öko-Hippies«, »Spaßbremsen« – um mal ein paar der netteren Beleidigungen zu nennen. Die Zahl der Vegetarier nimmt zwar kontinuierlich zu (siehe Grund 1: »Weil Vegetarismus ein Trend ist«), aber Vegetarier sind noch immer eine Minderheit, also nach wie vor eine gute Zielgruppe für dumme Sprüche. Denn die Wahrscheinlichkeit, dass ein Sprücheklopfer fleischliebende Befürworter findet, ist sehr, sehr groß. Solange ein Spruch wie »Ach, du bist Vegetarier – dann isst du also meinem Essen das Essen weg?« für Lacher sorgt, gibt's noch einiges zu tun an der Aufklärungsfront. Aber Vegetarier sind sehr tolerant und friedliebend und vor allem sehr geduldig. Vielleicht liegt das daran, weil sie über die Jahre gelernt haben, mit Vorurteilen umzugehen. Vielleicht kommt die Entspanntheit und Zuversicht aber auch von dem Yoga, das viele Vegetarier praktizieren.[145] Der weise Yoga-Lehrer K. Pattabhi Jois sagte einst: »Praktiziere es, der Rest kommt von selbst.« Vielleicht ist es mit dem Essen ja wie mit dem Yoga – es braucht einfach seine Zeit, bis (allen) die Erleuchtung kommt.

Die Erfahrung, dass es nicht immer leicht ist, anders zu sein beziehungsweise anders zu essen, machte auch Claus Leitzmann, Professor für Ernährungswissenschaften an der Universität Gießen und seit 35 Jahren Ovo-Lacto-Vegetarier. Als er und seine Familie Ende der 1970er-Jahre anfingen, mit dem Fleischessen aufzuhören, wurden sie »sehr schief angeschaut und man musste sich auch einiges anhören«, erinnert sich Leitzmann, Autor des Standardwerks zum Vegetarismus in Deutschland. Überrascht hat ihn diese Reaktion allerdings nicht. »Man ist einfach Außenseiter in der Gesellschaft«, erklärt der Wissenschaftler. Mit einem anderen Essverhalten störe man halt den üblichen Ablauf der anderen Menschen, man verunsichere sie. Aber der Mensch brauche nun mal Sicherheit. »Indem man sagt ›Der spinnt‹«, stelle man diese Sicherheit subjektiv wieder her, erklärt Leitzmann.[146] Da muss man als Veggie wohl einfach drüberstehen.

Seit es Menschen gibt, die freiwillig auf die Möglichkeit verzichten, Fleisch zu essen, gibt es Menschen, die Vorurteile gegenüber dieser Ernährungsweise haben. Im Jahr 1860 wurde der Begriff »Vegetarier« – damals noch »Vegetarianer« – zum ersten Mal im Lexikon aufgeführt. Und die Vegetarier kamen darin nicht gut weg. In dem 14-zeiligen Eintrag in *Meyers Neuem Konversations-Lexikon* hieß es unter anderem: »Vegetarianer, eine Sekte aus England welche in der Praxis wie in der Lehre den Genuß thierischer Nahrung verwirft.« Später ist die Rede von den »merkwürdigen Lehren und Deutungen der anfangs kleinen, aber schon 1812 auf gegen 100 Mitglieder angewachsenen Sekte«.[147]

In den 1940er-Jahren war die Menschheit davon überzeugt, dass Vegetarier tyrannisch und sadistisch veranlagt seien. Sogar das Stottern wurde auf fleischlose Kost zurückgeführt. Als Ergebnis einer Studie in Arizona im Jahr 1986 kam heraus, dass Vegetarier in der Bevölkerung als hypochondrisch, dem Drogenkonsum zugeneigt und um ihr Gewicht besorgt gelten.[148] Bis heute bekommen Vegetarier von ihrer Umwelt manchmal das Gefühl vermittelt, sie seien arme Irre, die das Leben nicht genießen und vor lauter Askese total viel verpassen.

Das Lieblingsargument der Fleischesser ist, dass Vegetarismus zu Mangelerscheinungen führt. Man bekomme nicht genug Eisen, nicht genug Eiweiß, nicht genug Vitamine und nicht ausreichend Omega-3-Fettsäuren. All diese Stoffe werden von Nicht-Vegetariern nämlich ausschließlich in tierischen Produkten vermutet. Das ist aber nicht so (siehe Gründe 32–35). Auch das Argument, dass Vegetarier »nicht ganz normal« seien, weil der Mensch schon immer Fleisch gegessen habe, ist vollkommen haltlos. Sowohl inhaltlich (siehe Grund 82: »Weil der Mensch kein Fleisch essen muss«) als auch argumentativ. Denn nur, weil man etwas schon immer gemacht hat, ist es ja noch lange nicht gut (Stichwort: Rauchen, Fluchen, Pickel ausdrücken). »Wenn ich das Fleisch nicht esse, dann isst es jemand anders oder es wird weggeschmissen«, hört man oft. Mit der Zeit werden Veggies zu Meistern im Kontern von fragwürdigem Marktwirtschaftshalbwissen und Stammtischparolen. Interessant bleibt allerdings die Frage, warum sich Fleischesser so selten dafür rechtfertigen müssen, dass für ihre Mahlzeit ein Lebewesen sterben musste und der Planet ruiniert wird – nur, weil es schmeckt. Verrückte Welt!

31.
Weil Fleisch essen nicht in der Natur des Menschen liegt

Es sind meist die immer gleichen Argumente, mit denen der Fleischesser den Vegetarier von der Richtigkeit und »Natürlichkeit« des Fleischkonsums überzeugen will. Doch allesamt sind sie haltlos und leicht auszuhebeln – und de facto ist es tatsächlich so, dass es kein einziges nicht zu entkräftendes Argument für den Fleischkonsum gibt. Für Vegetarier, die trotzdem immer wieder in Verlegenheit kommen, wenn Fleischesser sie zu belehren versuchen, unser Service für Sie: die Gegenargumente für einige der häufigsten Vorbehalte.

»Menschen haben schon immer Tiere gegessen, das ist ganz natürlich«, sagen Befürworter einer fleischreichen Ernährung gern und weisen auf gesunde Jägerkulturen hin, wie die Kalahari Buschmenschen oder die Shipibo-Indianer. Doch Fakt ist: Wir leben heute nicht mehr mit den Rhythmen der Erde und in einer Besiedlungsdichte, die eine Versorgung mit Fleisch von wilden, gesunden Tieren möglich macht. Naturvölker waren und sind Teil eines Ökosystems und achten die Tiere, die sie jagen. Diese Tiere leben ein natürliches, würdevolles Leben und sind eben auch Nahrung für andere Tiere oder Menschen. Sie bewegen sich frei in der Natur, essen nur wilde, gesunde Nahrung und haben die Möglichkeit, ihre natürlichen sozialen Bindungen zu formen. Das hat absolut nichts mit der modernen Massentierhaltung zu tun, die angesichts der Bevölkerungsdichte in westlichen Ländern die einzige Möglichkeit für eine Versorgung mit Fleisch darstellt.

Bei unseren Vorfahren, den Jägern und Sammlern, die sich ihre Nahrung selbst suchen mussten, verhielt es sich ebenfalls völlig anders als bei uns heute: Das Fleisch stammte früher ausschließlich von frei lebendem Wild. Diese Tiere enthielten nur geringe Mengen an Fett, das außerdem nicht primär aus Depotfett stammte wie bei den heutigen gemästeten Tieren, sondern in erster Linie aus Strukturfett mit einem hohen Anteil an gesunden mehrfach ungesättigten Fettsäuren. Die Zufuhr dieser ungesättigten Fettsäuren war für die Menschen damals sehr wichtig, heute können wir sie leicht auf anderem Weg gewährleisten. Außerdem war damals zur Nahrungsbeschaffung eine hohe körperliche Aktivität notwendig (anders als heute, wo immer mehr Menschen immer dicker werden, weil sie sich im Verhältnis zu dem, was und wie viel sie zu sich nehmen, viel zu wenig bewegen), das Angebot war saisonalen Schwankungen unterworfen mit Perioden, in denen Nahrungsmangel herrschte. Also auch hier ein großer Unterschied zu heute, wo es, zumindest in der westlichen Welt, diese Knappheit niemals gibt.

Darüber hinaus ernährten sich auch unsere Vorfahren überwiegend pflanzlich – vor allem von Wildkräutern, die eine hohe Konzentration an essenziellen und gesundheitsfördernden Inhaltsstoffen lieferten. Damals wurde ein optimaler Säure-Basen-Haushalt durch eine hauptsächlich pflanzliche Kost erreicht, die nur mäßige Mengen an Getreideprodukten enthielt. Es kann also eher in die Richtung argumentiert werden, dass eine »artgerechte Ernährung«

für den Menschen aus überwiegend pflanzlicher Kost bestehen sollte, wobei generell die Nahrungsenergiezufuhr der inzwischen stark reduzierten körperlichen Aktivität angepasst sein sollte.[149]

Abgesehen von alledem: Selbst, wenn es so wäre, dass schon immer Fleisch gegessen wurde, heißt das ja noch lange nicht, dass das ein tragfähiges und gutes Argument für das Fleischessen ist. Denn z. B. wurden früher ja zeitweise auch Dinge wie Vergewaltigung von Frauen, Kindstötung, Mord oder Kannibalismus als »normal« angesehen, heute werden sie als Verbrechen geahndet. Ein derartiges Argument ist also völlig substanz- und sinnlos. Naturalisierte Verhaltensweisen – d. h. dass gesagt wird, etwas Bestimmtes sei »normal« und entspräche den Naturgesetzen (oder auch göttlichen Gesetzen, je nachdem, ob man ein wissenschaftliches oder religiöses Weltbild hat oder eine Mischform aus beiden) – werden immer von denjenigen konstruiert, die sich an die Spitze der »natürlichen Hierarchie« setzen. Der Glaube an die biologische Überlegenheit einzelner Gruppen dient seit Jahrhunderten dazu, Gewalt zu rechtfertigen: Afrikaner waren »von Natur aus« für die Sklaverei geschaffen, Juden waren »von Natur aus« böse und mussten ausgerottet werden, um sie an der Zerstörung des Deutschen Reiches zu hindern, Frauen waren »von Natur aus« zum Eigentum des Mannes bestimmt, Tiere sind »von Natur aus« dazu da, von Menschen gegessen zu werden.[150] Das kann's nicht sein, oder?!

32.

Weil Vegetarier keinen Eisenmangel haben

Diese Sorge hört der Vegetarier immer wieder. Doch auch hier handelt es sich nicht im Geringsten um ein Argument, das für das Fleischessen sprechen würde. Denn tatsächlich ist Eisenmangel eine der häufigsten Mangelerkrankungen des Menschen. Die Ursache für diesen Mangel ist allerdings entgegen weitverbreiteten Behauptungen nicht einer vegetarischen oder veganen Ernährung zuzuschreiben, sondern – wie die meisten Mangelerkrankungen – einer *einseitigen* Ernährung. Fleischesser sind also in gleich hohem Maße von Eisenmangel betroffen wie Vegetarier. Ein Mangel an Eisen entsteht, wenn der Körper zu viel Eisen verliert oder zu wenig Eisen aus der Nahrung aufnimmt – entweder, weil die heutige (denaturierte) Nahrung arm an Eisen ist oder weil der Körper das Eisen nicht mehr richtig aufnehmen kann, was verschiedenste Gründe haben kann (etwa Verdauungsprobleme oder die Einnahme von Medikamenten). Bei Frauen kann durch die heute übliche Ernährungsweise mit viel erhitztem tierischen Protein zudem der Blutverlust während der Menstruation stark erhöht werden (siehe Grund 20: »Weil es gut gegen ›Frauenbeschwerden‹ ist«), was ebenfalls einen Verlust an Eisen nach sich zieht. Zwar stimmt es, dass Fleisch viel verwertbares Eisen enthält – doch Eisen findet sich genauso in vielen pflanzlichen Lebensmitteln (von diesen Pflanzen beziehen im Übrigen auch die Schlachttiere ihr Eisen!).

Der menschliche Organismus hat die Wahl, wie viel Eisen er aus der Nahrung aufnehmen möchte. Dieser körpereigene Regulationsmechanismus wird jedoch beim Essen von Fleisch umgangen. Weil das Eisen im Tierfleisch in exakt derselben Form vorliegt wie im menschlichen Blut, gelangt es zu einem großen Teil direkt ins Blut. Das ist eine der Ursachen, warum Fleischesser unter einer erhöhten Infektionsanfälligkeit leiden. Wenn das Eisen jedoch nicht »pfannenfertig« über das Fleisch aufgenommen wird, aktiviert der menschliche Körper seinen eigenen Stoffwechsel und holt aus der pflanzlichen Nahrung mehr Eisen heraus, d.h. er erhöht seine Resorptionsrate. Durch die gleichzeitige Aufnahme von Vitamin-C-reichen Nahrungsmitteln und Getränken wird die Eisenaufnahme zusätzlich enorm begünstigt. Das alles ist eigentlich schon lange bekannt. So schrieb die Züricher *Weltwoche* bereits in ihrer Ausgabe vom 12. Februar 1987: »Aus Deutschland kommt für die Vegetarier frohe Kunde. (…) Eine fünf Jahre dauernde Studie hat Erfreuliches zu Tage gefördert. Ausgerottet ist der Aberglaube, dass, wer kein Fleisch isst, an Eisenmangel leidet. Die Studie hat bewiesen, dass Körper, die weniger Eisen bekommen (und Fleisch liefert 30 Prozent unseres Nahrungseisens), einfach mehr Eisen aus der verabreichten Nahrung lösen. Ähnlich ist es mit dem Kalzium.« Deshalb wurden auch beim Eisen die offiziellen Angaben der erforderlichen Menge in den letzten Jahren mehrfach nach unten korrigiert.

Fazit: Vegetarier haben im Durchschnitt zwar geringere Eisenspeicher und damit etwas weniger Eisen im Blut (was viele Mediziner jedoch inzwischen sogar als gesundheitlichen Vorteil ansehen!), einen Mangel an Eisen weisen sie jedoch nicht häufiger auf als Fleischesser. Übrigens: Pflanzliche Produkte, die einen besonders hohen Eisengehalt aufweisen, sind zum Beispiel: Kürbiskerne, Sesam, Mohn, Weizenkeime, Linsen, Pistazien, Trockenpfirsiche, Sojabohnen, Sonnenblumenkerne, Kichererbsen, Erbsen und Haferflocken sowie Gemüse wie Spinat, Petersilie, Gartenkresse, Fenchel, Mangold und Feldsalat.[151] Ich kann aus eigener Erfahrung sagen, dass ein Speiseplan, der regelmäßig einige dieser Lebensmittel enthält, für einen gut gefüllten Eisenspeicher sorgen kann: Während meiner beiden Schwangerschaften musste ich, anders als viele andere Fleisch essende Schwangere, nie Eisenpräparate schlucken, denn die Eisenwerte waren konstant gut.

33.

Weil Vegetarier keinen Vitamin-D-Mangel haben

Vitamin D besitzt eine Schlüsselfunktion für unsere Gesundheit. Es ist von großer Bedeutung für den Aufbau und den Erhalt der Knochensubstanz und wird zur Regulierung des Kalzium-Spiegels im Blut gebraucht. Auch wenn die Kalziumaufnahme optimal ist, benötigt der Körper Vitamin D, um die Knochen aufzubauen und den Herzmuskel und das Nervensystem mit Kalzium zu versorgen. Außerdem wird Vitamin D für die Insulinausschüttung der Bauchspeicheldrüse benötigt und reguliert die Bildung bestimmter weißer Blutkörperchen, die eine Rolle in der Krankheitsabwehr spielen. Nach neueren Erkenntnissen beeinflusst Vitamin D auch die Entstehung verschiedener Erkrankungen. So hemmt eine gute Vitamin-D-Versorgung offenbar die Vermehrung von Tumorzellen, unter anderem bei Dickdarmkrebs, und senkt das Risiko für Herz-Kreislauf-Erkrankungen, Bluthochdruck, chronisch entzündliche Darmerkrankungen, Multiple Sklerose, Demenzerkrankungen und Diabetes Typ 2.[152]

Vitamin D ist unter allen Vitaminen das einzige, das unser Körper selbst herstellen kann – nämlich indem man ihn Sonnenlicht »aussetzt«. Daher ist es im eigentlichen Sinne kein Vitamin, sondern lässt sich aufgrund seiner Wirkfunktion auf verschiedene Körpergewebe auch als Hormon einstufen. Die Nahrung spielt bei diesem Stoff also nicht die einzige Rolle. Es gibt heute einen weit verbreiteten Vitamin-D-Mangel in der Bevölkerung, manche Schätzungen gehen sogar davon aus, dass bis zu 90 Prozent der Deutschen einen zu niedrigen Vitamin-D-Blutspiegel aufweisen, ganz unabhängig davon, ob sie Vegetarier oder Nicht-Vegetarier sind.[153]

Vitamin D kommt nur in wenigen Lebensmitteln vor, die für eine vegetarische oder vegane Ernährung geeignet sind. Daher ist die Zufuhr bei Vegetariern hier tatsächlich geringer als bei Mischköstlern. Allerdings liegen auch diese häufig unter der empfohlenen Zufuhr-Menge. Es ist daher unabhängig von der Ernährung für alle empfehlenswert, täglich mindestens eine halbe Stunde rauszugehen und vor allem in den Wintermonaten auf mit Vitamin D angereicherte Lebensmittel oder Supplements zurückzugreifen.[154] Um Babys vor Rachitis (eine Krankheit, bei der die Knochen weich und verformbar bleiben) zu schützen, wird inzwischen routinemäßig jedem Kind von Geburt an Vitamin D in Form von Tabletten oder Tropfen zugegeben.

In pflanzlichen Lebensmitteln findet sich Vitamin D_2 (Ergocalciferol) und in tierischen Lebensmittel Vitamin D_3 (Cholecalciferol). Bei Milchprodukten schwankt der Gehalt jahreszeitlich, da die Kühe während der Sommermonate, sofern sie Weideauslauf haben (was in den seltensten Fällen vorkommt – siehe Grund 107: »Weil es nur ein kleiner Sprung zum Veganer ist – die Sache mit der Milch«), deutlich mehr Vitamin D produzieren. Weitere Lieferanten sind Eier sowie verschiedene Pilze wie Steinpilze, Pfifferlinge oder Champignons. Auch Avocados und Butter enthalten Vitamin D.

Welche Vitamin-D-Zufuhr optimal ist, wird derzeit kontrovers diskutiert. Viele Wissenschaftler halten die Zufuhrempfehlung der Deutschen Gesellschaft für Ernährung von täglich 5 µg Vitamin D_3 für zu niedrig. Besonders für Risikogruppen wie Säuglinge, Schwangere, Stillende und Menschen über 65 Jahren wird teilweise eine höhere Zufuhr von mindestens 10 µg Vitamin D pro Tag, über Nahrungsergänzungsmittel beziehungsweise angereicherte Nahrungsmittel, angeregt.

Die Vitamin-D-Versorgung kann über die Messung von 25-OH-Vitamin-D_3 (Calcidiol) im Blut bestimmt werden. Der Normbereich liegt im Sommer zwischen 20 und 70 ng/ml und im Winter zwischen 7,5 und 40 ng/ml. Mittlerweile wird jedoch diskutiert, dass diese Normwerte zu niedrig angesetzt sein könnten. Viele Wissenschaftler betrachten Blutspiegel von mindestens 40 ng/ml als optimal.[155] Es kann für Vegetarier oder Veganer sinnvoll sein, ihren Vitamin-D-Spiegel im Blut einmal messen zu lassen. Dafür muss er zwar 40 bis 50 Euro berappen, aber es lohnt sich.

34.

Weil Vegetarier nicht öfter als andere einen Vitamin-B_{12}-Mangel haben

Vitamin B_{12} ist tatsächlich ein Vitamin, bei dem es häufig einen Mangel gibt – aber das gilt nicht nur für die Vegetarier. Vitamin B_{12} ist sowohl für den Stoffwechsel als auch für den Zellaufbau sehr wichtig, insbesondere für die Nervenzellen. Obwohl der Mensch pro Tag nur ein bis drei Mikrogramm (Millionstel Gramm) davon benötigt, ist ein Mangel wie gesagt nicht selten. Dabei muss man jedoch einen differenzierten Blick auf das Thema werfen: Untersuchungen haben gezeigt, dass in Indien lebende Vegetarier kaum unter Vitamin-B_{12}-Mangel leiden. Inder hingegen, die nach England umzogen, bekamen dort plötzlich einen Vitamin-B_{12}-Mangel, obwohl sie an ihrer vegetarischen Ernährung nichts veränderten. Andererseits gibt es Menschen, die ihr Leben lang nie tierische Produkte konsumiert haben und keinen B_{12}-Mangel aufweisen.

Wie lassen sich diese Widersprüche erklären? Gemäß heute weit verbreiteter Ansicht kommt Vitamin B_{12} nur in tierischen Produkten vor. Dieses Vitamin kann vom Körper eines Tieres leicht gespeichert werden, weshalb die Menschen, die Tiere essen, zusammen mit dem Fleisch auch den Vitamin-B_{12}-Vorrat übernehmen. Unerwähnt bleibt dabei jedoch meistens, dass die Säugetiere (Rinder, Schweine usw.) dieses Vitamin nicht selbst bilden, sondern dass es in ihrem Verdauungstrakt von Bakterien produziert wird. Beim Menschen dagegen geht man heute davon aus, dass sein Verdauungstrakt keine solchen Bakterien enthält. Ob dies auch auf gesunde, vegan lebende Menschen zutrifft, ist noch nicht definitiv geklärt – es wäre durchaus möglich, dass sich bei einem Menschen mit gesundem Darmklima (ohne Übersäuerung, Verklebungen, Schwermetalle, Antibiotika usw.) nach einer oder zwei Generationen eine Darmflora regeneriert, die auch B_{12}-Bakterien aufnehmen kann. Bakterien, die B_{12} produzieren, sind jedoch nicht nur im Tierdarm vorhanden, sondern auch in jedem gesunden Humusboden sowie auf allen Pflanzen, die aus einem solchen Boden wachsen. Die pro Tag benötigten ein bis drei Mikrogramm B_{12} könnte der Mensch also leicht (indirekt) über naturbelassene pflanzliche Nahrung aufnehmen. Wenn aber die Mikrokultur der Böden durch schwere Maschinen, Chemie und Überdüngung zerstört wird, werden auch diese Bakterien abgetötet, und so bekommen weder die Tiere noch die Menschen ausreichend Vitamin B_{12}. Das Ganze wird noch dadurch verstärkt, dass wir das Gemüse heute oft chemisch »totreinigen«, bevor es in den Supermarkt kommt.

Fazit: Für Ovo-Lacto-Vegetarier ist Vitamin-B_{12}-Mangel kein dramatisches Problem, da sie B_{12} mit Milchprodukten aufnehmen. Veganern wird empfohlen, bestimmte Algenarten oder »fermentierte« Nahrungsmittel zu sich zu nehmen, d. h. mit Mikroorganismen versehene Nahrung, die einem bakteriellen Prozess unterworfen wurde, sodass diese Bakterien zu Vitamin-B_{12}-Lieferanten werden. Generell hat der in den Industrienationen verbreitete B_{12}-Mangel hauptsächlich mit der Denaturierung der pflanzlichen Nahrungsmittel zu tun. Deshalb bekommt der moderne Mensch sogar über das Fleisch nicht mehr genügend B_{12} und die Nahrungsmittelindustrie muss immer mehr tierische Produkte mit B_{12} anreichern. Wir können das B_{12} jedoch auch über gesunde, möglichst ungeschälte Pflanzen aus naturbelassenem Bio-Anbau oder durch mit B_{12} angereicherte vegetarische Produkte (etwa Sojadrinks) bekommen. Als Ergänzung werden auch auf der Basis von Bakterien erzeugte B_{12}-Tabletten und -Säfte angeboten.

35.

Weil pflanzliches Eiweiß viel gesünder ist als tierisches

Ein Hauptargument vieler Fleischesser (vor allem derer, die gleichzeitig Sportler sind) besteht darin, dass das tierische Eiweiß für den Menschen dringend notwendig sei. Dass sich dieses Märchen so hartnäckig hält, ist vor allem der geschickten und einflussreichen Propaganda der Lobby der Fleisch- und Milchindustrie zuzuschreiben. Denn bereits seit vielen Jahrzehnten weiß man, dass der Mensch erstens wesentlich weniger Protein benötigt als gemeinhin angenommen. Die Deutsche Gesellschaft für Ernährung empfiehlt eine tägliche Proteinzufuhr von 0,8 Gramm pro Kilogramm Körpergewicht. Bei einer 70 Kilo schweren Person entspricht das einer Proteinzufuhr von 56 Gramm. Die offizielle Empfehlung für den täglichen Eiweißbedarf ist in den letzten Jahrzehnten von 150 Gramm auf etwa 50 Gramm für Frauen und 60 Gramm für Männer gesunken, zum Teil wird sogar von 25–30 Gramm als völlig ausreichend und empfehlenswert gesprochen.[156] Zweitens ist das pflanzliche Eiweiß als höherwertig einzustufen als das tierische.

Doch wie kann es sein, dass sich die Mär von der angeblichen Höherwertigkeit tierischen Eiweißes so hartnäckig hält? Um das zu beantworten, muss man weit zurückblicken, nämlich ins Jahr 1914. Damals haben die beiden Wissenschaftler Henry Fairfield Osborn und Gregor Mendel Fütterungsversuche mit unterschiedlichen Eiweißarten an Ratten vorgenommen. Dabei stellten sie fest, dass die Fütterung mit tierischem Protein (v. a. Ei, aber auch Fleisch und Milchprodukten) zu einem größeren Körpergewicht als bei pflanzlicher Kost führte. Wie es in der damaligen Zeit üblich war, wurde dies sehr positiv bewertet, und die Wissenschaftler stellten ihre Ergebnisse in eine Tabelle, in der sie das Ei als besten Eiweißlieferanten für den Menschen listeten. Allerdings wurde der tatsächliche Gesundheitszustand der Tiere damals nicht untersucht. Die Versuche wurden dann später vom Ernährungswissenschaftler Clive McCay an der amerikanischen Cornell University wiederholt und weitergeführt. McCay stellte fest, dass Ratten, die mit pflanzlichem Eiweiß gefüttert wurden, wesentlich gesünder waren und etwa doppelt so lange lebten wie die mit tierischem Eiweiß gefütterten Artgenossen. Bei der Fütterung mit tierischem Eiweiß waren vermehrt Fehlbildungen, Totgeburten und Verhaltensstörungen bis hin zum Kannibalismus festzustellen. Die Beobachtungen von Osborn und Mendel lassen also mitnichten auf die gesundheitliche Hochwertigkeit von tierischem Eiweiß in der Nahrung schließen – trotzdem sind sie bis heute Grundlage für alle Wertigkeitstabellen, in denen man das Ei-Eiweiß an erster Stelle vorfindet, gefolgt von anderen tierischen Eiweißarten.[157]

Der Biochemiker und Ernährungswissenschaftler T. Colin Campbell leitete über 25 Jahre die bekannte »China Studie«, deren Ergebnisse Anfang 2005 auf Deutsch veröffentlicht wurden. Es handelt sich dabei um die weltweit größte jemals durchgeführte Ernährungsstudie. Sie zeigte, dass Krankheiten wie Herz- und Kreislaufversagen, Krebs und Diabetes umso häufiger auftraten, je höher der Anteil des tierischen Eiweißes in der Nahrung war. »Wir fanden heraus, dass Menschen, die sich zu 100 Prozent rein pflanzlich ernähren, einen bleibenden gesundheitlichen Vorteil davon hatten«, so Campbell. Sein Buch *Die China-Studie* wurde zum Bestseller.[158] Mittlerweile ist bekannt, dass tierisches Eiweiß bei übermäßigem Konsum die Ursache für zahlreiche Zivilisationskrankheiten wie Bluthochdruck, Herzinfarkt, Schlaganfall, Arteriosklerose, Gicht, Polyarthritis, Rheuma, Nierenerkrankungen, Osteoporose, Allergien und Hautkrankheiten, wie etwa Neurodermitis, sein kann. Hervorragende und gesunde pflanzliche Eiweißlieferanten sind Hülsenfrüchte, Getreide, Kartoffeln, Blatt- und Wurzelgemüse, frische Früchte, Nüsse, Keimlinge und Sämereien. Geschickt kombiniert, kann das Eiweiß bestens vom Körper aufgenommen und verarbeitet werden. Typische Beispiele sind traditionelle Gerichte verschiedener Weltregionen, wie Mais mit Bohnen in Südamerika oder Falafel (Kichererbsenbällchen) mit Fladenbrot im Nahen Osten. Jedoch ist es laut Claus Leitzmann gar nicht zwingend notwendig, die Proteine aus verschiedenen pflanzlichen Lebensmitteln innerhalb einer Mahlzeit zu verzehren, um einen hohen ernährungsphysiologischen Wert zu erreichen. Es kommt lediglich auf eine ausgewogene Verteilung über den gesamten Tag hinweg an.[159]

Fazit: Um eine Einweißunterversorgung brauchen sich weder Vegetarier noch Veganer Sorgen zu machen – im Gegenteil, sie sind mit hoher Wahrscheinlichkeit näher an der empfohlenen Zufuhrmenge dran als der Fleischesser, der weit drüber liegt.

36.

Weil es nicht zu Osteoporose führt

Zunächst einmal ein paar Fakten: Osteoporose ist eine Skeletterkrankung, die sich durch eine geringe Knochendichte und den Abbau von Knochengewebe auszeichnet. Laut dem Netzwerk-Osteoporose e.V. leiden weltweit 200 Millionen Frauen an Osteoporose. In Deutschland wird die Anzahl der Osteoporose-gefährdeten Menschen auf ca. 7,8 Millionen geschätzt. Die jährlichen Kosten, die durch die Krankheit verursacht werden, beliefen sich allein in Deutschland laut Statistischem Bundesamt im Jahr 2008 auf 1,86 Milliarden Euro. Während einige an Osteoporose leidende Menschen regelmäßig Rückenschmerzen haben, an Körpergröße verlieren und Deformierungen der Wirbelsäule erleiden, wissen viele andere noch nicht einmal, dass sie die Krankheit haben, bis ein Knochenbruch auftritt.[160]

Neben nicht beeinflussbaren Faktoren wie einer genetischen Veranlagung, Geschlecht (80 Prozent aller Erkrankungen treten bei Frauen auf) oder hohem Alter gibt es eine ganze Reihe von

Dingen, die man selbst sehr gut beeinflussen kann. Neben der Tatsache, dass man sich für gesunde Knochen viel bewegen sollte – am besten draußen, denn auch ein ausreichender Vitamin-D-Status ist von großer Bedeutung –, spielt die Ernährung eine entscheidende Rolle. Hier ist für den Erhalt der Knochenmasse vor allem auf eine ausgeglichene Kalziumbilanz zu achten, bei der Aufnahme und Verlust an Kalzium im Gleichgewicht stehen. Die Kalziumzufuhr allein ist jedoch nicht entscheidend für das Osteoporoserisiko – so gibt es in Ländern mit geringer Kalziumzufuhr wenig Osteoporose, in Ländern mit hoher Kalziumzufuhr hingegen kommt die Krankheit häufig vor (man spricht hier auch vom »Kalzium-Paradoxon«).

Wichtig sind offenbar auch andere Dinge. So sollte zum Beispiel auch Protein, das von Bedeutung für das Wachstum und die Regeneration des Skeletts ist, in angemessener Menge aufgenommen werden. Sowohl eine zu niedrige als auch eine zu hohe Proteinzufuhr ist nicht gut für die Knochengesundheit. Viele Vegetarier und Veganer weisen darauf hin, dass in zahlreichen Studien bestätigt wurde, dass die Zufuhr von tierischem Protein das Osteoporoserisiko erhöht. Die gängige Erklärung ist, dass tierisches Protein reich an schwefelhaltigen Aminosäuren ist, welche zu Sulfat-Ionen abgebaut werden und so die Säurelast im Körper erhöhen. Zur Pufferung dieser Säurelast werden dann wiederum Kalzium- und HCO_3-Ionen aus dem Knochen mobilisiert und zusammen mit den Sulfat-Ionen ausgeschieden. Claus Leitzmann gibt in seinem Standardwerk *Vegetarische Ernährung* jedoch zu bedenken, dass auch viele pflanzliche Proteinträger, wie Getreide und Hülsenfrüchte, im Durchschnitt die gleiche Schwefelmenge pro Gramm Protein enthalten wie Fleisch, Fisch, Milch und Ei und somit ebenfalls zur Säurelast des Organismus beitragen.[161] Trotzdem gibt es Studien, die zeigen, dass die Aufnahme von tierischem Eiweiß die Knochenschwundrate erhöht – so etwa eine Studie der Universität von Kalifornien.[162, 163] Doch auch hier mussten die Forscher hinzufügen: »(…) wir haben bisher nichts gefunden, was diese Verbindung erklären könnte. Am

Ergebnis ändert es ohnehin nichts.« Sicher wurde allerdings festgestellt, dass sich besonders eine hohe Zufuhr von Protein bei einer gleichzeitig geringen Zufuhr an Kalzium negativ auswirkt. Daher finden sich wohl auch in Ländern wie Japan, wo das der Fall ist, besonders hohe Osteoporoseraten.

Vegetarier sind aber nicht nur durch die Aufnahme von pflanzlichem Protein im Vorteil. Denn eindeutig erwiesen ist, dass Gemüse und Obst basenbildend sind und so der durch den Proteinabbau entstandenen Säurelast entgegenwirken. Ein reichlicher Verzehr, wie er bei den meisten Vegetariern völlig selbstverständlich ist, wird mit einer höheren Knochenmineraldichte und einem geringeren Frakturrisiko assoziiert. Das wird v. a. auf den hohen Gehalt an Kalium, Magnesium, Vitamin C und Vitamin K zurückgeführt. Eine Kost, die reich an Vitamin K und Kalium ist, reduziert die Kalziumausscheidung. Magnesium und Vitamin C wirken sich positiv auf den Erhalt der Knochenmasse aus. Und während die Kalziumaufnahme von Milch – die ja häufig als DER Kalziumlieferant schlechthin gehandelt wird – bei ungefähr 30 Prozent liegt, liefern Brokkoli, Rosenkohl, Senfgemüse, Karotten, Grünkohl und einige andere grüne Blattgemüse zwischen 40 und 64 Prozent!

Weitere gute Taten für starke Knochen sind:

Wenig Alkohol trinken, denn Alkohol ist Gift für die Zellen, die Knochen bilden, und hemmt die Aufnahme von Kalzium.

Den Salzkonsum einschränken, denn das darin enthaltene Natrium spült Kalzium aus den Knochen.

Mäßiger Koffeinkonsum – und nicht rauchen.

37.

Weil man nicht auf den Geschmack von Wurst und Fleisch verzichten muss

Manche Vegetarier wollen zwar die Umwelt schützen und ein Zeichen gegen Massentierhaltung setzen – auf den Geschmack von Fleisch und Wurst wollen sie aber nicht verzichten. Müssen sie auch nicht! Es gibt so viele und zum Teil so gute Fleischalternativen, dass man manchmal beim Koch nachfragen muss, ob »es« wirklich vegetarisch ist, wenn man auswärts isst. Ein Beispiel aus einer Kantine in München:

Frau: Herr D., Entschuldigung, das ist sehr lecker, aber ist das wirklich vegetarisch? Das schmeckt irgendwie wie Hühnchen …

Küchenchef: Das soll ja auch so sein!

Frau: Aber das ist schon Tofu, oder?!

Küchenchef: Natürlich, das merkt man doch!

Frau: Wenn Sie das sagen …

Optisch, von der Konsistenz und vom Geschmack ist zwischen Fleisch und Fleischalternativen manchmal kein Unterschied zu erkennen. Da muss man seinem Küchenchef wohl einfach vertrauen – oder Selbstgekochtes eingetuppert in der Dose mitbringen. Fakt ist: Wenn es nur um den Geschmack geht, braucht man kein Fleisch. So sehen das immer mehr Menschen. Die Nachfrage nach »Fleischalternativen« steigt. Und das Angebot auch.

Fleischalternativen bekommt man im (Bio-)Supermarkt, im Online-Versandhandel oder in Veggie-Metzgereien (siehe Grund 76: »Weil es beim Veggie-Metzger nicht so blutig zugeht«). Das Angebot ist stark gewachsen, die Liste mit Bezugsquellen, die der Vegetarierbund Deutschland erstellt hat, wird immer länger.[164] »Mit der Verfügbarkeit veganer Lebensmittel steigt auch die Zahl der Menschen, die darauf zurückgreifen«, sagt Sebastian Zösch vom VEBU. »Früher musste man ganz stark überzeugt sein, heute ist das anders.«[165]

Die Auswahl an Fleischalternativen ist groß. Man muss als Vegetarier also nicht – wie manche glauben – den ganzen Tag Salat essen. Viele Fleischimitate sehen dem tierischen »Produkt« sehr ähnlich. Das vegetarische Lachsfilet eines österreichischen Veggie-Food-Spezialisten zum Beispiel sieht eins zu eins wie der Zuchtlachs aus, den es an der Fischtheke oder im Tiefkühlregal gibt. Nur dass kein toter Fisch drin ist, sondern: Polysaccharid, Sojaeiweiß, Kandiszucker, Salz, Seetang-Pulverkonzentrat und pflanzliches Würzmittel. Auch die vegetarischen Garnelen aus Algen-Extrakt, Weizen und Gewürzen sehen ziemlich echt aus. Klingt erst mal nach Chemie-Baukasten, schmeckt aber angeblich wie das Original. Angeblich? Nun ja, Geschmack ist ja immer individuell. Bei uns Autorinnen ist der Referenz-Fisch einfach schon so lange her, dass wir keine valide Quelle sind, das zu beurteilen.

Nicht-Vegetarier eignen sich auch nur bedingt als Testesser. Der Selbstversuch von Freund T. bei der Veggie-Expo[166] in München 2014 führte bedauerlicherweise zu dem subjektiven Ergebnis, dass acht von zehn Fleischimitaten nicht wie das Original schmecken. Als »ganz okay« wurde nur das vegetarische Schnitzel eines Herstellers befunden, der schon 30 Jahre Erfahrung im Geschäft hat. Als »sieht aus wie Hundefutter und schmeckt, wie ein altes Sofa riecht« wurde die vegane Ente aus gut gewürztem Gluten beschrieben. Während der Veggie-Expo wurde an einem Stand auch ein rein vegetarischer Osterbraten zubereitet. Der Braten sah so echt aus, dass am Messe-Stand extra noch mal ein Schild mit dem Hinweis hing: »ES IST KEIN FLEISCH«. Freund T. weigerte sich nach drei Stunden Testessen aber standhaft den falschen Braten aus Weizen und Linsen zu probieren. »Ich kann nicht mehr«, stöhnte er. Einige Veggies vor Ort schmatzten dagegen vor Begeisterung. Über Geschmack lässt sich eben nicht streiten.

Zum Teil nimmt die Fleischimitation aber manchmal Züge an, die tatsächlich ein bisschen übertrieben sind! Es gibt sogar halbe Hendl aus Sojaeiweiß, Zucker, Speisestärke, Salz und pflanzlichen

Würzmitteln. Die sehen aus wie ein Gummihuhn aus dem Haustier-Fachhandel für Hunde. Massentierhaltung in Legebatterien gehört verboten – Veggie-Broiler, die noch absurder aussehen als die Hühnchen-Requisite aus dem Klassiker *Brust oder Keule* von 1976 mit Louis de Funès, aber auch!

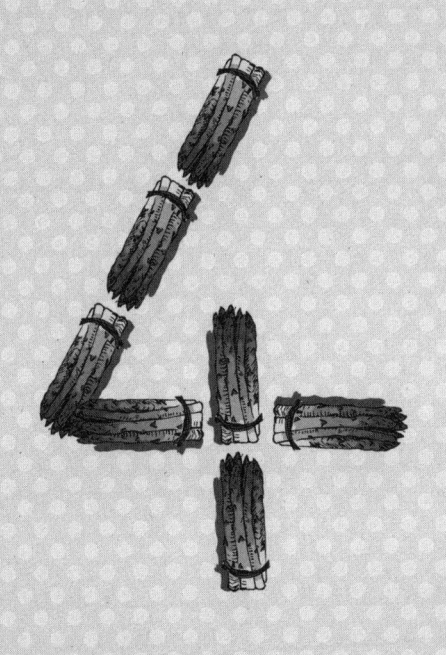

DER PROMI-FAKTOR

38.

Weil es Prominente irgendwie nahbar macht

Ja, ja, ja, wir wissen, dass Promis auch nur Menschen sind. Aber manchmal vergisst man vor lauter roten Teppichen, schrägen Tweets, zweifelhaften Schönheitsoperationen und seltsamen Interviews, dass das so ist. Umso schöner zu erfahren, dass VIPs sich wie jeder andere Otto Normalverbraucher auch Gedanken darüber machen, wie sie die Welt ein bisschen besser machen können. Klar, so gut wie Bono, der »Robin Hood der Popmusikanten«[167], ist natürlich keiner. Aber viele sind drauf gekommen, dass man schon einen großen Unterschied macht, wenn man kein Fleisch mehr isst. Viel bodenständiger kann Glamour ja wohl nicht sein!

Pamela Anderson, zum Beispiel. Zur Ex-*Baywatch*-Nixe fällt einem ja alles Mögliche ein, aber sicher nicht, dass sich die Wasserstoffblondine Gedanken um den Fortbestand des Planeten macht. Ist aber so! Wir lernen: Vorurteile lohnen sich wirklich nicht. Mrs. Anderson ist zwar der fleischgewordene Traum vieler Männer, sie selbst steht aber eher auf Gemüse. Als Schülerin (also lange vor den Silikon-Brüsten, dem roten Badeanzug und den Barbie-Augenbrauen) entschied die Kanadierin, kein Fleisch mehr zu essen. »Mit elf wurde mir klar, dass Hamburger nicht als Hamburger wachsen, sondern von Kühen kommen, die beim Schlachten schreien, wenn sie den elektrischen Todesstoß gesetzt bekommen«, erzählt die Schauspielerin.[168] Für die Tierschutzorganisation PETA rekelte sich das einstige Sexsymbol für den guten Zweck fast nackt auf einem Plakat. Ihre Körperteile waren beschriftet – wie die der Schlachttiere beim Metzger. »Alle Tiere haben die gleichen Teile. Hab ein Herz – werde Vegetarier«, stand daneben. Mrs. Anderson hat mittlerweile allerdings – wenn man der Boulevard-Fachpresse Glauben schenkt – zwar nicht mehr dieselben Teile. Aber wie dem auch sei, die Botschaft bleibt gut: Fleischessen ist nicht sexy!

Auch Wahl-Italienerin und Bestsellerautorin Donna Leon, Erfinderin von »Commissario Brunetti«, ist Vegetarierin. Außer, wenn sie irgendwo zum Essen eingeladen ist. »Wenn jemand für mich Fleisch oder Fisch kocht, dann esse ich es«, verriet sie. (Ma-) Donna, mia! »Es wäre unhöflich gewesen, den Gastgeber deswegen zu kritisieren.«[169] Vielleicht sollte sie ihren Gastgebern in Zukunft einfach immer ein signiertes Exemplar ihres Romans *Tierische Profite* mitbringen. Dann vergeht der Appetit auf Totes von selbst. Darin lässt die Grande Dame des Venedig-Krimis ihren Commissario im Schlachthof ermitteln und Folgendes erleben: »Der Gestank bohrte sich in seine Nase. Der beißende, metallische Blutgeruch, und dazu der alles durchdringende Pesthauch von Innereien und Exkrementen (…) Kopflose Hälften von Tieren, die man nur der Größe nach unterscheiden konnte.«[170] Na dann: Buon appetito!

Sänger Prince ist auch Vegetarier. Der kleine große Mann wusste zwar lange nicht, wie er heißt (Prince, Slave, Symbol, The Artist Formerly Known As Prince oder auch TAFAP), aber dafür immer ganz genau, was er isst: nämlich nix vom Tier! Auch Oscar-Gewinner und 30-Seconds-to-Mars-Sänger Jared Leto ist Vegetarier. Kollege Alec Baldwin futtert in seiner Paraderolle in der Sitcom *30 Rock* zwar ein Steak nach dem anderen, privat geht es allerdings gänzlich unblutig auf seinem Teller zu. Schauspielerkollege Woody Harrelson *(Natural Born Killers)* ist sogar Veganer. Neben seiner Hollywood-Karriere ist der Wahl-Hawaiianer außerdem Hanf-Aktivist, züchtet Avocados in seinem Garten und ist der Besitzer des ersten veganen Biergartens der Welt.[171] Für alle, die ihn wegen einer Abneigung gegenüber Blockbustern in *Die Tribute von Panem* oder dem Weltuntergangsspektakel *2012* verpasst haben, sollte auf jeden Fall seine neue Serie *True Detective* Pflichtprogramm sein.

Red-Hot-Chili-Peppers-Sänger Anthony Kiedis hat in seiner Biografie noch über wilde Exzesse Auskunft gegeben; nachdem er aber eine Dokumentation über die Überfischung der Meere gesehen hat, entschied er sich vorerst fleischlos, später auch vegan zu leben.

Prompt wurde er 2008 von PETA zum »Sexiesten Vegetarier der Welt« ernannt.[172] Mittlerweile ist er allerdings zum Teilzeit-Veganer geworden. Ab und zu isst er Fisch und Eier. Steak kommt aber nach wie vor nicht in die Pfanne, auch mit Fleischersatzprodukten hat er es nicht so. Gefragt, was er als Henkersmahlzeit auswählen würde (Männermagazine dürfen offenbar alles fragen), antwortete er: »Eine Aprikose, die meine Süße geküsst hat.« Wäre das auch endlich mal geklärt.[173]

Fazit: Während in der Nicht-VIP-Welt männliche Vegetarier noch ziemlich unterrepräsentiert sind – in Deutschland sind nur etwa 30 Prozent aller Veggies Herren[174] –, scheint Hollywood da mal wieder ein paar Schritte voraus zu sein. Endlich mal ein Trend aus der Welt der Reichen und Schönen, den jeder nachmachen kann.

39.

Weil Tierschutz sogar für »James Bond« ein Thema ist

Als Geheimagent im Auftrag Ihrer Majestät hatten die 007-Darsteller zwar die Lizenz zum Töten. Im wahren Leben kam das aber für einige von ihnen nicht infrage. Sie entschieden sich gegen Mord und für Tierschutz und eine (fast) vegetarische Lebensweise. Pierce Brosnan, zum Beispiel, ist Vegetarier.[175] Vier Mal schlüpfte der irische Schauspieler in die Rolle des Agenten. In *GoldenEye*, *Der Morgen stirbt nie*, *Die Welt ist nicht genug* und *Stirb an einem anderen Tag* machte er so eine gute Figur, dass er vom *People Magazin* sogar zum »Sexiest Man Alive« ernannt wurde.[176] Auch Ex-Bond-Darsteller Roger Moore ist Tierschutz wichtig. Niemand spielte den Geheimagenten öfter als der 1927 Geborene: In gleich sieben Filmen durfte er schön selbstironisch sagen: »Mein Name ist Bond, James Bond.« Nebenher engagiert sich der Schauspieler, der von der Queen zum Ritter geschlagen wurde, bei PETA und sagt: »Ich kann (...) nicht verstehen, wie man vom humanen Töten von Tieren sprechen kann – wenn man doch ganz offensichtlich etwas tötet. Das ist nicht sehr human.« Vegetarier in letzter Konsequenz ist er aber nicht. »Aber ich gehe nicht raus und schieße ein Tier ab«, erklärt der Schauspieler. Fleisch steht allerdings nicht oft auf seinem Speiseplan. »Ich esse nicht viel davon, da ich glaube, dass zu viel rotes Fleisch ungesund ist.«[177] Neumodisch würde man Sir Roger Moore also als Flexitarier bezeichnen: einen bewussten Ab- und-zu-Fleischesser mit Tendenz zum Vegetarier.

Apropos Grauzonen: James Bond ist ja nicht nur als Geheimagent, sondern – vor allem im Kino – auch in seiner Funktion als Schleichwerber legendär. Ob Autos, Schampus, Markenkleidung, Uhren oder Technik-Gadgets. Was Bond hat, wollen alle. In *Im Angesicht des Todes* muss Fast-Vegetarier Roger Moore dann sogar für Fleisch werben. In einer Szene, in der er als 007 gerade seine Filmpartnerin Stacey Sutton verführen will, fällt der Tierfreundin ein, dass sie noch schnell ihren Kater füttern müsse. »Was haben Sie denn da?«, fragt Bond. »Whiskas?« – »Selbstverständlich«, antwortet die Blondine und fügt doppeldeutig hinzu: »Haben Sie auch Hunger?«[178] Da Bond definitiv nicht als Kostverächter bekannt ist, lehnt er natürlich nicht ab. Sein Motto: Fleischeslust: ja. Fleischlust: nein, danke.

Für die Martinis, mit denen der britische Geheimagent seinen Elektrolyte-Haushalt stabil hält, würden zwar sicher einige sterben – der Drink an sich ist allerdings streng vegetarisch und Bond kann am besten erklären, wie er in einem tiefen Sektkelch zubereitet wird: »Drei Maß Gordon's, ein Maß Wodka und ein halbes Maß Kina Lillet. Das Ganze gründlich durchschütteln, bis es eiskalt ist, und eine dünne Scheibe Zitronenschale dazu.«[179] Bei so viel Gin, Wodka und Bitterlikör darf das Vitamin C natürlich nicht fehlen. Seit 2011 steht der Bond-Drink als »Vesper« auch auf der Liste der offiziellen Cocktails der International Bartenders Association. Namensgeberin Vesper Lynd war das erste Bond-Girl. In der Bond-

Parodie von *Casino Royale* wurde sie von Ursula Andress gespielt. Der 007 an ihrer Seite war Peter Sellers – auch ein Vegetarier.[180]

40.

Weil der legendäre Apple-Computer sonst möglicherweise »Salami« geheißen hätte

Denn Apple-Gründer Steve Jobs war nämlich nicht nur Despot[181] und Genie, sondern auch überzeugter Veganer und großer Fan von Äpfeln. Als sein erster Computer – mittlerweile in die Geschichte eingegangen als Apple I – im Jahr 1976 in der Garage seiner Eltern im Silicon Valley fertig wurde, kehrte Jobs gerade von einer Apfel-Farm zurück. Er machte mal wieder eine Obst-Diät und fand, dass das Wort »Apfel« perfekt als Firmenname geeignet sei, weil es »lustig, lebendig und nicht einschüchternd« klang.[182] Da Jobs offenbar ein Mann war, der wusste, was er will, und so gut wie immer recht hatte oder zumindest bekam, kritisierte sein Freund und Apple-Mitbegründer Steve Wozniak nicht lange rum und der Rechner mit dem diabolischen Kaufpreis vom 666,66 Dollar hatte seinen Namen und sein Logo.[183] Marketing- und ernährungstechnisch: zehn Punkte! Denn jedes Kind weiß, was ein Apple (also Apfel) ist, oder hat sogar schon mal einen gegessen und erkennt ihn auf jeden Fall wieder. Das macht Apple zur bekanntesten Marke der Welt.[184]

Wie gut also, dass Jobs damals nicht gerade vom Metzger zurück in seine Garage kam und von einem Paar Wiener, einem Ein-Pfund-Wurstring oder einer italienischen Salami inspiriert war. Das Apfel-Logo macht Appetit. Ob eine Leucht-Salami am Rechner denselben Effekt gehabt hätte, ist fraglich. Fakt ist: Äpfel sind sehr gesund und vollbringen wahre Wunder. Oder wie es in dem bekannten englischen Sprichwort heißt: »An apple a day keeps the doctor away«. Auf Deutsch klingt das nicht ganz so flott, weil es sich nicht reimt, aber frei übersetzt kann man sagen: Wer jeden Tag einen Apfel isst, erspart sich den einen oder anderen Gang zum Arzt.

Denn Äpfel enthalten Quercetin, einen Wirkstoff, der in Verbindung mit Vitamin C die Abwehr stärkt. Äpfel verringern Magenbeschwerden, und wer regelmäßig die einst »verbotene Frucht« isst, leidet seltener an Asthma. Außerdem beugen die Früchte Typ-2-Diabetes vor. An welchen Substanzen im Apfel das genau liegt, ist nicht klar, aber wer jeden Tag mindestens einen Apfel isst, senkt seinen Blutzuckerwert und somit sein Diabetesrisiko. Sogar Lungenkrebs kann man mit Äpfeln vorbeugen. Denn die Polyphenole, die im Apfel stecken, schützen die Zellen und beugen dem Lungenkrebs vor. Außerdem sind Äpfel gut bei Erkältung, Halsschmerzen und Husten. Ein Glas Apfelsaft pro Tag senkt das Risiko, dass aus einem Kratzen im Hals eine Bronchitis wird. Mediziner vermuten, dass das an den zellschützenden Polyphenolen liegt.[185]

Aber sich nur auf die Kraft der Äpfel – oder der Natur – zu verlassen, bereute Steve Jobs später, berichtet sein Biograf Walter Isaacson. Als bei ihm 2003 eine seltene Form von Bauchspeicheldrüsenkrebs festgestellt wurde, weigerte er sich, sich in die Hände der Schulmedizin zu begeben. Lange konnte ihn niemand davon abbringen, sich ausschließlich auf alternative Heilmethoden zu verlassen. Er experimentierte unter anderem mit Fruchtsäften, erzählte er seinem Biografen. Als er sich dann doch für eine Operation entschied, hatten sich die Tumorzellen aber schon zu weit ausgebreitet.[186]

Auch Ashton Kutcher, der 2013 für den Film *jOBS* in die Rolle des legendären »iGod« schlüpfte, stellte fest, dass ihm eine Diät ausschließlich aus Früchten, Nüssen und Getreidekörnern nicht bekommt. Weil er Probleme mit der Bauchspeicheldrüse bekam, musste er ins Krankenhaus.[187] Wir lernen also: Method Acting ist nicht ganz ungefährlich. Und vermeintlich gesunde Ernährung auch nicht – wenn sie zu einseitig ist. Der Trick ist: ausgewogen essen. Aber das funktioniert zum Glück auch ohne Fleisch und ohne viel Aufwand wunderbar (siehe Grund 4: »Weil man es einfach machen kann«).

Als Steve Jobs im Oktober 2011 starb, trauerten nicht nur Technik- sondern auch viele Tierfreunde weltweit. Die Tierschutzorganisation PETA betonte in ihrem Nachruf seine »tierfreundliche Ernährung« und erwähnte, dass er zu Halloween literweise gesunden Karottensaft statt Süßkram verteilte. Auch dafür, dass Jobs sich weigerte, die »iSealClub«-App auf iTunes zum Verkauf anzubieten, dankte ihm die Tierschutzorganisation – darin geht es darum, so viele Robben wie möglich zu erschlagen. Jobs' Tierliebe zeigte sich auch in der Arbeit für das Filmstudio Pixar. Er hat zahlreiche tierfreundliche Filme herausgebracht, wie etwa *Das große Krabbeln* und *Findet Nemo* mit vegetarischen Haien, die sagen: »Fische sind Freunde, kein Futter.« (Auch Dori-Sprecherin Ellen DeGeneres ist übrigens Veganerin.) »Wenn seine Filme oder sein eigener Lebensstil auch nur eine einzige Person dazu inspiriert haben, sich vegetarisch zu ernähren, hat Steve Jobs bereits Hunderten von Tieren das Leben gerettet. Dafür danken wir ihm«, schreibt PETA im Nachruf auf den »iVeggie«.[188] Und wir danken ihm dafür, dass wir keine Leuchtsalami am Rechner haben!

41.

Weil Vegetarier Löffel verbiegen können

Und zwar ausschließlich mit der Kraft ihrer Gedanken! (Einen Löffel mit der Kraft des Körpers zu verbiegen, sollte auch einem Nicht-Vegetarier gelingen. Zumindest lehren uns Fleisch-Lobby und Werbung: »Fleisch macht stark!«) Uri Geller, der Magier, der seit Jahrzehnten Löffel mit der Kraft seines Geistes verbiegt und damit sogar schon den US-amerikanischen Geheimdienst ins Schwitzen brachte, ist Vegetarier.[189] Seit 40 Jahren verzichtet der

Wahl-Engländer auf Fleisch und Fleischprodukte. Mittlerweile lebt er fast vegan – nur auf fettfreien Joghurt, Milch und das Weiße vom Ei mag der Telepath ab und zu nicht verzichten.

Aber hat seine Ernährung tatsächlich etwas mit seiner ungewöhnlichen Fähigkeit zu tun? Uri Geller sagt: ja! Er geht sogar noch einen Schritt weiter und verrät in einem Interview: »Das Geheimnis meiner Kräfte liegt in meiner vegetarischen Ernährung.« Denn: »Vegan und vegetarisch lebende Menschen haben ein viel höheres Energielevel.«[190] Damit ist zwar immer noch kein Stück klarer, wie diese Löffel-Verbiegen-Nummer funktioniert, aber zumindest ein Geheimnis ist gelüftet. Ob es nun sinnvoll ist, seinen kompletten Besteckkasten zu ruinieren, darüber lässt sich wunderbar streiten. Fakt aber ist: Löffel-Verbiegen kann nicht jeder und der Trick hat einige Künstler inspiriert. Sogar der große Johnny Cash hat in seinem Song *In Your Mind* darüber gesungen; und die Löffel-Verbiegen-Szene im Kultfilm *Matrix* ist legendär! Ob Gellers Trick derselbe ist wie in der Matrix, bleibt sein Geheimnis.

Neben dem Geschäft mit der Übersinnlichkeit spielt auch der Tierschutz eine wichtige Rolle im Leben von Uri Geller. »Ich war total gegen das Töten von Tieren, und ich war und bin davon überzeugt, dass Tiere genauso ein Recht auf Leben haben wie Menschen«, betont der Magier in einem Interview.[191] Diese Einstellung war für ihn der ausschlaggebende Punkt, in seiner Ernährung auf tierische Produkte zu verzichten. Mit seiner Stiftung engagiert er sich für verschiedene Tierschutz-Einrichtungen, zum Beispiel für einen Gnadenhof für Esel.

Auch in den Bereichen Gesundheit und gesunde Ernährung kennt sich Uri Geller laut Selbstauskunft gut aus und hat sogar ein Buch darüber geschrieben.[192] »Ich weiß, was dazugehört, um den Körper fit und gesund zu erhalten. Körper, Geist und Seele, das ist alles eng miteinander verbunden und die Ernährung spielt da eine herausragende Rolle«, erklärt Geller. Als Vorteile einer vegetarischen Lebensweise sieht er, dass man dadurch länger lebt und

»dass du als vegetarisch lebender Mensch in dieser ganzen Zeit viel gesünder bist und dich auch viel gesünder fühlst«.[193]

Auf seinen vielen Reisen von Bühnenshow zu Bühnenshow hatte Geller nie Probleme, etwas Vegetarisches zum Essen zu finden. »Es gibt mittlerweile fast überall vegetarische Restaurants«, schätzte er in einem Interview 2009 ein und lobte vor allem die Auswahl in Düsseldorf, Hamburg und München. Seine Strategie in einem Lokal, das keine Veggie-Gerichte auf der Karte hat: einfach beim Koch eine Extra-Wurst ordern. »Das klappt immer und das klappt bei jedem, nicht nur bei mir, weil ich Uri Geller bin«, fügt er hinzu.[194] Das zumindest kann ja jeder mal ausprobieren – die Chance, dass es klappt, ist auf jeden Fall größer als beim Löffel-Verbiegen.

42.

Weil Vegetarier so musikalisch sind

Die Forschung auf dem Gebiet des Vegetarismus steckt noch in den Kinderschuhen. Höchste Zeit also, dass sich ein paar Wissenschaftler ans Werk machen, damit aus Hypothesen Fakten werden! Unser Vorschlag für eine bahnbrechende Doktorarbeit: »Musikalität und Vegetarismus: Die Rolle von Fleischverzicht in der Musikgeschichte«. Denn auffällig ist schon, dass viele gute Musiker fleischlos leben. Das kann natürlich Zufall sein. Oder daran liegen, dass sich Künstler im Allgemeinen mehr Gedanken über das Haben und Sein machen. Oder daran, dass sie eben einfach – Achtung, Wortspiel! – mehr Taktgefühl haben.

The-Smiths-Sänger Morrissey hat 1984 den Song *Meat Is Murder* (deutsch: »Fleisch ist Mord«) geschrieben. Das Thema Tierrechte und Vegetarismus war Mitte der 1980er in England allerdings so heiß diskutiert, dass das Lied nie im Radio gespielt wurde. Das gleichnamige Album schaffte es trotzdem in die Charts, aber für die Radiostationen war der Song nach wie vor tabu. Als die Band den Titel mal bei einem Konzert im englischen Stokes spielte, warf jemand eine Handvoll Würstchen auf die Bühne. Eine landete in Morrisseys Mund. »Es war schrecklich. Ich musste sofort runter von der Bühne und mich übergeben«, berichtet er in einem Interview. »Fleisch zu essen, ist die ekeligste Sache, die ich mir vorstellen kann. Es ist, als würde man von seiner Großmutter abbeißen.«[195] Ein paar Jahrzehnte später – da gab es The Smiths schon lang nicht mehr – sagte er sein Konzert in der Dresdner Konzerthalle »Alter Schlachthof« ab, nachdem er erfuhr, welche Funktion das Industriegemäuer früher hatte.

Dieselbe Message kommt in einer anderen Musikrichtung verpackt von Hip-Hopper Thomas D. In einem Gespräch erklärte er mal: »Ich versuche, in meinen Liedern nicht den Zeigefinger zu heben. Das Gute an Musik ist, dass sie einlädt, sich mal Gedanken außerhalb seiner Schubladen zu machen.« Der eine oder andere Fan kam bestimmt schon ins Grübeln. Songs wie *Gebet an den Planet* kann man ja auch gar nicht hören, ohne nachzudenken.

»es tut mir leid, Tier
denn sie mögen dich so sehr
sie wollen alles von dir und am liebsten noch mehr
deine haut ist ihre kleidung, dein fleisch ist ihr essen«[196]

Dass Tiere auch Gefühle haben: vergessen. Weniger um kluge Texte als um krassen Beat geht es Marusha, der dienstältesten deutschen DJane *(Somewhere Over The Rainbow)*, die allerdings kein bisschen so aussieht wie die dienstälteste DJane. Denn wenn die Technoszene der 1990er auch nur halb so schlimm war, wie Sven Regener sie in seinem Roman *Magical Mystery oder: Die Rückkehr des Karl Schmidt* beschreibt, dann muss man einfach anerkennen: Hut ab, Marion Gleiß (so heißt Marusha laut Geburtsurkunde)! Heute, mit Ende vierzig, sieht sie fast genauso aus wie auf den *Bravo*-Postern Mitte der 1990er. Nur mit weniger Make-up. Vielleicht hat damit auch ihre gesunde Ernährung zu tun. Die gebürtige

Nürnbergerin ist Flexitarierin: »Ich ernähre mich halb vegan, halb vegetarisch, esse aber auch mal ein Stück Huhn, wenn ich weiß, es ist bio«, verriet sie der Zeitung *Die Welt*.[197]

Seit ihrer Geburt vegetarisch lebt die britische Sängerin Joss Stone (siehe Grund 9: »Weil es nie zu spät ist, sein Leben zu verbessern«). Ziemlich musikalisch ist die Mittzwanzigerin noch dazu: Allein im Jahr 2005 wurde sie drei Mal für den Grammy, den Oscar der Musikwelt, nominiert.

Auch nicht um die eigene Gesundheit (Stone: »Es gibt keinen Grund, einem anderen Lebewesen Schmerz oder Schaden zuzufügen.«), sondern um das Leid der Tiere geht es Schauspieler Joaquín Phoenix, der in diesem Kapitel genannt wird, weil seine Johnny-Cash-Performance in *Walk the Line* einfach der Hammer war. Einmal wurde er gefragt, wie das denn überhaupt zusammenpasst, dass er Kettenraucher ist und gleichzeitig Veganer. Da hat er geantwortet: »An irgendwas muss man sich doch festhalten. Jeder sollte ein paar Laster haben. Ich bin weit entfernt davon, perfekt zu sein, und werde es auch nie sein. Außerdem bin ich nicht aus Gesundheitsgründen Veganer, sondern wegen der Tiere.«[198] Klar, Rauchen schadet der Gesundheit. Aber viel cooler als Phoenix kann man eigentlich nicht sagen, dass Vegetarier weder Konformisten noch Gesundheitsapostel noch langweilige Missionare sind. Danke, Joaquín!

Die Liste der vegetarischen und veganen Musiker ist sehr lang. Für alle, deren Musikgeschmack jetzt noch nicht dabei war, anbei noch ein paar Beispiele von fleischlos glücklichen und in ihrem Metier sehr erfolgreichen Künstlern: Depeche-Mode-Keyboarder Alan Wilder und »Ruby, Ruby, Ruby«-Brit-Popper Andrew White von den Kaiser Chiefs essen keine Tiere. Bob Dylan, David Bowie, Rolling Stone Charlie Watts und Nirvanas Krist Novoselić sind auch fleischlos glücklich. Bei den Beatles und Kraftwerk aß/isst überhaupt keiner in der Band Fleisch. Das würde bei den Fantastischen Vier einiges einfacher machen im Catering – denn da ist Thomas D auch nach 20 Jahren immer noch der einzige Veggie.

Auch bei den Sängerinnen sind von A bis Z viele Vegetarierinnen dabei, die von Nummer-eins-Alben über Platinschallplatten bis zu Grammys alles Mögliche gewonnen haben: Alanis Morissette, Anastacia, Annie Lennox, Avril Lavigne, Barbra Streisand, Doro Pesch, Fiona Apple, Joan Baez, KT Tunstall, Kate Bush, La Toya Jackson, Leona Lewis, Melanie C, Natalie Imbruglia, Nena, Nina Hagen, Pink, Shania Twain, Tina Turner, Yoko Ono – um nur einige zu nennen. Das rockt!

43.

Weil sie sich so gut durchboxen können

Im Leben und im Ring! Einige berühmte und erfolgreiche Boxer waren oder sind Vegetarier. Wenn das kein schlagendes Argument ist, was denn – bitte schön – dann?! Weltmeister Mike Tyson ist nach seiner Karriere als Schwergewichtsboxer sogar Veganer geworden. Der Mann, der einst seinem Kontrahenten Evander Holyfield ein Stück vom rechten Ohr abbiss, hat sich nach seinem Rüpel-Karriere-Ende inklusive Gefängnisaufenthalt auf den rechten Weg begeben: keinen Alkohol mehr, keine Drogen, nur noch eine Frau und gutes Essen. Dazu Tyson: »Ich wollte nicht mehr fett sein. In meiner Familie war Fettleibigkeit anscheinend erblich bedingt, denn alle neigten dazu. Ich wollte die Tradition durchbrechen, um auch Vorbild für meine Kinder zu sein. Ich kann denen doch schlecht sagen: Hey, ihr seid zu dick, ihr lebt ungesund, ihr müsst auf eure Figur achten, dafür müsst ihre dies und jenes tun, wenn ich selbst 300 Pfund oder mehr wiege.«[199] Seit Tyson seine Ernährung umgestellt hat, hat er viele Kilos verloren, aber einiges an Ansehen gewonnen. »Ich wiege 100 Kilo, vor zwei Jahren waren es noch 160. Ekelhaft. Ich war das Gegenteil von dem, was ich jetzt bin. Ich war exzessiv«, sagt der jüngste Schwergewichtsweltmeister der Boxgeschichte. Statt Alkohol, Drogen und Prostituierten gibt es jetzt: Rosinen, Tomatensuppe und Kamillentee.[200] Einst nannte er sich selbst »den schlechtesten Menschen auf dem Planeten«, heute will er seinen Kindern ein Vorbild sein. In den Ring zurück will er definitiv nicht mehr, stattdessen züchtet er Brieftauben und verdient sich als Schauspieler was dazu. Legendär: sein Gastauftritt in *Hangover* mit Tiger und Gesangseinlage.

Einer der vielleicht ersten aktiven Vegetarier im Boxsport war der Brasilianer Éder Jofre. In den 1960ern musste der 53-Kilo-Mann mindestens gegen so viele Gegner im Ring wie gegen Vorurteile gegenüber seiner Ernährung kämpfen. Die Sportzeitschrift *Sports Illustrated* schrieb 1962 nach seiner Titelverteidigung im Bantamgewicht ironisch: Er schlug seinen Gegner k. o. und »rettete die Menschheit vor einem noch schlimmeren Übel als Gemüse – rohem Thunfisch«. Sein Gegner hatte nämlich angekündigt, im Falle eines Sieges rohen Thunfisch zu essen. »Meist verbindet man Vegetarismus mit spirituell Verrückten, die lange Haare und lange Fußnägel haben«, analysierte das Sportblatt damals. Die einzige Ausnahme sei Spinatmatrose Popeye mit seinem starken rechten Aufwärtshaken. »In dieser Tradition kämpft auch Éder Jofre, ein netter kleiner Vegetarier wie Popeye.« Damit das jedem klar wird, musste der Sportler vor dem Kampf für die Presse-Fotografen mit einer Schüssel Salat posieren.[201]

Als einen wie Popeye sollte man den Amerikaner Allan Green wohl besser nicht bezeichnen. Der Super-Mittelgewichtler lebt fleischlos, aber sehr erfolgreich: 29 seiner 30 Kämpfe hat Green gewonnen, davon über 70 Prozent durch K. o. Nur ein einziges Mal verließ er als Verlierer den Ring. Der Boxprofi gilt als schnell, beweglich und boxerisch stark. Er kann seine Gegner mit beiden Händen k. o. schlagen. Auch seine Amateurkarriere kann sich sehen lassen: 55 Siege und sechs Niederlagen stehen für ihn zu Buche. Der Vegetarier steht im Ring, seit er 16 Jahre alt war, und hat seitdem zahlreiche Titel gesammelt.[202]

Über den kanadischen Boxweltmeister Donny Lalonde wurde mal gesagt, dass er mehr wie ein kalifornischer Surferboy als wie ein Boxer aussieht – und das war nicht als Kompliment gemeint. Er passte in kein 80er-Jahre-Boxerstereotyp: Er meditierte täglich, las viel, sagte kluge Sachen und hörte Songs von Bob Dylan. Auch seine Ernährung galt als wundersam: frisch gepresste Säfte und frisch zubereitete vegetarische Gerichte, die er ausschließlich mit Stäbchen aß. Damals ein Wunderling, im Rückblick ein Trendsetter – und sehr erfolgreich.[203]

Die mehrfache deutsche Meisterin Elena Walendzik ist seit ihrem zehnten Geburtstag Vegetarierin. Damals war sie auf einem Bauernhof und hat erfahren, was mit den Kühen passiert, die nicht mehr genug Milch geben. Das gab für sie den Ausschlag, kein Fleisch mehr zu essen. An Power hat die heutige Sportsoldatin und Zahnmedizinerin trotzdem nichts eingebüßt. Die *Bild*-Zeitung kürte sie 2005 zur »Boxqueen von Hannover«. Ihr Erfolgsgeheimnis? Qualität bei den Lebensmitteln. »Wir kaufen die meisten Lebensmittel im Bioladen, gleich um die Ecke. Milch, Obst und Gemüse. Am liebsten esse ich Kartoffelbrei mit Karotten. Wenn es dazu noch Tofu mexikanisch gewürzt gibt, ist das top. Meine wichtigste Mahlzeit ist das Frühstück. Dazu nehme ich mir auch immer genug Zeit: für Obst, Müsli und ein paar Brote.«[204] Na dann: Let's get ready to rumble!

44.
Weil sich Vegetarier besonders gut konzentrieren können

Das erklärt vielleicht auch, warum so viele Schachweltmeister Vegetarier waren. Auch der amtierende Weltmeister Magnus Carlsen (im Nebenberuf Jeans-Model) isst vor Turnieren gern vegetarisch.[205] Sein Manager verrät, dass dem Schachgroßmeister während Turnieren die Ernährung sehr wichtig sei. Denn ohne Konzentration ist eine clevere Strategieentwicklung eben nicht möglich. Mit dem richtigen Essen kann man seine Konzentration fördern. Besonders gut geeignet ist vegetarisches »Brainfood«.

Wer sich gut und lange konzentrieren muss, greift gern zu Blaubeeren, Nüssen, Avocados und Hülsenfrüchten. Auch Omega-3-Fettsäuren, ebenfalls aus Nüssen oder aus Rapsöl und Leinsamen, sind wichtig für starke Nerven und gute Konzentration. Vor allem Walnüsse sind ein perfekter Konzentrations-Snack, denn sie stecken voller B-Vitamine, Mineralstoffe und Antioxidantien (Zellschützer). Ideal bei Konzentrationstiefs sind Cashew- und Paranüsse, die viel Magnesium enthalten. Voller Vitamine und Zellschützer stecken auch Beeren. Vor allem Blaubeeren stehen hoch im Kurs, denn der dunkle Farbstoff Anthocyane gehört zu den Antioxidantien und stärkt die Denkfähigkeit. Auch Avocados versorgen Gehirn und Nerven mit allem, was sie brauchen, denn die enthaltenen Vitamine B_1, B_6, E, die Folsäure und der Fettbegleitstoff Lecithin steigern das Konzentrationsvermögen und schützen die Hirnzellen. Kohlenhydrate aus Hülsenfrüchten sorgen für einen konstanten Blutzuckerspiegel, da sie erst aufgespalten und dann vom Körper aufgenommen werden. Außerdem besitzen Hülsenfrüchte eine hohe Nährstoffdichte und stecken voller Antioxidantien und Lecithin, die ideale Stress-Killer sind.[206]

Das weiß auch der Schach-Champ und schätzt beispielsweise libanesisches Essen. Im Libanon wird hauptsächlich vegetarisch gekocht. Wichtige Zutaten in der libanesischen Küche sind: Gemüse, Obst, getrocknete Hülsenfrüchte, Bulgur, Reis, Nüsse, Oliven, Joghurt und Tahini. Fett wird nur sparsam verwendet. Warum schätzt der Schachgroßmeister diese Küche? Sie sei gut, »um das Konzentrationsniveau aufrechtzuerhalten«, erklärt Magnus Carlsen. Während seiner Turniere brauche er Energie, die lange vorhält, und verzichte auf Zucker. Bei einem Interview zwei Tage vor dem Schachturnier London Chess Classic 2012 bestellte er in einem libanesischen Restaurant: Hummus, also Kichererbsenpüree mit Sesam-Mus, Olivenöl, Zitronensaft und Gewürzen. Gute Wahl! Denn Kichererbsen enthalten mehr Eiweiß als viele Fleischsorten und sind außerdem reich an Eisen und Kalzium. Da sie auch viele Ballaststoffe enthalten, halten sie lange satt. Falls Carlsen seine Gegner also mal nicht so schnell matt setzt, bekommt er definitiv nicht gleich einen knurrenden Magen.

Der ungarische Schachspieler Péter Lékó, einer der jüngsten Großmeister aller Zeiten, lebte lange Zeit vegan. Erst vor einigen Jahren ist er zum Pesco-Vegetarier geworden: »Ich bin kein so strenger Vegetarier mehr, esse neuerdings Fisch und im Grunde genommen alles außer Fleisch.«[207] Der indische Schach-Profi Viswanathan Anand wurde vom Nachrichtenmagazin *Der Spiegel* sogar als »militanter Vegetarier« bezeichnet.[208] Nicht sehr nett, aber ihm wird's egal sein – er hat sechs Jahre in Folge seinen Weltmeistertitel verteidigt.

45.

Weil schon die alten Philosophen wussten, dass Töten keine gute Idee ist

Da sind sich so ziemlich alle wichtigen Philosophen und Schriftsteller einig. Einer der Ersten in Europa, dem klar war, dass Fleischessen viel mehr als persönlicher Genuss ist, war etwa 500 vor Christus Pythagoras. Dem griechischen Universalgelehrten haben wir nämlich nicht nur die einzige mathematische Formel zu verdanken, an die wir uns noch aus Schulzeiten erinnern ($a^2+b^2=c^2$), sondern auch den Vegetarismus in Europa. Deshalb hießen Menschen, die kein Fleisch essen, bis ins 19. Jahrhundert Pythagoräer. In seinen Gelehrtenzirkeln war schon damals Fleisch untersagt. Denn für den großen Denker war es nur ein kleiner Schritt vom Töten von Tieren zum Töten von Menschen: »Wer mit dem Messer die Kehle eines Rindes durchtrennt und beim Brüllen der Angst taub bleibt, wer kaltblütig das schreiende Böcklein abzuschlachten vermag und den Vogel verspeist ... – wie weit ist ein solcher noch vom Verbrechen entfernt?« Einen ähnlichen Gedanken am anderen Ende der Welt hatte der chinesische Philosoph Laotse. Er sagte: »Seid gut zu den Menschen, zu den Pflanzen und zu den Tieren! Hetzt weder Menschen noch Tiere, noch fügt ihnen Leid zu.«[209]

500 Jahre später waren diese Gedanken auch im antiken (und von Bürgerkriegen gebeutelten) Rom aktueller denn je. Für den römischen Dichter Ovid stand fest, dass das Fleischessen die Gesellschaft schlechter gemacht hat: »Das Zeitalter, das wir das Goldene benannt haben, war gesegnet mit den Früchten der Bäume und mit den Kräutern, welche die Erde hervorbringt, und der Mund der Menschen war nicht mit Blut befleckt. (...) In späteren Zeitaltern schmähte und verachtete ein Unheilstifter diese reine, einfache Nahrung und versenkte in seinen gefräßigen Wanst Speisen, die von Leichnamen herrührten. Damit öffnete er zugleich der Schlechtigkeit den Weg.«

Der russische Dichter Leo Tolstoi *(Krieg und Frieden)* war überzeugt: »Vom Tiermord zum Menschenmord ist nur ein Schritt und damit auch von der Tierquälerei zur Menschenquälerei. Solange es Schlachthäuser gibt, wird es auch Schlachtfelder geben.« Seine Worte haben sich bis heute bewahrheitet, auch wenn man die Schlachthäuser kaum noch sieht. Sie sind an den Rand der Gesellschaft gerückt. Aus den einstigen Schlachthäusern in den Stadtzentren wurden Kulturzentren. Die Massenschlachtung findet am Rande der Gesellschaft statt. Das Töten ist dadurch bei vielen Essern aus dem Bewusstsein verschwunden. Woher Fleisch kommt? Na, vom Metzger oder aus der Frischetheke! Dass dafür Tiere ihr Leben gelassen haben, ist nicht jedem klar.

Auch das Plädoyer des Literaturnobelpreisträgers und Oscar-Gewinners George Bernhard Shaw *(Pygmalion)* gegen das Töten stimmt nachdenklich: »Solange die Menschen Tiere quälen, foltern und erschlagen, werden wir Krieg haben. Wenn wir selbst lebende Gräber ermordeter Tiere sind, wie können wir dann auf dieser Welt andere Zustände erwarten?« Der irische Dramatiker hat den Ersten und Zweiten Weltkrieg miterlebt. Seine Sehnsucht nach Frieden war groß, aber seine Hoffnung darauf gering: »Wie Rabenkrähen leben und ernähren wir uns von Fleisch, ohne Rücksicht auf den Schmerz und das Leid, die wir durch unser Tun verursachen. Solch Grausamkeit hat ihre Folgen: Krieg.«

Davon, dass vegetarische Ernährung zu einem friedlicheren Miteinander führt, war auch der indische Anwalt und Pazifist Mohandas »Mahatma« Gandhi überzeugt: »Ich glaube, dass geistiger Fortschritt an einem gewissen Punkt von uns verlangt, dass wir aufhören, unsere Mitlebewesen zur Befriedigung unserer körperlichen Verlangen zu töten.« Noch drastischer drückte es der deutsche Philosoph Theodor W. Adorno aus: »Auschwitz fängt da an, wo einer im Schlachthof steht und sagt ›Es sind ja nur Tiere.‹« Ähnlich sah das auch der polnische Literaturnobelpreisträger Isaac B. Singer. Er gab eine düstere Prognose ab: »Es wird auf der Welt keinen Frieden geben, solange wir Fleisch essen.« Der jüdische Autor lebte selbst vegetarisch und machte das Thema auch oft zum Inhalt seiner Bücher. In seinem Roman *Feinde, die Geschichte einer Liebe* lässt er seine Hauptperson Herman, einen Holocaust-Überlebenden aus Polen, oft Vergleiche zwischen dem Töten von Menschen und Tieren ziehen: »Er hatte jetzt seit einiger Zeit daran gedacht, Vegetarier zu werden. Bei jeder Gelegenheit wies er darauf hin, dass das, was die Nazis mit den Juden gemacht hatten, dasselbe sei, was die Menschen mit den Tieren machten.«[210] Für Singer war Vegetarismus nicht nur eine Ernährungsweise, sondern eine Weltanschauung. »Vegetarier zu sein bedeutet, sich gegen den aktuellen Lauf der Dinge zu stellen. Atomkraft, Hunger, Grausamkeit – wir müssen protestieren und Stellung beziehen«, sagte der Schriftsteller. Bis heute hat diese Einstellung nichts an Aktualität verloren und die Nachricht, dass für eine gesunde Ernährung niemand sterben muss, macht die Runde. Die Zahl der Vegetarier nimmt zu. »Fleischessen ist ein Überbleibsel der größten Rohheit, der Übergang zum Vegetarismus ist die erste und natürlichste Folge der Aufklärung«, sagte Leo Tolstoi Mitte des 19. Jahrhunderts. Gut, dass das endlich immer mehr Leuten klar wird.

46.
Weil sie einen guten Humor haben

Es gibt wahrscheinlich genauso viele – ähm, sagen wir mal freundlich – seltsame Sprüche über Vegetarier wie über Blondinen und Ossis. Hier mal ein paar Beispiele:

Vegetarier haben keine Kinder, Vegetarier haben Sprösslinge.

»Vegetarier« ist ein altes indianisches Wort. Es heißt: schlechter Jäger.

Vegetarier sind grausam! Ich meine, ein Schwein kann ja wegrennen, aber so ein Salat?

Gähn! Weil Vegetarier noch immer eine Minderheit sind, sind sie für Scherzkekse jeder Couleur natürlich ein gefundenes Fressen. Statistisch gesehen sind von 100 Leuten nur acht Vegetarier. Das heißt, die Wahrscheinlichkeit ist also hoch, dass 92 Menschen im Publikum über einen Veggie-Witz lachen. Dass das gut funktioniert, weiß auch Michael Mittermeier. Bei seiner »Back to Life«-Tour fragte er: »Na, Vegetarier hier?«, dabei ließ er seinen Blick über die Ränge schweifen und lieferte dann folgende Pointe: »Wohl zu schwach, die Hand zu heben?« Das Mittermeier-Publikum tobte. Die anwesenden Vegetarier nahmen's gelassen. Humor ist eben, wenn man trotzdem lacht.

Auch Hawaiihemd-Träger und Komiker Jürgen von der Lippe hat ein paar Vegetarierwitze auf Lager. Einer geht so: »Ich habe eine Statistik gelesen, dass 84 Prozent der Frauen, die häufig bis regelmäßig den Orgasmus vortäuschen, Vegetarierinnen sind. Ich habe mir lange überlegt: Wie hängt das denn zusammen? Dann wurde es mir klar: Diese Frauen haben natürlich eine psychische Blockade. Sie sagen sich: Nein, ich lass es nicht zu, dass mir so ein Stückchen Fleisch so einen Spaß macht.«

Nichts gegen die Herren, aber das Niveau dieser Witze ist ungefähr so hoch wie der Wasserspiegel des Aralsees. (Für alle, die noch einen alten Globus zu Hause haben: Das ist der See in Zentralasien, der auf neuen Globen gar nicht mehr drauf ist, weil er fast ausgetrocknet ist.) Aber Veggies können komische Sprüche gut ab.

Auch prominente Vegetarier mit Humor gibt es reichlich. Schauspielerin Kaley Cuoco, zum Beispiel. Sie spielt in der US-Sitcom *The Big Bang Theory* Penny, die Nachbarin der legendären Nerd-WG. Einer ihrer ersten Sätze in der Rolle ist: »Ich bin Penny, ich bin Vegetarierin – außer bei Fisch und bei Steak, ich liebe Steak!« Im wahren Leben lebt sie fleischlos und scheint auch jenseits der preisgekrönten Serie viel Humor zu haben. Das Sympathische dabei: Sie macht keine Witze auf Kosten anderer, sondern nur auf eigene.

So macht das auch Ellen DeGeneres. Die Moderatorin ist wohl eine der witzigsten Frauen im amerikanischen Fernsehen. Ihre tägliche Talkshow *The Ellen DeGeneres Show* ist eine Mischung aus großen Gefühlen und viel Humor. Scheinbar mühelos nebenbei moderiert die US-Amerikanerin auch mal schnell eine Oscar-Verleihung, bei der sie dann die Hollywood-A-Liga mit Pizza vom Lieferdienst versorgt. (Darauf muss man ja auch erst mal kommen bei den teuren Roben, die da getragen werden!) Dass sie Veganerin ist, erwähnt sie manchmal beiläufig, macht es aber nicht zum großen Thema – außer, die Gäste in ihrer Talkshow sind auch Veggies. Dann kommt man schon mal ins Plaudern. Sogar für die *Frankfurter Allgemeine Zeitung*, die ja jetzt nicht sooooo bekannt für Humor ist, stand schon 2003 fest, dass Ellen DeGeneres der witzigste Mensch Amerikas ist. Diesen Titel bekam die Schauspielerin/Komikerin/Bestsellerautorin im Jahr 1982 tatsächlich mal verliehen. Damals, kurz nach ihrem Studium, machte sie bei einem Comedy-Wettbewerb im Fernsehen mit. Noch heute ist die mehrfache Emmy-

Preisträgerin ein Gute-Laune-Garant. Zehn Minuten ihre Show zu gucken, kann einen ganzen Tag retten.

Auch in Deutschland gibt es prominente Veggies mit Humor. Volksmusikstar Stefanie Hertel zum Beispiel! Die Vogtländerin *(Über jedes Bacherl geht a Brückerl)* steht seit ihrem siebten Lebensjahr auf der Bühne, trägt eigentlich immer Dirndl und isst seit ihrem 17. Lebensjahr kein Fleisch mehr. Für die Tierschutzorganisation PETA ließ sich die Sängerin in ihrer Arbeitskleidung fotografieren. Das PETA-Dirndl bestand allerdings zur Hälfte aus Salatblättern. »Frisch, freundlich, Veggie! Mitgefühl steht jedem gut« stand daneben. Man muss Volksmusik nicht mögen, aber wenn ein Volksmusiker so entspannt über Vorurteile lachen kann: Touché!

47.

Weil sogar »Fleisch ist mein Gemüse« ein Veggie-Plädoyer ist

Klar, der Buchtitel löst bei einem Vegetarier erst mal dasselbe aus wie ein »Bayern München«-Schal bei einem Dortmund-Fan. Auch das Cover ist ganz klar Geschmackssache: Ein Hirschkopf hängt an einer Wand mit einer Tapete, deren Muster schreit: »Mein Designer hat mit Drogen experimentiert und hätte das besser mal lassen sollen.« Aber *Fleisch ist mein Gemüse* bekommt trotzdem das Prädikat: »Absolut lesenswert – auch für Vegetarier«.

In dem Buch wird zwar tatsächlich ständig Fleisch gegessen, aber um fettiges Essen geht es in der Geschichte nur am Rande. Autor Heinz Strunk (eigentlich Mathias Halfpape) erzählt die Geschichte von einem, der Mitte der 1980er-Jahre in Hamburg-Harburg erwachsen werden soll, aber eigentlich nur älter wird. Der Held von *Fleisch ist mein Gemüse* lebt mit seiner depressiven Mutter zusammen, hat üble Akne und weder einen Job noch Sex.

An den Wochenenden spielt er in einer Kapelle namens »Tiffanys« bei Schützenfesten und anderen ähnlich verlockenden Veranstaltungen. Zur Stärkung der Kapelle gibt es hinter der Bühne meist Fleisch, Fleisch oder Fleisch. Manchmal auch Wiener mit Kartoffelsalat.

Die Geschichte ist todtraurig, aber Heinz Strunk/Mathias Halfpape weiß, dass Humor alles besser macht – sogar eine tragische Jugend zwischen Elbe und Lüneburger Heide. Deshalb gibt es beim Lesen viele Gründe zum Lachen – auch für Vegetarier! Das exzessive Fleischspachteln wird zwar ausgiebig beschrieben, aber auf eine Weise, die ebenso appetitanregend ist wie die Beschreibung der eitrigen Akne von »Heinze«, dem Erzähler: »Die stolzesten Beulen wurden groß wie Seepocken und hatten eine Halbwertszeit von ungefähr zehn Tagen.«[211]

Von Bandkollege Jens lernt Heinze: »Der Mensch ist kein Beilagenesser.« Und: »Gemüse dient in erster Linie der farbenfrohen Auflockerung des mit verschiedenen Fleischsorten bestückten Tellergerichts.« Bei einer Hochzeitsfeier schaufelte sich besagter Jens mal Braten, Würstchen und Koteletts auf den Teller, um dann festzustellen: »Fleisch ist mein Gemüse!«

Wozu das führt, das umschreibt Heinz Strunk/Mathias Halfpape freundlich als »deformierte Körper«. Auch, dass Fleisch nicht unbedingt ein Intelligenz-Booster ist, wird beim Lesen klar. Als die Mauer fällt, ist der erste Gedanke von Fleischliebhaber Jens, dass die Ossis jetzt kommen und »das gute Westfleisch aufessen«. Jens' Fleisch-Diät (zwei Kilo Fleisch pro Abend sind schon mal drin) bedeutet nicht nur viel Tierleid, einen abenteuerlichen Cholesterinspiegel und eine Beschleunigung der Klimakatastrophe, sondern vor allem: Blähungen.

»Oft fragte er schon beim Essen laut in die Runde, wie das wohl später riechen würde«, schreibt Heinz Strunk. Einmal war es besonders übel: Da gab es zum Essen bei einer Hochzeit, auf der die Kapelle spielte, Wild, Schwein und Rind. Als Mitternachtssnack dann Gulaschsuppe und ein Sortiment an Wurstsalaten. »Eine Bombe nach der anderen zündete Jens im Verlauf des Abends. Der Gestank war sensationell.«[212]

Wie gesagt, das Buch ist eine Tragödie. Die Blähungen waren nämlich das Highlight des Band-Jahres. Da darf man beim Lesen getrost mal zum Taschentuch greifen – wegen der Tiere und wegen der Jungs. Aber traurige Jugend hin oder her: *Fleisch ist mein Gemüse* ist ein großartiges Plädoyer für ein Leben ohne Fleisch. Denn kein Fleisch heißt: weniger Blähungen, schönere Haut, mehr Lebensfreude und besserer Sex. Und wer will das nicht? Diesbezüglich hat sich seit den 1980ern ja nicht so viel geändert.

5

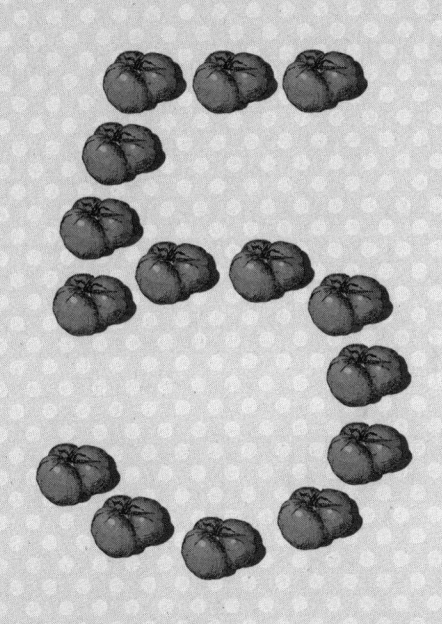

ESSEN OHNE SKANDALE

48.

Weil man keine (bzw. fast keine) Angst vor BSE haben muss

Welch gruselige und unkontrollierbare Folgen es haben kann, wenn der Mensch Pflanzen fressende Kreaturen in Kannibalen verwandelt, zeigt BSE. Denn die Ursache der auch als »Rinderwahn« bekannten Seuche liegt in der Beimengung von verseuchten Tierabfällen im Kraftfutter, das den Rindern, die sich eigentlich ausschließlich vegetarisch ernähren, in der Massentierhaltung gegeben wurde. Für die Herstellung des Futters wurden damals auch Kadaver von Schafen verwendet, die an der Hirnschwammerkrankung Scrapie gelitten hatten. Bei Schafen ist diese Krankheit bereits seit 200 Jahren bekannt, aber die Erreger sind nach dem bisherigen Kenntnisstand nicht auf den Menschen übertragbar. Allerdings könnte es sein, dass Schaf-Prionen (Prionen sind degenerierte Eiweißverbindungen) eben einige Rinder, die das Tierkadaver-Futter bekommen haben, infiziert haben. Denn 1972 wurde in Großbritannien ein neues Verfahren zur Herstellung von Tierkörpermehl aus Kadavern und Schlachtabfällen angewandt. Das Tiermehl wurde dabei nur auf 80 statt auf 130 Grad Celsius erhitzt. Diese Temperatur reicht aber nicht aus, um die infektiösen Prionen abzutöten. Das zumindest glaubt man als Ursache erkannt zu haben. Letztendlich kann jedoch kein Forscher mit Sicherheit sagen, welchen Ursprung die verheerende Seuche tatsächlich hat bzw. hatte. Zu unüberschaubar und nicht nachvollziehbar ist das, was in der modernen Massentierhaltung alles passiert und den Tieren eingeflößt wird. Deswegen ist es vermutlich auch nie möglich, ein definitives Ende der BSE-Epidemie zu erklären – auch wenn das Verfüttern von Tiermehl an Rinder in Deutschland seit 1994 verboten ist und in der gesamten EU seit 2000 ein Verbot des Fütterns von Tiermehl an alle landwirtschaftlichen »Nutztiere« gilt.

In den Köpfen der meisten Menschen ist die Rinderkrankheit BSE längst vergessen. (Das hat natürlich auch den Grund, dass es seither schon einige andere Ekel-Seuchen gab – so etwa die Maul- und Klauenseuche bei Schweinen und Rindern oder die Vogelgrippe bei Geflügel.) Während die Seuche in England seit Mitte der 1980er-Jahre wütete, erreichte das Thema Deutschland so richtig groß erst um die Jahrtausendwende. Damals wurde die erste BSE-Kuh in Deutschland gefunden, woraufhin panisch Tausende Tiere notgeschlachtet wurden und den Menschen der Appetit auf Rindfleisch gehörig verging (seit 1995 ist der Verzehr von Rindfleisch pro Kopf um drei Kilo auf 8,5 Kilo im Jahr 2010 gesunken[213]). Die Krankheit ist, sowohl beim Tier als auch beim Menschen, tückisch und unheilbar. Kranke Rinder werden aggressiv, torkeln umher, taumeln, knicken ein und stürzen schließlich zu Boden. Ein vom Rinderwahn befallenes Tier stirbt innerhalb von wenigen Wochen, nachdem es die ersten Symptome gezeigt hat. Beim Menschen verläuft die so genannte Creutzfeldt-Jakob-Krankheit ähnlich dramatisch: Innerhalb kürzester Zeit baut ein betroffener Mensch ab, verlernt zu gehen, zu schreiben, sich auszudrücken. Meist stirbt er nach wenigen Monaten. Bei Mensch und Tier kann erst nach dem Tod zweifelsfrei festgestellt werden, ob es sich tatsächlich um BSE bzw. um die Creutzfeldt-Jakob-Krankheit handelte und welche Variante es war.

Zwar verlief die Seuche letztendlich nicht ganz so dramatisch, wie zu schlimmsten Zeiten von Experten angenommen, als von Hunderttausenden möglichen Todesfällen die Rede war. Bisher waren es bei einer bis drei Millionen infizierten Rindern »nur« etwa 200 Menschen, die sich ansteckten und an der Krankheit verstarben. Aber: Die Krankheit kann auch noch Jahre später ausbrechen. Ausschließen, dass Vergleichbares oder noch Schlimmeres jederzeit wieder möglich ist, kann niemand. Vegetarier sind also in jedem Fall auf der sicheren Seite. Zumindest fast: Denn eine Übertragung ist zum Beispiel auch über Blutkonserven oder durch unzureichend sterilisierte chirurgische Instrumente möglich. So sind unter den BSE-Toten tatsächlich auch fünf Vegetarier zu vermelden. Als Vegetarier muss man aber sicherlich wesentlich weniger bzw. kaum Sorge vor BSE und anderen Seuchen haben. Und überhaupt: Wären wir alle Vegetarier, würde es solch abartige Dinge gar nicht geben.[214, 215, 216]

49.
Weil man keine Angst vorm nächsten Dioxinskandal haben muss

Dioxin gilt als einer der giftigsten Stoffe überhaupt. In die Gruppe der Dioxine fallen rund 200 verschiedene Substanzen, die alle ähnlich aufgebaut sind. Schon in sehr geringen Konzentrationen ist Dioxin extrem schädlich und lagert sich sehr lange im Organismus und in der Natur ab. Wenn es erst einmal in den Boden eingedrungen ist, kann es bis zu 100 Jahre dauern, bis die Hälfte davon wieder abgebaut ist. In die Umwelt gelangt das Gift durch den Menschen. Das liegt unter anderem an industriellen Prozessen wie der Müllverbrennung und der Metallgewinnung, die den giftigen Stoff in die Luft und in den Boden bringen.[217] So weit, so schlecht. Doch was hat das nun mit uns und unserer Nahrung zu tun? Zum einen fressen »unsere Nutztiere« den Boden, der den giftigen Stoff eventuell enthält. Weil sich das Gift vor allem im Fettgewebe ablagert, sind meist tierische Produkte mit einem hohen Fettgehalt betroffen, etwa Milchprodukte, Fleisch, fetter Fisch und Eier.

Auch im Tierfutter wird immer wieder Dioxin gefunden. In der Regel sind hier die beigegebenen Fette die Quelle für die Belastung. So schlemmen die Fleischesser zusammen mit dem Schnitzel oder dem Spiegelei das Gift gleich mit. So passiert beispielsweise 2011, als ein Dioxinskandal fast ganz Deutschland aufschreckte und Länder wie England, die mit vergifteter deutscher Exportware beliefert wurden, gleich mit dazu. Die Dioxinwerte lagen damals viermal über der zulässigen Höchstgrenze (diese liegt etwa bei Eiern bei drei Picogramm – das ist der billionste Teil eines Gramms – Dioxin pro Gramm Fett. Auch für Geflügel- und Schweinefleisch gibt es entsprechende Grenzwerte). »An welcher Stelle der Produktion das Dioxin in die Futtermittelkette gelangte, ist immer noch nicht geklärt«, informierte die Presse.[218] Ist ja auch gar nicht so leicht herauszufinden, wenn man bedenkt, wer da alles so mitpanscht. Das sind nämlich zum Beispiel Betriebe, die zum einen Futterfette herstellen und zum anderen auf demselben Firmengelände gleichzeitig Stoffe für die technische Industrie produzieren (so geschehen etwa auch bei der Firma Harles und Jentzsch, die in den Skandal 2011 verwickelt war). Da kann natürlich immer mal wieder etwas Dioxin versuchtes Industriefett versehentlich ins Tierfutterfett geraten.

Die damalige Verbraucherschutzministerin Ilse Aigner (CSU) sprach sich infolge des Skandals für europaweite Regelungen zum besseren Schutz der Lebens- und Futtermittelkette aus. So solle es europaweit verbindliche Standards zur Trennung gesundheitsgefährdender Stoffe geben. »Betriebe, die Futterfette herstellen, dürfen nicht auf demselben Firmengelände gleichzeitig Stoffe für die technische Industrie produzieren«, so Aigner damals.[219] Was daraus geworden ist? Seit 2012 gibt es tatsächlich eine EU-Verordnung, die strengere Vorgaben macht. So sieht sie »eine klare Trennung der Produktionsströme« vor: Unternehmen müssen die Erzeugung von Fetten für Futtermittel seither grundsätzlich von der Herstellung von Fetten für die technische Industrie trennen. Auch die Anforderungen an die Beförderung und die Lagerung von Futterfetten wurden verschärft. Behälter, die für Futterfette vorgesehen sind, dürfen nun nicht mehr zur Lagerung oder Beförderung von Fetten für die technische Industrie verwendet werden. So soll verhindert werden, dass Behälter oder Stoffe irrtümlich verwechselt oder vermischt werden. Aber sich darauf verlassen? Wir würden es eher nicht empfehlen.

50.

Weil man keine Antibiotika im Essen hat

Für Krankenhäuser und vor allem die Menschen, die darin liegen, ist er der absolute Horror: der sogenannte Krankenhauskeim MRSA. Ein Keim, der gegen sämtliche Antibiotika resistent und gegen den der Mensch machtlos ist. Wenn er bei einem Patienten im Krankenhaus auftritt, wird dieser sofort isoliert behandelt. Es gibt jedes Jahr viele Tausend MRSA-Tote zu beklagen. Doch genau diese Keime, gegen die ein Krankenhaus sich mit allen Mitteln zu schützen versucht, finden sich zunehmend auf Fleisch. Klingt unglaublich? Ist aber so.

Ohne den massiven Einsatz von Antibiotika würden die Tiere die kaum zu ertragenden Bedingungen in der Massentierhaltung nicht bis zur Schlachtreife überleben bzw. es würden sich schnell Masseninfektionen entwickeln. Daher werden sie schon mal prophylaktisch mit Antibiotika vollgepumpt. Das ist zwar streng verboten, geschieht aber trotzdem. Ein Mitgrund: Die Tierärzte, die das Antibiotikum verabreichen, verdienen damit gut. Anstatt die Landwirte dahingehend zu beraten, wie sie möglichst wenige Medikamente einsetzen müssen, verschreiben sie eifrig Präparate. Denn daran verdienen sie, an der Beratung hingegen nicht. Außerdem belohnen die Pharmafirmen die Veterinäre, die große Mengen an Antibiotika abnehmen, mit großzügigen Rabatten.[220] Repräsentative Zahlen gibt es noch nicht, doch aus Stellungnahmen der Bundesregierung und des niedersächsischen Landwirtschaftsministeriums geht hervor, dass Schweine in ihrem kurzen Leben durchschnittlich 5,9 Mal Antibiotikum bekommen (viele Ferkel erhalten gleich direkt nach der Geburt ein Langzeit-Antibiotikum) und Hühnchen etwa 2,3 Mal in ihrem 30 bis 32 Tage dauernden Leben.[221] Deutsche Tierzüchter gehören damit zu den größten Antibiotika-Verbrauchern weltweit. Nach der letzten Auswertung des Bundesamtes für Verbraucherschutz und Lebensmittelsicherheit spritzen und verfüttern deutsche Tierärzte 1.734 Tonnen Antibiotika, geschätzt mehr als doppelt so viel, wie den Bundesbürgern im gleichen Zeitraum verschrieben und verabreicht wurde.[222] Die Wirkstoffe, die bei Mensch und Tier eingesetzt werden, sind dieselben. Diejenigen, die das Fleisch essen, nehmen das den Tieren zuvor inflationär verabreichte Antibiotikum mit auf.

Verheerend: Das Bundesinstitut für Risikobewertung hat bereits 2011 darauf hingewiesen, dass von Schweinehack 15,8 Prozent, von Hühnerfleisch 22,3 Prozent und von den Putenfleisch-Proben sagenhafte 42,3 Prozent mit dem Antibiotika-resistenten MRSA-Keim verseucht waren. Humanmediziner sind darüber entsetzt. So sagt etwa Professor Markus Dettenkofer, Facharzt für Hygiene und Umweltmedizin: »Die Menschen brauchen die Antibiotika dringend, sie waren eine der ganz großen Entwicklungen des letzten Jahrhunderts und haben viele Menschenleben gerettet. Wenn wir sie jetzt stumpf machen, weil wir sie quasi über die Tiere ausschütten (…), dann ist das völlig unangemessen«.[223] Doch genau das wird billigend in Kauf genommen, nur damit in Massen billiges Fleisch produziert werden kann. Zwar ist die Zahl der Erkrankten bislang offenbar gering (meist sind es Mitarbeiter von Tiermastbetrieben), doch das ist keineswegs Grund zur Entwarnung. Experten wissen inzwischen, dass Bauern, Mäster und Schlachter auffällig häufig multiresistente Keime in sich tragen. 40 Prozent der Tierärzte, die Schweinebetriebe betreuen, sind MRSA-positiv.[224]

MRSA ist auch nicht das einzige Problem. Eine neue Gefahr stellen so genannte ESBL (= Extended-Spectrum-Beta-Lactamase) produzierende Coli-Bakterien dar. Dies sind ganz normale Darmbakterien, die ein Antibiotikum-Resistenz-Gen in sich tragen. Sie lassen sich inzwischen überall auf Fleisch finden. Besonders schlimm: Sie verbreiten sich wesentlich schneller und weiter als MRSA. Die Bakterien können im Darm sehr leicht eine Verbindung bilden und ihre Resistenzinformationen übertragen – Informationen, die immer mehr Antibiotika im Ernstfall wirkungslos und Therapien bei eigentlich behandelbaren Krankheiten nicht möglich machen.

Länder wie Dänemark oder die Niederlande konnten durch gesetzliche Auflagen den Antibiotikaeinsatz in der Tiermast um bis zu 50 Prozent reduzieren. In Deutschland gibt es – trotz Forderungen zum Beispiel der Grünen – ein solches Gesetz bislang nicht. Den Menschen wird vielmehr empfohlen, auf Küchenhygiene zu achten: Getrennte Messer und Bretter für Fleisch und Gemüse, Kunststoffbretter, die man mit heißem Wasser waschen kann, damit die gefährlichen Bakterien abgetötet werden. Das Robert Koch-Institut empfiehlt sogar, beim Verarbeiten von Geflügelfleisch Einmalhandschuhe zu tragen, damit keine Keime in offene Handwunden gelangen können. Das ist aber natürlich mitnichten eine Garantie, nicht doch verseuchtes Fleisch zu sich zu nehmen und die möglicherweise schlimmen Konsequenzen zu tragen. Als Vegetarier muss man sich darüber nicht den Kopf zerbrechen.

Doch leider tragen auch Vegetarier die verheerenden Folgen, die der massive Antibiotika-Missbrauch in der Tierhaltung hat, mit. So warnt der ehemalige Veterinäramtsleiter Hermann Focke in seinem Buch *Die Natur schlägt zurück* davor, dass mit den Ausscheidungen der Tiere, etwa über die Gülledüngung, 80 Prozent der verabreichten Antibiotika oder deren teilweise noch wirksamen Abbauprodukte auf landwirtschaftlichen Nutzflächen landen und von dort ins Oberflächen- und Grundwasser gehen. Mancherorts ist dadurch das Trinkwasser schon erheblich belastet.[225]

51.

Weil im Gemüse keine Hormone sind

Mit körperfremden und synthetisch hergestellten Kopien körpereigener Hormone verhält es sich ähnlich wie mit den Antibiotika.

Eigentlich haben sie nichts in den Körpern der Tiere zu suchen, trotzdem werden sie eingesetzt. Grund: Die Muskelmasse soll gesteigert werden. Hormone beeinflussen unmittelbar das Zellwachstum und die Gewichtszunahme. Damit können sie die Leistung von Milchkühen um 15 bis 30 Prozent, das Fleischwachstum bei Rindern, Schweinen und Schafen um 8 bis 38 Prozent steigern. Als Folge treten bei den Tieren Hyperaktivität, Herzrasen und auch spontane Tode auf. Wachstumshormone sind global sehr umstritten – so ist ihr Einsatz etwa in den USA erlaubt, in der EU dagegen seit 1988 verboten. Aber die USA drängen seit mehr als 25 Jahren darauf, dass Hormonfleisch und -milch in der EU wieder zugelassen werden. Auf Drängen der US-Regierung und Pharmafirmen wurden im Rahmen der Freihandelsorganisation WTO 2012 Grenzwerte für Hormonrückstände in Fleisch und Lebern festgeschrieben. Sowohl global agierende Pharmafirmen als auch amerikanische Fleischexportfirmen wollen Handelshemmnisse für Hormonfleisch abbauen. Die Verhandlungen finden hinter verschlossenen Türen statt, daher wissen Verbraucher in der EU aktuell nicht, was die EU-Kommission den USA verspricht. Verbraucher-, Umwelt- und Tierschutzorganisationen fordern den Stopp der Geheimverhandlungen und eine verpflichtende Kennzeichnung für Fleisch und alle anderen Lebensmittel vom Tier. Nur ein Hinweis auf Herkunft, Hormoneinsatz, Gentechnik im Futter und die Haltung der Tiere würden Transparenz für den Verbraucher schaffen.[226] Es verwundert nicht, dass es viele gibt, die daran kein Interesse haben.

Anders als der Einsatz von Wachstumshormonen ist der von Sexualhormonen auch in der EU nicht verboten. Sie werden Säuen im Stall gespritzt, damit alle den gleichen Zyklus haben. Natürlicherweise gebären Sauen ihre Ferkel, wenn die Tragzeit beendet ist, und werden erst dann wieder tragend, wenn die Säugezeit nach etwa sechs Wochen zu Ende geht. Industrielle Ställe mit Zehntausenden Schweinen folgen jedoch einer anderen Logik. Ihre Architektur mit

Tausenden von Eisengitter-Geburtsständen gibt vor, dass die exakt passende Anzahl Sauen zur gleichen Zeit gebärt4. Eine Sau trägt ihre Ferkel 110 Tage lang aus – wenn sie maximal einen Tag überfällig ist, wird die Geburt hormonell eingeleitet. Denn sonst würde das ganze System aus dem Rhythmus geraten. Nach kaum drei Wochen Säugezeit soll die Sau dann wiederum mit Hilfe von weiteren Hormongaben sofort wieder schwanger werden – denn eine »leere« Sau kostet nur unnötig. Sexualhormone sparen Arbeitskräfte bei Geburten am Fließband und bringen mehr Ferkel. Allerdings auch mehr tote. Doch das wird einkalkuliert. Es ist normal, dass eine Sau mit Hormonbehandlung trotz ihrer maximal 14 Zitzen oft mehr als 15 Ferkel pro Wurf auf die Welt bringt. »Überzählige« Ferkel werden meist ohne mit der Wimper zu zucken, getötet.

Bisher sieht weltweit kein Staat systematische Rückstandsuntersuchungen oder eine verpflichtende Kennzeichnung von Fleisch aus Hormonzucht vor. Über die eingesetzten Hormonmengen gibt keine Verbraucherschutzbehörde transparente Auskunft. Nur Pharmafirmen wissen, wo welche Hormone eingesetzt und wie viel an Wirkstoffen in welchem Land gekauft werden. Doch nicht nur über das Fleisch können den Menschen die Hormone erreichen. Tiere scheiden 85 Prozent der Wirkstoffe wieder aus. Diese gelangen mit der Gülle in die Umwelt, vor allem in die Gewässer. Mediziner führen das Wachstum einiger Krebsarten, zunehmende Fruchtbarkeitsprobleme bei Männern sowie eine immer früher einsetzende Pubertät auf die allgemein steigende Belastung der Natur mit hormonwirksamen Substanzen zurück. Welcher Anteil davon auf die Tierzucht entfällt, ist bislang nicht untersucht. Doch insbesondere im Kindesalter können bereits sehr geringe Hormondosen zu Fehlbildungen der Geschlechtsorgane und Geschlechtsumwandlungen beitragen. Das zeigen Tierversuche im Labor und bezüglich der Entwicklung von Wildtieren in der Natur. Die Technik bietet hier keine Hilfe: Denn Kläranlagen können die meisten Stoffe nicht filtern.[227]

Wenn ein Tier auf grausame Art und Weise geschlachtet wird, schießen außerdem Adrenalin und Stresshormone durch seine Adern und landen dann ebenfalls in unserem Abendessen. Die Frage, ob sie auch in uns übermäßige Ängste und Aggressionen verursachen, darf gestellt werden. In jedem Fall essen wir Angst und Zorn mit. Und es gibt zwar wenig wissenschaftlich untermauerte Fakten zu diesem Thema, aber doch eine ganze Reihe Vegetarier und Veganer, die berichten, dass sie, seit sie Fleisch von ihrem Speiseplan gestrichen haben, sehr viel ruhiger und friedlicher sind. Und beruhigter sicherlich auch!

52.

Weil man Botox im Gesicht nicht braucht und im Essen nicht hat

Wenn man »Botox« hört, denkt man an alte, faltenfreie Maskengesichter à la Wolfgang Joop oder Nicole Kidman. Warum der Vegetarier es nicht nötig hat, sich Nervengift ins Gesicht spritzen zu lassen, wird in Grund 19 (»Weil es gut für die Haut ist«) erörtert. Dass Fleischesser allerdings oft mit Botox in Berührung kommen, und zwar gänzlich ungewollt und auf sehr gefährliche Art und Weise, ist weniger bekannt. Wie das sein kann? Das Bakterium Clostridium botulinum, aus dem für die Schönheitsindustrie Botox hergestellt wird, ist gegen Falten für den einen Segensbringer, für den anderen einfach nur hässlich. Wenn sich allerdings Rinder oder andere Tiere damit infizieren, kann es hochgefährlich werden – sowohl für die Tiere als auch für den Menschen. Bilder von Kühen, die stolpern, hinfallen, sich einfach nicht mehr auf den Beinen halten können, gibt es in deutschen Rinderställen seit über zehn Jahren. Doch anders als bei BSE gab es nie den großen öffentlichen Aufschrei (bisher jedenfalls noch nicht). Dabei handelt es sich beim sogenannten Botulismus um eine mindestens ebenso grauenvolle Krankheit.

Wie das Bakterium zu den Rindern kommt, ist bis heute ungeklärt – möglicherweise sind aber, ähnlich wie bei BSE, Tierkadaver im Futter die Übeltäter. In diesem Fall übertragen sie vermutlich die Toxine und lösen so schwere Schäden an Nerven- und Verdauungssystem aus. Die Tiere erkranken an einer Muskelschwäche, können sich nicht mehr auf den Beinen halten, sind zu nichts mehr in der Lage. Immer mehr Höfe sind von dem schrecklichen Bakterium betroffen und müssen ganze Viehherden töten. Die ersten geschädigten Bauern gab es in Mecklenburg-Vorpommern. Inzwischen streitet eine Vereinigung von Bauern um die Anerkennung dieser Infektion als Seuche – denn bisher haben die Behörden das nicht getan. Das bedeutet zum einen, dass die Bauern keine Entschädigung bekommen für die großen finanziellen Ausfälle, die sie durch die Krankheit haben. Zum anderen bedeutet es, dass der Verbraucher keinerlei Schutz hat, dass das Bakterium nicht auch auf seinem Teller und damit in seinem Körper landet (denn bisher zählt die Krankheit eben nicht zu den anzeigepflichtigen Tierseuchen und auch nicht zu den meldepflichtigen Tierkrankheiten). Das kann verheerende Auswirkungen haben. Denn inzwischen bestätigen immer mehr Wissenschaftler den Verdacht, dass das Bakterium auf den Menschen übertragen werden und sogar erbgutschädigend sein kann.

Jemand, der das unmittelbar erfahren musste und der bis heute an vorderster Front für die Anerkennung des Botulismus als Seuche und damit für Entschädigung kämpft, ist der Bauer Klaus Wohldmann aus Demen (Mecklenburg-Vorpommern). Er hat nicht nur seine rund 100 Rinder verloren, sondern litt auch selbst an ähnlichen Symptomen wie seine Tiere, sodass er selbst zur Behandlung ins Krankenhaus musste. Der Sohn, mit dem Wohldmanns Frau schwanger war, als die ersten Tiere auf dem Hof erkrankten, kam schwerstbehindert zur Welt. Er leidet an einer Nervenerkrankung und zeigt ebenfalls ähnliche Symptome wie die kranken Tiere. Sein

Bruder, der 2004 geboren wurde, wurde abseits des Hofes ausgetragen und bekam keine Muttermilch – er ist kerngesund. Wissenschaftler wie Professor Helge Böhnel von der Uni Göttingen oder der Neurologe Dirk Dressler bestätigen einen Zusammenhang zwischen den Erkrankungen von Tier und Mensch. Doch die Behörden mauern weiterhin, weder auf Landes- noch auf Bundesebene wird von politischer Seite etwas unternommen (siehe Grund 55: »Weil wir der Politik nicht vertrauen können«). Na ja, immerhin wurde jetzt – nach über zehn Jahren! – vom Bundeslandwirtschaftsministerium eine Studie in Auftrag gegeben.[228] Leichter – und günstiger – ist es jedoch, die Bauern klein zu halten, sie als Spinner zu bezeichnen und als eigenverantwortlich für die Krankheiten. Der Verbraucher läuft – ohne es zu wissen – ins Verderben. Darauf doch erst mal einen botoxfreien Tofu-Burger!

53.

Weil man weniger schädliche Zusatzstoffe wie Glutamat zu sich nimmt

Damit sich große Lebensmittelkonzerne tragen, ist eine möglichst hohe Gewinnspanne nötig. Das bedeutet, sie müssen so billig wie möglich produzieren und so teuer wie möglich verkaufen. Sie müssen also etwas herstellen, was die Menschen als Lebensmittel akzeptieren, und sie müssen ihnen das Gefühl geben, dass es gut für sie ist. Dafür gibt es im Großen und Ganzen drei Anreize:

Erstens: Es muss schmecken. Dafür eignen sich Geschmacksverstärker hervorragend – sie würden sogar Dreck schmecken lassen. Glauben Sie, Chips und anderes Gebrösel würde schmecken ohne Geschmacksverstärker? Wohl kaum. Der Verbraucherservice Bayern erklärt: »Geschmacksverstärker können bestimmte Geschmacksrichtungen besonders intensivieren, ohne einen eigenen Geschmack aufzuweisen. Sie sollen den industriell hergestellten Produkten wieder den Geschmack des natürlichen Lebensmittels zurückgeben.« Es werden verschiedene Substanzen als Geschmacksverstärker eingesetzt, zum Beispiel Inosinat, Guanylat oder Glutamate, die Salze der Glutaminsäure. Wird z. B. Mononatriumglutamat bei der Herstellung von verpackten Lebensmitteln verwendet, muss dieses klar gekennzeichnet sein.[229] Sie sollen industriell hergestellten Produkten wieder den Geschmack des natürlichen Lebensmittels zurückgeben. Wieso dann nicht gleich das natürliche Lebensmittel verwenden?! Naheliegenderweise gibt der Verbraucherservice Bayern genau diesen Tipp. Da Veggies meist frisch und selbst kochen und sich häufig mehr mit ihrer Ernährung beschäftigen als Mischköstler, sind sie vor ungesunden Geschmacksverstärkern besser geschützt.

Als besonders schädlich gilt der Geschmacksverstärker Glutamat, der den Lebensmitteln häufig in großen Mengen beigefügt wird. Glutamat ist auch in Eiern oder in Käse enthalten und ist an sich sogar ein für den Körper wichtiger Stoff, weil er für das Zusammenspiel der Nervenzellen verantwortlich ist. Jedoch wird Fast-Food-Gerichten oder Fertigprodukten so viel davon zugesetzt, dass es so ist, als würde man kiloweise Käse essen oder hundert Eier auf einmal. Es wird immer wieder diskutiert, dass Glutamat sogar das Gehirn angreifen kann.[230]

Zweitens: Das Essen muss gut aussehen. Das wird mit einer Vielzahl von Zusatzstoffen erreicht, die das industriell hergestellte Lebensmittel immer frisch und lecker wirken lassen, selbst, wenn es aus einem gruseligen Pulver besteht.

Drittens: Am besten sollten die Leute auch noch glauben, das Lebensmittel sei gesund. Also wird alles reingepanscht, was gerade als gesund gilt. Dabei ist es häufig völlig egal, ob die Konzentration oder Zusammensetzung der Stoffe schädlich wirkt. Hier sollten sowohl der Fleischesser als auch der Vegetarier große Vorsicht walten lassen und hinterfragen, ob das, was in dem Produkt steckt, tatsächlich gesund ist. Meist sind Produkte großer Lebensmittelhersteller, die als gesund gepriesen werden, genau das Gegenteil: Im besten Fall sind sie einfach nur überteuert und bringen nichts, im schlechtesten Fall schaden sie der Gesundheit sogar.

54.

Weil wir alles Ungesunde, das den Tieren verabreicht wurde, mitessen

Dass mit dem Stück Fleisch auf dem Teller auch all das mit in den Körper wandert, was das Tier in seinem kurzen und qualvollen Leben zu sich nehmen musste, ist einerseits logisch, andererseits wird es vom Fleischliebhaber auch gerne verdrängt. Denn es ist ja auch wirklich zu eklig. Auf die Hormon- und Antibiotikagabe und ihre Auswirkungen wurde bereits separat eingegangen (siehe Grund 50: »Weil man keine Antibiotika im Essen hat« und Grund 51: »Weil im Gemüse keine Hormone sind«). Doch daneben gibt es noch eine Reihe anderer Substanzen, die der Fleischesser mit dem Schnitzel, der Putenbrust oder dem Rinderfilet zu sich nimmt.

Erstens: Gentechnik. Generell schätzen Verbraucher in Deutschland keine genmanipulierten Nahrungsmittel. Das Problem ist jedoch: Produkte wie Fleisch, Milch oder Eier von Tieren, die mit genmanipulierten Pflanzen gefüttert wurden, müssen in der EU nicht gekennzeichnet werden. Diese bewusste Gesetzeslücke sichert der Gentechnik-Industrie derzeit den jährlichen Import von rund 40 Millionen Tonnen zumeist genmanipulierter Sojabohnen oder von Sojaschrot in die EU. Über 90 Prozent davon landen im Futtertrog. Der Fleischesser kann hier also nicht erkennen und wissen, was an Gentechnik er mit dem Fleisch aufnimmt. Firmen wie McDonald's geben den Einsatz von gentechnisch veränderten Futtermitteln in der Hähnchenmast sogar zu. Hatte der Fast-Food-

Konzern sich seit 2001 selbst verpflichtet, europaweit auf den Einsatz von Genfutter bei der Produktion von Chickennuggets und Chickenburgern zu verzichten, wurde diese Selbstverpflichtung 2014 kurzerhand wieder aufgelöst. In einem Brief an die Umweltorganisation Greenpeace wird als Grund genannt, dass es »keine ausreichenden Mengen an gentechnikfreien Futtermitteln zu wirtschaftlich vertretbaren Konditionen« gebe. Nach Berechnungen von Greenpeace würde sich ein Chickenburger jedoch nur um weniger als einen Cent verteuern, wenn der Konzern weiterhin auf gentechnisch verändertes Futtermittel verzichten würde.[231]

Zweitens: Zwar schützen Gesetze vor den gefährlichsten Substanzen, die in Pestiziden, Herbiziden oder Medikamenten enthalten sein können. Doch gibt es – wie so oft – Schlupflöcher und Grauzonen. Das zeigt das Beispiel Glyphosat, welches das weltweit meistverkaufte Unkrautvernichtungsmittel ist. Hier gibt es den einzigen positiven Aspekt von genmanipuliertem Soja, das – wie bereits erwähnt – größtenteils als Futtermittel in der Massentierhaltung eingesetzt wird. Denn dieses genmanipulierte Soja ist resistent gegen Glyphosat. Doch wie fast immer gibt es ein »Aber«. Und zwar ein großes! Die Pflanzen sind zwar resistent gegen Glyphosat, nehmen das Herbizit jedoch trotzdem auf. Die Rückstände bleiben in Essen und Futter mindestens ein Jahr stabil erhalten – selbst dann, wenn die Nahrung gefroren oder getrocknet wird. Nutztiere speichern die Chemikalie. Studien haben ergeben, dass in Milch, Eiern, der Leber und den Nieren auch dann geringfügige Restmengen an Glyphosat nachweisbar sein können, wenn die Tiere nur die zulässige Höchstmenge der Substanz mit der Nahrung aufgenommen haben. Die US-Umweltbehörde EPA hat im Jahr 1996 die gesetzlich festgeschriebene Höchstgrenze für Glyphosat-Rückstände in Sojabohnen von 0,1 auf 20 Milligramm pro Kilogramm erhöht. Das wurde daraufhin auch international als zulässiger Höchstwert anerkannt. Es gibt Hinweise darauf, dass sich eine Woche nachdem ein Mensch Glyphosat zu sich genommen hat, noch ein Prozent der

Substanz im Körper befindet. Da das Herbizid so breit angewendet wird, sind ihm die meisten Menschen regelmäßig ausgesetzt. Bisher wurde noch nie untersucht, wie viele Menschen welche Mengen über einen längeren Zeitraum im alltäglichen Leben zu sich nehmen und welche Konsequenzen das hat.[232]

Die Europäische Behörde für Lebensmittelsicherheit (EFSA) will sich jetzt mit dem Thema befassen. Wir würden den weniger langwierigen und wesentlich sichereren Weg empfehlen: Vegetarier oder – in diesem Fall noch sinnvoller – Veganer werden.

55.

Weil wir der Politik nicht vertrauen können

Dass katastrophale Zustände in Tiermastbetrieben, die eindeutig Tierquälerei sind (siehe Kapitel 9: »Tier gewinnt«), nicht in Ordnung sind, leugnet kein Politiker, besonders nicht vor einer Fernsehkamera. Dass trotzdem so wenig getan wird, dass so etwas nicht passiert, ist eigentlich völlig unverständlich. Wenn man aber bedenkt, dass die Tierindustrie mit Milliarden Euro staatlich subventioniert wird – Fleisch gilt irrsinnigerweise als »wertvolles« Lebensmittel – und dass die Politik aufs Engste mit dieser Industrie verbunden ist, dann wird die Sache schon klarer. Vor allem Agrarminister und Verbraucherschutzminister stehen in engem Kontakt mit den Bauernverbänden und den Lobbyisten der Nahrungsmittelindustrie. Manchmal gibt es sogar persönliche Verflechtungen, wie zum Beispiel bei dieser Dame:

Astrid Grotelüschen war von April bis September 2010 niedersächsische Landwirtschaftsministerin. Durch Recherchen des Tierrechtsaktivisten Stefan Bröckling kam heraus, dass ihr Ehemann die zweitgrößte Putenbrüterei Deutschlands betreibt, die auch die Firma Wiesenhof, die 2011 durch einen großen Skandal negativ auf sich aufmerksam machte (Geflügelgreifer wurden dabei gefilmt, wie sie auf Tiere, die aus eigener Kraft nicht mehr laufen konnten, sprangen und so lange auf deren Hälsen herumtrampelten, bis sie tot waren), mit Putenküken beliefert. Da saß also ziemlich eindeutig eine Agrarlobbyistin im Ministerium. Das ist laut Bröckling in Niedersachsen (und nicht nur dort) kein Einzelfall: »Auch Grotelüschens Vorgänger, Heiner Ehlen, war selbst Schweinezüchter. In seinem Stall habe ich 2003 gefunden, was ich sehr oft finde: Schweine, die sich gegenseitig aus Langeweile und Aggression die Schwänze abfressen, sowie Unmengen von Fliegen. (...) Solche Beispiele zeigen für mich, warum das Kontrollsystem bei Tiermastbetrieben eigentlich gar nicht funktionieren kann. Dazu sind die Interessen zwischen Politik und Agrarlobby viel zu eng miteinander verknüpft«[233], so Bröcklings ernüchterndes Fazit. Auch Marsili Cronberg schreibt in seinem Buch: »Wir können der Politik nicht mehr vertrauen. Kommissionen, die die Industrie kontrollieren sollen, sind besetzt mit Vertretern der Industrie. Kein einziges mächtiges Kontrollorgan ist mehr in unabhängiger Hand.«[234]

Direkt zuständig für die Kontrolle der Tiermastbetriebe sind die Veterinärämter. Sie sind auf der Ebene der Kommunalverwaltung angesiedelt und sollten dafür sorgen, dass Dinge, die immer wieder von Tierschutzaktivisten aufgedeckt werden (viel zu viele Tiere auf engstem Raum, schwer kranke Tiere, schlimmste hygienische Zustände usw.), nicht passieren. Bedauerlicherweise tun sie das alles in allem eher selten. »Leider arbeiten nicht alle Veterinärämter gut mit uns zusammen«, schreibt Bröckling. »Aus Erfahrung weiß ich: Etwa 80 Prozent sind eine Katastrophe. (...) Die Kontrollen durch die Veterinärämter sind in den meisten Fällen viel zu lasch, davon bin ich überzeugt.«[235] Und so passiert es, dass die Vorschriften, die es teilweise auf dem Papier (sprich als Gesetz) gibt, in sehr, sehr vielen Fällen umgangen und nicht eingehalten werden. Wenn es mal zu einer Ahndung kommt, wie im oben beschriebenen Fall der Putengreifer bei Wiesenhof, kann man sich vor Ungläubigkeit nur die Augen reiben und vor Scham im Boden versinken: Denn die grausamen Tierquäler wurden zu einer Strafe von jeweils 400 Euro verurteilt und der Betriebsleiter musste 2.500 Euro Strafe zahlen. Menschen, die denken, wir hätten ein funktionierendes Tierschutzgesetz, täuschen sich also leider.

Das zeigt auch die Tatsache, dass jährlich in Deutschland 40 Millionen männliche Küken auf grausamste Art und Weise direkt nach dem Schlüpfen geschreddert oder vergast werden – einzig und allein aus dem Grund, weil sie keine Eier legen und zu langsam Fett ansetzen, das heißt als Masthähnchen nicht geeignet sind. Dass dies passiert, hat rein wirtschaftliche Gründe und widerspricht somit eindeutig dem Paragrafen 1 des Tierschutzgesetzes, der besagt: »Niemand darf einem Tier ohne vernünftigem Grund Schmerzen, Leiden oder Schäden zufügen.« Doch die Politik bleibt unbegreiflicherweise seit Jahrzehnten tatenlos und schützt die Agrarlobby, die Geld verdienen will.

Auch was den Schutz der Verbraucher angeht, schafft die Politik nicht gerade Vertrauen. So hält sie etwa seit vielen Jahren die Seuche Botulismus klein und riskiert so die Gesundheit der Menschen (siehe Grund 52: »Weil man Botox im Gesicht nicht braucht und im Essen nicht hat«). Wieder einmal ist auch hier der einzige Weg, den man guten Gewissens gehen kann: Kein Fleisch mehr essen – und sich das mit den Eiern und der Milch auch noch mal überlegen (siehe Grund 107 und 108: »Weil es nur ein kleiner Sprung zum Veganer ist«).

56.

Weil beim Thema Ernährung Ärzte die falschen Ansprechpartner sind

Dass Ernährung einen großen Einfluss auf unsere (Un-)Gesundheit hat, hat sich inzwischen bei den meisten herumgesprochen. Umso erstaunlicher, dass das Thema bei all denen, die sich um unsere Gesundheit kümmern, kaum eine Rolle spielt. Denn im Medizinstudium steht es bis heute nicht auf dem Lehrplan. Man kann also davon ausgehen, dass der Arzt des Vertrauens genauso wenig oder viel Ahnung hat wie jeder andere Normalbürger auch. »Wenn sich ein Arzt nicht von sich aus intensiv mit dem Thema Ernährung auseinandersetzt, hat er nie etwas über die Unterschiede zwischen veganer, vegetarischer und fleischlicher Kost gelernt. (...) Daher gibt es viele Ärzte, die falsche Meinungen und unnötige Ängste verbreiten, weil sie nur das nachsprechen, was im Allgemeinen erzählt wird«, sagt Dr. Klaus Gstirner, Krebsspezialist aus Graz.[236]

Beim näherem Nachdenken verwundert diese im ersten Moment merkwürdig erscheinende Tatsache nicht: Der Arzt will schließlich nicht (fast) arbeitslos werden. Das gesamte Geschäftsmodell der Medizin beruht daher nicht auf der Vorbeugung und Verhütung von Erkrankungen, sondern auf deren Therapie. Natürlich soll das nicht heißen, dass alle Ärzte reine Geschäftsleute sind. Es gibt mit Sicherheit eine ganze Menge, die sich der Gesunderhaltung des Menschen verpflichtet fühlen. Trotzdem ist unbestritten, dass Kliniken, Ärzte und die Pharmaindustrie nur dann Geld verdienen, wenn Krankheiten existieren. Daher liegt es in der Natur der Sache, dass überwiegend zur Heilung von Erkrankungen geforscht wird – weitaus mehr als dazu, wie diese Krankheiten vermieden werden könnten. De facto ist es sogar so, dass in der ernährungswissenschaftlichen Literatur und in den ernährungswissenschaftlichen Studien exakt das Gegenteil von dem steht, was die meisten Ärzte und auch die Bevölkerung zu diesem Thema denken. Denn gemeinhin wird ja von sämtlichen Seiten davon ausgegangen, dass Fleisch, Milch, Eier und Fisch zu einer ausgewogenen, gesunden Ernährung gehören. Die Studienlage ergibt aber eine völlig andere Situation. Dort ist zweifelsfrei belegt, dass Tierprodukte gesundheitsschädlich sind und für die häufigsten Erkrankungen und Todesursachen in westlichen Gesellschaften, also für Krebs, Herz-Kreislauf-Erkrankungen,

Diabetes und so weiter zu einem großen Teil (mit-)verantwortlich sind. Die Forschungsergebnisse der letzten Jahre belegen darüber hinaus: Bluthochdruck, Demenz, Multiple Sklerose, Nierensteine, hohe Cholesterinwerte, Übergewicht und Autoimmunerkrankungen gehen oft auf eine falsche Ernährung zurück. In den allermeisten Fällen sind genau das hochgelobte Eiweiß, Hormone und weitere Substanzen aus Tierprodukten Hauptauslöser für diese Erkrankungen. Während vegetarische und vor allem vegane Ernährung in den Köpfen vieler (aber glücklicherweise immer weniger) Menschen nach wie vor eine ungesunde und von Verzicht geprägte Mangelernährung ist, hat sie jedoch nur in einem einzigen Punkt einen Mangel aufzuweisen: nämlich einen an Krankheiten.

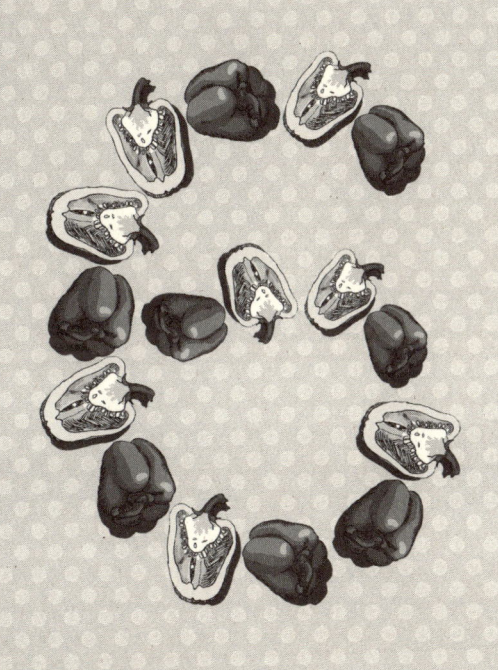

(UM-)WELTSCHUTZ LEICHT GEMACHT

57.

Weil es gut für die Welt ist

Denn eine bewusste Ernährung ist ein Beitrag zum Umwelt- und Klimaschutz. Das Bundesumweltministerium erinnert: »Ein geringerer Fleischkonsum, viele Teigwaren und Kartoffeln, ein hoher Anteil an Obst und Gemüse und nicht so viele bzw. fettarme Milchprodukte tragen zu mehr Umwelt- und Klimaschutz bei.«[237] Wer gar kein Fleisch isst, tut am meisten für die Umwelt (siehe Grund 59: »Weil es unseren ökologischen Fußabdruck verkleinert«).

Die »Nutztierindustrie« und die Produktion von Fleisch sind noch vor dem Autoverkehr die Hauptverursacher der globalen Erwärmung. Denn um Weideflächen und Acker für Futterpflanzen zu schaffen, werden tropische Regenwälder gerodet. Laut den Vereinten Nationen gehen etwa 70 Prozent der Abholzungen des Amazonaswaldes auf das Konto von Weideflächen. Denn um ein Kilogramm Fleisch zu »produzieren«, muss ein Tier – je nach Art – sieben bis 16 Kilogramm Pflanzennahrung fressen. Der Hunger nach Fleisch ist groß. Allein in Deutschland werden pro Jahr und Person rund 60 Kilogramm Fleisch verzehrt. Dadurch wird die »grüne Lunge« in einem nie da gewesenen Tempo vernichtet.

Der Konsum von Fleisch, Milch und Eiern ist für mehr als die Hälfte (51 Prozent) aller von Menschen ausgelösten Treibhausgasemissionen verantwortlich.[238] Das hat das Worldwatch Institute in einer Studie über die Bedeutung der Tierhaltung und des Konsums tierischer Produkte für den Klimawandel herausgefunden. Jedes Schnitzel, jedes Steak, jeder Chickenburger bringt uns ein Stück näher an die Klimakatastrophe. Denn die Herstellung von tierischen Nahrungsmitteln ist für die Umwelt deutlich belastender, als die gleiche Menge pflanzlicher Nahrung zu produzieren. Aber wir haben ja zum Glück die Wahl: Wir können schließlich selbst entscheiden, was wir essen.

58.
Weil es das Mittel gegen den Welthunger ist

Von den Gründen, die für den Vegetarismus und gegen das Fleischessen sprechen, ist einer gewichtiger als der andere. Besonders schwer wiegt dieser: Mit dem Wechsel zu vegetarischer oder veganer Kost kann auf leichteste und effizienteste Weise von jedem Einzelnen etwas gegen den verheerenden Hunger getan werden, der in vielen Regionen der Erde Menschen leiden und sterben lässt. Laut Vegetarierbund nimmt der Konsum von Fleisch heute einer Milliarde Menschen die Grundnahrung weg – denn nur die gigantischen Getreidefutterimporte aus Entwicklungsländern ermöglichen die Produktion der bei uns nachgefragten Fleischmengen. Würden wir alle vegetarisch leben, könnten täglich 25.000 Menschen vor dem Hungertod bewahrt werden, so der VEBU.[239]

Derzeit leiden 842 Millionen Menschen an Unterernährung oder Mangel an gesunden Lebensmitteln. Das ist unter anderem dadurch bedingt, dass durch die Herstellung von Agrarkraftstoffen aus Getreide das Auto zum Nahrungskonkurrenten wird, aber auch durch Dürren, die eine Folge des Klimawandels sind. Mit Abstand den größten Einfluss hat jedoch die riesengroße und stetig wachsende Nachfrage nach tierischen Lebensmitteln. Der weltweite Fleischkonsum ist von 1961 bis heute von 71 Millionen auf 284 Millionen Tonnen pro Jahr gestiegen. Bis 2050 soll sich der weltweite Fleischverbrauch nochmals verdoppeln. Das Problem: Fleisch ist der Lebensmittelverschwender Nummer eins. Zur Produktion einer tierischen Kalorie werden je nach Tierart fünf bis dreißig pflanzliche Kalorien verfüttert. Beim Rind bleiben deutlich über 90 Prozent der Nahrungsenergie auf der Strecke. Viele Menschen können mit der gleichen Getreidemenge ernährt werden, wenn statt eines Schweineschnitzels ein Weizen- oder Sojaschnitzel daraus würde.

Um die Tiere in unserer Agrarindustrie zu ernähren, wird Getreide zu großen Teilen aus Lateinamerika importiert. Auch für deutsche Schweinemästereien und Milchfabriken brennen dort Regenwälder, um neuen Platz für Futtergetreidefelder zu schaffen. Der globale Markt zahlt eben besser, der Anbau von Nahrungsmitteln für die Menschen vor Ort lohnt sich nicht mehr. Die Entwicklungs- und Schwellenländer selbst werden häufig, nicht zuletzt wegen der Korruption in diesen Staaten, dieser Entwicklung keinen Einhalt gebieten können. Nur die reichen Länder können durch eine veränderte globale Nachfrage Änderungen erwirken. Die Politik der reichen Staaten unterstützt aber weiterhin die tierhaltende Agrarindustrie und kurbelt damit die Lebensmittelverschwendung an, statt Alternativen zu fördern und nachhaltige Lösungswege beim Namen zu nennen: Weg von tierischen Lebensmitteln, hin zu pflanzlichen Alternativen. Eine unpopuläre, aber ehrliche Forderung, deren Durchsetzung mit mutiger Politik machbar wäre.

Bis zum fertigen »Fleisch-Produkt« werden unverhältnismäßig viele Ressourcen wie Getreide, Wasser und Land verbraucht. All die Tiere, die in der Agrarindustrie gehalten werden, müssen fressen und trinken, um wachsen und ihren Stoffwechsel aufrechterhalten zu können. Daher bedeutet die Herstellung von tierischen Produkten einen besonders ineffektiven Einsatz der vorhandenen Ressourcen gegenüber einer direkten Nutzung zum Anbau von Menschennahrung statt Futtergetreide. Der Umweg über das Tier verschwendet Lebensmittel in gigantischem Ausmaß.

Auf 85 bis 90 Prozent schätzt Chris-Oliver Schickentanz, Experte für den globalen Getreidehandel, den Anteil, den der erhöhte weltweite Fleischkonsum an den steigenden Agrarpreisen hat. Je mehr Fleisch erzeugt wird, desto mehr steigt der Bedarf an Soja und Futtergetreide wie Mais, Gerste, Hafer und Futterweizen. Die hohe Nachfrage der Tierindustrie nach Futter treibt die Preise für diese Grundnahrungsmittel weltweit in die Höhe und verdrängt auch andere Anbauarten wie Reis beim Konkurrenzkampf um

Anbauflächen. Damit steigen durch den Fleischkonsum nicht nur die Getreidepreise, sondern auch die Preise für andere Grundnahrungsmittel wie eben Reis. Auch die notwendige Erhöhung des Ernährungsstandards in den armen Ländern durch Obst und Gemüse konkurriert mit Tierfutter um Ressourcen wie Land und Wasser.

Der internationale Getreiderat warnt bereits seit Jahren, dass durch den Anstieg des Fleischkonsums die Kapazitäten an Getreideerzeugnissen den Bedarf nicht decken können. Der Verbrauch an Getreide ist so dramatisch angestiegen, dass die weltweiten Vorräte den niedrigsten Stand seit 1982 erreicht haben. Rufe nach höherer Produktivität und mehr Anbauflächen werden laut. Diese kurzsichtige Forderung bedeutet weitere Rodung der Regenwälder für neue Anbauflächen und die damit verbundene Klimaschädigung sowie den intensiven Einsatz von Gentechnik. Vor dem Hintergrund der Verschwendung des Getreides durch die Umwandlung in tierische Lebensmittel wirkt sie geradezu grotesk.

Vor allem aber, weil Fleisch kein lebensnotwendiges Nahrungsmittel ist. Die wichtigen Aminosäuren stecken auch in pflanzlicher Kost. Der Konsum tierischer Nahrungsmittel hat nichts mit Wohlstand oder Lebensqualität zu tun. Es ist vielmehr eine erlernte Angewohnheit, mit der zu brechen für viele Menschen nicht notwendig erscheint, weil die Politik die Produktion von tierischen Lebensmitteln auf unterschiedlichstem Wege bewirbt und subventioniert. Ob durch direkte Finanzhilfe, Exportsubvention oder schlicht durch staatliche Propaganda.

Sinnvolle politische Förderungen müssen weg vom Fleisch auf eine pflanzliche Kost zielen. Ohne diese grundsätzliche Änderung unserer Ernährungsstrategie sind alle Bemühungen, dem Welthunger zu begegnen, Augenwischerei. Harvard-Ernährungswissenschaftler Jean Mayer schätzt, dass durch eine Reduktion der Fleischproduktion um zehn Prozent so viel Getreide eingespart werden könnte, wie zur Versorgung von 60 Millionen Menschen notwendig wäre.[240] Jeder sollte seinen Beitrag leisten. Sofort. Es tut nicht weh – im Gegenteil: Es macht Spaß, ist gesund, lecker und es kann die Welt verändern.

59.
Weil es unseren ökologischen Fußabdruck verkleinert

Fußabdruck: klar. Aber ökologischer Fußabdruck – was war das gleich noch mal? Ganz einfach: Der ökologische Fußabdruck zählt alle Ressourcen, die wir zum Leben brauchen und zeigt, wie viel Fläche benötigt wird, um Energie und Rohstoffe dafür zur Verfügung zu stellen. Es gilt: Je größer unser Fußabdruck, desto schlechter. »Lebt die Menschheit weiter wie bisher, benötigen wir bis zum Jahr 2030 zwei Planeten, um unseren Bedarf an Nahrung, Wasser und Energie zu decken. Bis zum Jahr 2050 wären es knapp drei«, hat die Naturschutzorganisation World Wide Fund For Nature (WWF) ausgerechnet.[241] Denn wir verdrängen Tiere und Pflanzen und erobern ihre Lebensräume – vor allem, um zu essen und um Essen für unser Essen anzubauen. Die Folge: Artensterben, Umweltkatastrophen, Überfischung, Wasserknappheit und Extremwetter.

Zum Glück kann jeder etwas dagegen tun. Zum Beispiel weniger oder kein Fleisch mehr essen. Denn ein Drittel des ökologischen Fußabdrucks stammt momentan von der Ernährung. Davon gehen rund 80 Prozent auf das Konto für die Erzeugung tierischer Lebensmittel, weil bei der Herstellung von Fleisch- und Wurstwaren viel Wasser verbraucht und viel Kohlendioxid erzeugt wird. Der ökologische Fußabdruck von Vegetariern ist daher kleiner als der von Nicht-Veggies. Wie groß der eigene ökologische Fußabdruck im Vergleich zum deutschen Durchschnitt ist, kann man herausfinden, wenn man auf der Homepage von »Brot für die Welt« 13 kurze Fragen ehrlich beantwortet (www.fussabdruck.de). Wer es noch genauer wissen will (bis auf zwei Stellen nach dem Komma!), nutzt den CO_2-Rechner auf der Seite der Bonner Klimaschützer von Forrest Finance (www.co2ol.de).

»Wir sägen am Ast, auf dem wir sitzen«, warnt Eberhard Brandes, WWF-Vorstand in Deutschland. »Das Bevölkerungswachstum weltweit hält an und alle zusammen leben wir deutlich über unsere Verhältnisse. Wenn wir im Jahr 2050 neun Milliarden Menschen versorgen wollen, ist es dringend Zeit zu handeln.« Seit 1966 hat sich unser ökologischer Fußabdruck verdoppelt. Im weltweiten Vergleich liegt Deutschland momentan zwar »nur« auf Platz 30. Dennoch leben wir so verschwenderisch als hätten wir mehr als nur eine Welt. Die größten ökologischen Fußabdrücke haben Katar, Kuwait, die Vereinten Arabischen Emirate, Dänemark und die USA.

Während Politik, Verbände und Wirtschaft seit einer gefühlten Ewigkeit über Klimaschutzziele diskutieren (und dabei viel heiße Luft und durch das Quer-durch-die-Welt-Fliegen noch mehr CO_2 absondern), machen Veggies direkt Nägel mit Köpfen! Denn: »Wer sich vegetarisch ernährt, verringert seinen ökologischen Fußabdruck um rund eine Tonne CO_2 und spart 650.000 Liter Wasser pro Jahr«, sagt Sebastian Zösch, Geschäftsführer des Vegetarierbund Deutschland. Vegetarier verbrauchen weniger Land und entschärfen das Welthungerproblem, weil weniger Nahrungsmittel an Tiere verfüttert werden. »Um die globalen Umweltprobleme in den Griff zu bekommen, ist es wichtig, dass das vegetarische Leben zur Norm wird«, sagt Zösch.[242] Weil vegetarisch nicht nur gut für die Umwelt, sondern auch noch lecker ist, also einfach mal ausprobieren. Zum Beispiel jeden Donnerstag, denn Donnerstag ist »Veggie-Day«.

60.

Weil dadurch sehr viel Wasser gespart wird

Niemand kann politisch unkorrekter und unterhaltsamer erklären, wieso das so ist, als die britische Mode-Designerin Vivienne Westwood. Für die Tierschutzorganisation PETA hat sich die 72-jährige Punk-Ikone dafür zum Weltwassertag am 22. März 2014 unter die Dusche gestellt. Bekleidet nur mit einer Duschhaube und blutrotem Lippenstift hält sie ein flammendes Plädoyer auf den Vegetarismus. Warum? Weil Vegetarier länger können – duschen nämlich!

Zu dudeliger Käsethekenmusik im Hintergrund sagt sie: »Ich kämpfe für die Umwelt, aber ich dusche lange und mit reinem Gewissen, weil ich Vegetarierin bin.« Wie bitte? Vegetarier dürfen Wasser verschwenden? Warum denn das? Sehr schlauer Schachzug von PETA, denn jetzt hört auch der letzte Fleischesser zu. »Die Fleischindustrie ist nicht nur der schlimmste Umweltsünder des Planeten, sie verschwendet auch den Großteil unseres Wassers«, erklärt Madame Westwood weiter, und die Zahlen, die sie dann liefert, sind mindestens genauso schockierend und radikal auf den Punkt wie ihre Mode in den 1970ern: »Flüsse werden zu grauenvollen Massentieranlagen umgeleitet. Das Wasser fließt nicht nur an die armen, zusammengepferchten Tiere, sondern auch in die über 16 Pfund Getreide, die benötigt werden, um nur ein einziges Pfund Fleisch herzustellen.« Ein Öko-Image haftet der Star-Designerin definitiv nicht an. Für ihre Modeschauen lässt sie sich schon mal medienwirksam neben einem Rolls-Royce fotografieren. Und die Nobelkarosse ist mit einem innerstädtischen Verbrauch von etwa 20 Litern auf 100 Kilometer definitiv nicht klimafreundlich. Aber Westwood kann sich Polarisieren leisten: »Indem Sie auf Fleisch verzichten, tun Sie mehr für die Umwelt, als wenn Sie recyceln würden und gleichzeitig einen Hybrid-Wagen fahren«, sagt sie[243].

Ehrlich?, denkt man sich. Das kann doch gar nicht sein. Ist aber so! Die Menge an Wasser, die zur »Fleischproduktion« gebraucht wird, ist wirklich unvorstellbar hoch. Um ein Steak herzustellen, werden 4.000 Liter Trinkwasser verbraucht.[244] Dafür könnte man sich 30 Mal die Badewanne volllaufen lassen. Aber wer macht das schon, bei den Wasserpreisen? Deshalb ein eher realistisches Dusch-Beispiel: Wer klimaneutral leben will, dürfte mindestens sechs Monate lang nicht duschen, wenn er ein Kilo Fleisch kauft. Denn je nach Sorte sind 10.000 bis 20.000 Liter Wasser nötig, um das Fleisch »herzustellen«.[245]

Der Mensch kann lange ohne Nahrung leben, ohne Wasser nur ein paar Tage. Wasser wird mehr und mehr zum »blauen Gold«. Früher war Wissen Macht, heute ist Wasser Macht. Denn die Wasservorräte sind begrenzt. Ein Steak ist also viel mehr als ein proteinhaltiges Mittagessen – es ist ein politisches Statement. Wer sich für ein Steak entscheidet, entscheidet sich auch dafür, dass es okay ist, dass wir für unser Essen Wasser verschwenden, während andere Menschen verdursten.[246]

PETA hat das für ein Kilogramm Rindfleisch mal genau durchgerecht: Ein Rind, das drei Jahre lebt, verbraucht etwa 24 Kubikmeter Trinkwasser. Hinzu kommen sieben Kubikmeter Wasser für die Reinigung der Ställe. Da die Tiere etwa 1.300 Kilo Getreide und 7.200 Kilo Heu oder Silage zu sich nehmen, und diese Futtermittel angepflanzt und bewässert werden müssen, kommen noch weitere 15.300 Liter Wasser dazu. Hinzu kommt die Abwasserverschmutzung. Allein die Schweine in Deutschland erzeugen doppelt so viele Abwässer wie die menschliche Bevölkerung.[247] Viele Giftstoffe (Stichwort: Pestizide) gelangen ungeklärt in den Wasserkreislauf zurück. Denn nur vier Prozent von dem Fleisch, das in Deutschland »produziert« wird, kommt von Bio-Bauern, die auf Pestizide und Co. in den Futtermitteln verzichten.[248] Die gute Nachricht: Der Wasserverbrauch bei der Herstellung nicht-tierischer Lebensmittel ist geringer. Hier mal ein Vergleich[249]:

Produkt	Wasserverbrauch bei der Herstellung (in Litern)
1 kg Tomaten	80
1 kg Kartoffeln	106
1 Liter Orangensaft	1.000
1 kg Brot	1.000
1 kg Soja	1.400
1 kg Reis	1.900
1 kg Rindfleisch	5.000 – 20.000
1 kg Schweinefleisch	9.7000
1 kg Lammfleisch	10.000

Sie haben also die Wahl: entweder Fleisch essen oder regelmäßig und ohne schlechtes Gewissen duschen.

61.

Weil dadurch Energie gespart wird

Um Lebensmittel herzustellen, wird Energie gebraucht. Die Produktion von tierischen Lebensmitteln erfordert dabei eine deutlich höhere Energiemenge als die Produktion pflanzlicher Nahrungsmittel. Außerdem werden dabei mehr Energiequellen genutzt, die nicht erneuerbar sind, also fossile und knapper werdende Brennstoffe wie Kohle, Gas und Öl. Obst und Gemüse hingegen gedeihen prächtig, wenn die Sonne scheint.

Wenn für Kühe, Schweine und Hühner Ställe errichtet und betrieben werden, wird Energie verbraucht. Auch um Futtermittel anzupflanzen, zu düngen, zu ernten und auszuliefern, ist Energie nötig.

Beim Transport der Tiere zu den Schlachthöfen, beim Schlachten, Verarbeiten, Kühlen und Ausliefern der tierischen Lebensmittel läuft der Energiezähler weiter. »So wird beispielsweise für die Produktion von Rindfleisch die bis zu 35-fache Menge an Primärenergie verbraucht, als in Nahrungsenergie im verzehrtauglichen Produkt enthalten ist«, erklärt Ernährungswissenschaftler Claus Leitzmann. Das bedeutet: Wenn man 100 Kalorien in Form von einem Steak isst, wurde dafür Energie in Höhe von 3.500 Kalorien aus Gas, Öl und Kohle investiert. Mal abgesehen von allen ethischen Gesichtspunkten: So viel Energie zu verschwenden ist einfach nur absurd.

Noch ineffizienter ist die Energiebilanz bei Hochseefischen wie Hering, Sprotte, Makrele, Seelachs und Kabeljau: Beim Fischen und Aufrechterhalten der Kühlkette muss bis zu 250 Mal so viel Energie reingesteckt werden, wie am Ende auf den Teller kommt. Damit ein Fleischesser 100 Kalorien in Form von Seelachs aufnehmen kann, müssen vorab bis zu 25.000 Kalorien eingesetzt werden. Über die katastrophale Energiebilanz hinaus geben sicher auch zwei weitere Punkte Anlass, seinen Fischkonsum zu überdenken: das Artensterben durch die Überfischung der Meere und gesundheitliche Risiken durch Schwermetalle im Fisch durch die Verschmutzung der Ozeane. Bei Obst und Gemüse hingegen sieht das Verhältnis deutlich besser aus, denn die Menge an Nahrungsenergie ist deutlich höher als die Menge an Energie, die zum Anbau, Ernten und Ausliefern notwendig war. Denn der Hauptenergielieferant ist – die Sonne! Die einzige Ausnahme ist Gemüse, das im Winter im beheizten Gewächshaus angebaut wurde. Da kann die Bilanz schnell doppelt so schlecht wie beim Hochseefisch werden. Deshalb sollte man wenn möglich saisonales Obst und Gemüse aus der Region einkaufen. Wenn man im Winter auf Erdbeeren verzichtet, freut man sich im Frühjahr schließlich umso mehr darauf. Und sonnengereift schmecken sie sowieso viel besser!

Das Max Rubner-Institut in Karlsruhe hat wissenschaftlich untersucht, wie viel Energie bei der Nahrungsmittelherstellung verbraucht wird[250]. Ausgangspunkt ist die von der Deutschen Gesellschaft für Ernährung empfohlene »Vollwertige Ernährung«, in der Wurst und Fleisch eine untergeordnete Rolle spielen. Das Ergebnis: Obwohl Fleisch- und Wurstwaren nur ein Fünftel der Energie liefern, die für die Ernährung gebraucht wird, entfällt auf die Herstellung dieser Produkte fast die Hälfte der aufgewandten Energie. Geringer (42 Prozent) ist der Energieaufwand, der für die Herstellung von Produkten pflanzlichen Ursprungs nötig ist. Plus: Veggie-Food trägt zu zwei Dritteln der täglich aufgenommenen Energie bei. Bei Veggies sind es – logischerweise – sogar 100 Prozent. Das spart viel Energie – und Leid.

62.

Weil dadurch weniger schädliche Klimagase erzeugt werden

Jeder Deutsche verbraucht durchschnittlich 500 Kilogramm Lebensmittel pro Jahr und verursacht damit Treibhausgase wie Kohlendioxid, Methan und Lachgas. Denn insgesamt werden bei der Produktion, Zulieferung, dem Haltbarmachen, der Lagerung und der Zubereitung von Lebensmitteln in Deutschland jedes Jahr zwei Tonnen klimaschädliche Treibhausgase produziert. Pro Person! Das ist ungefähr genauso viel, wie durch die Mobilität in Deutschland entsteht. Die Herstellung von tierischen Produkten ist dabei deutlich klimaschädlicher als die Herstellung pflanzlicher Lebensmittel.[251]

Beispiel Rindfleisch: Ein Rind rülpst alle zwei bis drei Minuten. Dabei werden pro Tag etwa 200 Liter Methan ausgestoßen. Die Abgase einer einzigen Milchkuh sind in etwa so klimaschädlich wie die eines Kleinwagens, der 18.000 Kilometer im Jahr fährt. Neben dem klimaschädlichen Methan wird in der Landwirtschaft auch viel

Lachgas freigesetzt. Es entsteht bei der Produktion von Kraftfutter mit künstlich hergestelltem Dünger und ist 300 Mal so schädlich wie Kohlendioxid. Davon entsteht in der Landwirtschaft allerdings auch reichlich, zum Beispiel beim Einsatz von Traktoren oder bei der Herstellung von Dünger.[252]

Wenn alle Bundesbürger nur einen einzigen fleischfreien Tag in der Woche einlegen würden, würden pro Jahr die Treibhausgase von sechs Millionen Autos eingespart.[253] Denn allein ein Kilogramm brasilianisches Rindfleisch ist für das Klima so schädlich wie eine Autofahrt von München nach Moskau. Bei der »Herstellung« von einem Kilo Rindfleisch werden 335 Kilogramm Kohlendioxid erzeugt. Zum Vergleich: Bei der Produktion von einem Kilo Tofu sind es nur 3,8 Kilogramm CO_2. Das entspricht umgerechnet 19 gefahrenen Autokilometern.

Eine Klimastudie vom Vegetarierbund Deutschland zum Vergleich der ökologischen Nachhaltigkeit von Fleisch und pflanzlichen Alternativen zeigt: Deutschland könnte pro Jahr über sieben Millionen Tonnen CO_2 einsparen, wenn Sojafleisch statt Hackfleisch auf die Teller käme. »Dass sich eine pflanzliche Ernährung positiv auf das Klima auswirkt, ist den meisten Menschen längst bekannt. Doch dass die Klimabilanz auch bei verarbeiteten Fleischalternativprodukten so viel besser gegenüber Fleisch ausfällt, hat selbst die Wissenschaftler überrascht«, fasst der VEBU die Studienergebnisse zusammen.[254] Für Geophysiker und Ernährungswissenschaftler Kurt Schmidinger, der die Studie durchführte, steht fest: »Wenn wir eine Gesamtbilanz aufstellen, die Welternährungssituation, Flächenverbrauch, Ökologie, Gesundheit und den Tierschutz einschließt, dann kann die Schlussfolgerung nur sein: Wir müssen weg von der Tierhaltung, hin zu einer effizienten Verwendung pflanzlicher Kalorien.«[255] Denn pflanzliche Lebensmittel schneiden aus Klimaschutzgründen deutlich besser ab als Tierprodukte.

Hier mal ein paar konkrete Beispiele:[256]

Nahrungsmittel	CO_2-Ausstoß* in Gramm pro Kilo des verkaufsbereiten Produkts	
	Konventionelle Herstellung	Ökologische Herstellung
Frisches Gemüse	153	130
Frische Kartoffeln	199	138
Gemüsekonserve	511	479
Mischbrot	768	653
Milch	940	883
Eier	1.931	1.542
Schweinefleisch	3.252	3.039
Geflügel	3.508	3.039
Käse	8.512	7.951
Rindfleisch	13.311	11.374
Butter	23.794	22.089

*Wurden auch Lachgas, Methan und andere Treibhausgase bei der »Herstellung« erzeugt, wurden die Werte eingerechnet. Korrekt handelt es sich also um »CO_2-Äquivalente«.

Aber auch Veggies sollten beim Einkauf darauf achten, woher ihre Lebensmittel stammen. Denn auch Obst und Gemüse können klimaschädlich sein, wenn sie aus dem Ausland importiert oder im beheizten Gewächshaus angebaut wurden. Die Universität Gießen hat ausgerechnet, dass Tomaten aus Deutschland, die außerhalb der Saison im beheizten Gewächshaus gezüchtet wurden, mit 9.300 Gramm CO_2 pro Kilo sogar klimaschädlicher sind als eingeflogene Tomaten von den Kanaren (7.200 Gramm CO_2). Konventioneller Anbau in der Region während der Saison verursacht hingegen nur 85 Gramm des Treibhausgases und ökologischer Anbau nur 35 Gramm CO_2.[257] Fest steht: Auch für die Umwelt ist es am besten, so wenige tierische Produkte wie möglich und so viele saisonale pflanzliche Produkte aus der Region wie möglich zu essen.

63.
Weil Vegetarier nicht für die Abholzung des Regenwaldes verantwortlich sind

Das Argument, dass die von Vegetariern und Veganern so gern verzehrten Sojaprodukte in Monokulturen angebaut werden und die Abholzung von Regenwald verursachen, hört man häufig und es offenbart eine große Unwissenheit. Denn wenn man die Weltsojaesskultur einmal beleuchtet, sieht es folgendermaßen aus: Haupterzeuger von Soja sind die USA, gefolgt von Brasilien. Brasilien nennt auch einen der größten Weltschätze sein Eigen: den Regenwald. Und genau dieser muss für den Sojaanbau weichen. Da der Boden nach wenigen Jahren Monokultur ausgelaugt ist, müssen immer weitere Regenwaldflächen weichen – in jeder Minute (!) werden weltweit 28 Hektar Regenwald niedergebrannt.[258] Auch der Regenwald in anderen Regionen der Erde (v. a. im Kongo und in Südostasien) muss als Weidefläche für die Tiere, die zur Fleischproduktion gezüchtet werden, und als Anbaufläche für die Herstellung von Futtermitteln weichen. Mit der gleichen Fläche können entweder 50 Kilo Fleisch oder 6.000 Kilo Karotten, 4.000 Kilo Äpfel oder 1.000 Kilo Kirschen erzeugt werden. Der Welt geht durch diese unglaubliche Regenwald-Rodung einer der wichtigsten CO_2-Speicher verloren, so kann weniger von dem schädlichen Klimagas in Sauerstoff umgewandelt werden.

Doch diese Katastrophe ist keineswegs dem Sojakonsum des Vegetariers geschuldet. Zwar wächst die Nachfrage durch die steigende Zahl an Vegetariern und Veganern tatsächlich: Allein Deutschland importierte im Jahr 2012 rund 3,4 Millionen Tonnen Sojabohnen und Sojaschrot.[259] Doch dieses Soja wird zum allergrößten Teil in der EU produziert, ist also nicht das Soja, für das so viel Regenwaldfläche weichen muss. Denn bei Letzterem handelt es sich um Soja, das aufgrund seines hohen Proteingehalts als beliebtes und wichtigstes Futtermittel in der Massentierhaltung verwendet wird. Es wird an Schweine, Geflügel und Rinder verfüttert. Hauptabnehmer des Regenwaldsojas sind Deutschland und Frankreich. Wer also in ein Schnitzel aus Massentierhaltung beißt, muss sich bewusst sein, dass dafür Regenwald weichen musste. 80 Prozent des brasilianischen Sojas landen als Mastfutter in den Massentierhaltungen von Nordamerika und der EU, zehn Prozent werden zu Agrartreibstoffen verarbeitet, neun Prozent werden in der Margarineherstellung verwendet und nur etwa ein Prozent für andere Sojalebensmittel.[260] Die Universität Illinois hat zuletzt in einer Studie für die US-Regierung[261] ausgerechnet, dass rund 98 Prozent des weltweit angebauten Sojas zur Tierfütterung verwendet und nur zwei Prozent zu Lebensmitteln für den Menschen verarbeitet werden.

Übrigens: Aus einem Kilo Sojabohnen lassen sich rund zwei Kilo Tofu herstellen. Setzt man die gleiche Menge als Kraftfutter in der Schweinemast ein, sind die produzierten Mengen mickrig: Gerade einmal 300 Gramm Schweinefleisch sind möglich. Würden alle (oder auch nur viele) Menschen Vegetarier werden, könnten also Millionen Quadratmeter Regenwald gerettet werden.

64.

Weil es Kriege verhindern kann

Momentan werden auf der Welt 30 Kriege geführt – Bandenkriege, Drogenkriege, blutige Aufstände nicht mitgezählt.[262] Einige davon sind schon seit Jahrzehnten ununterbrochen im Gange. Die meisten Kriege herrschen in Afrika, wo mehr Menschen als irgendwo sonst auf der Welt an Hunger leiden.[263] Hungerkrisen sind eine Ursache für Kriege. Dabei müsste auf dieser Welt niemand hungern. Denn es gibt mehr als genug Essen für alle sieben Milliarden Menschen auf diesem Planeten. Allein das Futter, mit dem die Schlachttiere dieser Welt gemästet werden, würde ausreichen, um 8,7 Milliarden Menschen zu ernähren.[264] Trotzdem hungert heute jeder achte Mensch.[265]

Ein Grund dafür ist, dass Fleischessen eine ziemlich egoistische Angelegenheit ist. Denn wertvolles pflanzliches Eiweiß (aus Getreide) in tierisches Eiweiß (im Steak) umzuwandeln, ist nicht sehr effizient: Um ein Kilo Steak »herzustellen«, muss ein Rind etwa zehn Kilogramm Getreide fressen. Von dem Trinkwasser, das dabei verbraucht wird, dem Regenwald, der für die Felder abgeholzt wird, und den Klimagasen, die beim Stoffwechsel der Rinder freigesetzt werden, mal ganz abgesehen. Die Lebensmittelpreise steigen weltweit und der Internationale Währungsfonds (IWF) warnt, dass sich Hungerkrisen verschärfen und zu weiteren Kriegen führen können.[266] Die Lösung dieser katastrophalen Situation sieht der IWF darin, die Landwirtschaft effizienter zu machen und billiger zu produzieren.[267] Aber ein viel sinnvollerer erster Schritt wäre es, wenn die Menschen in der sogenannten »Ersten Welt« weniger oder gar kein Fleisch mehr essen würden.

Dass Fleischessen zu Konflikten führt, war auch schon vielen Philosophen klar. So prognostizierte schon Sokrates vor knapp 2.400 Jahren, dass das Streben nach Wohlstand und Genuss zu Krankheit und Krieg führt. In dem Mammutwerk *Politeia* (zu Deutsch: Der

Staat) hat sein Schüler Platon auch Gedanken von und Gespräche mit seinem Lehrer niedergeschrieben. Darin ist nachzulesen, wie für Sokrates ein idealer Staat am besten funktioniert. Nämlich mit einer vegetarischen Ernährung! Über die Bürger sagte der griechische Denker: »So werden sie ihr Leben friedlich und gesund hinbringen und aller Wahrscheinlichkeit nach wohlbetagt sterben.« Er warnte davor, zu viele Tiere zu essen, da Tiere Weideland bräuchten und »… das Land, das ursprünglich groß genug war, um all seine Bewohner zu ernähren, wird auf einmal zu klein sein. Also werden wir von den Nachbarn Land abschneiden müssen, wenn wir genug haben wollen zur Viehweide und zum Ackerbau … Und so werden wir von dann Kriege führen müssen.«[268] Gewalt und Ungerechtigkeit scheinen beim Streben nach Mehr ein unvermeidlicher Nebeneffekt. Wie gut also, dass wir heute schlauer sind und wissen, dass weniger mehr ist und trotzdem genug für alle da ist. Dass Krieg sowieso nicht möglich wäre, wenn wir keine Tiere mehr töten, nur am Rande: Denn bis heute werden Bestandteile vom Schwein bei der Herstellung von Munition verwendet. Gelatine aus Schweineknochen wird nämlich dazu genutzt, um den Treibsatz einfacher in die Patronenhülse zu bekommen.[269] Eine ziemliche Schweinerei! Aber gut zu wissen, dass jeder etwas für den Weltfrieden tun kann: einfach das Fleisch beim Essen weglassen. Wer das Gefühl hat, dass Montagsdemos nichts mehr bringen, sollte das einfach mal ausprobieren.

7

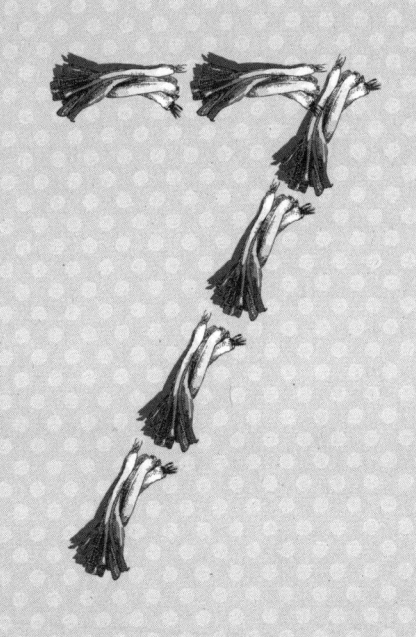

BESSERER SEX UND ANDERE ÜBERRASCHUNGEN

65.

Weil man sich in Lokalen auf dem Land wie
Meg Ryan in »Harry & Sally« aufführen kann

Der Filmklassiker ist ja vor allem für die Szene legendär, in der Meg Ryan in einem voll besetzten Lokal demonstriert, dass Frauen einen Orgasmus ohne Probleme vortäuschen können. Darum soll es hier aber nicht gehen. Denn mindestens genauso toll ist nämlich die Szene, in der Meg Ryan Essen bestellt. Nicht einfach à la carte, sondern mit vielen Extrawünschen[270].

Kellnerin: »Was darf ich bringen?«
Harry (gespielt von Billy Crystal): »Ich hätte gern die Nummer 3.«
Sally (Meg Ryan): »Ich hätte gern den Chefsalat, aber Essig und Öl servieren Sie extra, und den Apple Pie à la mode.«
Kellnerin: »Chef und Apple à la mode.«
Sally: »Aber den Kuchen bitte heiß, wenn's geht. Und ich will das Eis nicht obendrauf, ich will es extra und ich hätte gerne Erdbeer- statt Vanilleeis wenn's geht. Wenn nicht, kein Eis … nur Schlagsahne … aber nur frische. Wenn Sie aus der Dose kommt, gar nichts.«
Kellnerin: »Nicht mal Kuchen?«
Sally: »Doch, in dem Fall nur den Kuchen, aber nicht heiß.«
Kellnerin: »Aha.« (Und ein vielsagender Blick.)

Legendäre Szene. Aber für Vegetarier leider nicht Hollywood, sondern oft Realität beim Bestellen. Zumindest, wenn man nicht in vegetarischen Lokalen ist, MUSS man geradezu eine Extrawurst bestellen. Denn viele Köche scheinen nach dem Mantra zu arbeiten: »Ein Gericht ohne Fleisch ist kein richtiges Essen.« Solche Lokale erkennt man daran, dass die Auswahl für Vegetarier ungefähr so umfangreich ist, wie das Angebot an exotischen Früchten in der DDR war.

Aber was will man machen, wenn man von Freunden/Kollegen/ der Familie eingeladen wird? Ganz einfach: die große Meg-Ryan-Show! Denn erstens: nur, weil irgendwelche Gerichte in die Rubrik

»Für Vegetarier« sortiert sind, heißt das noch lange nicht, dass die Gerichte tatsächlich vegetarisch sind. Und zweitens: nur, weil es nur zwei vegetarische Gerichte auf der Karte gibt, heißt das keinesfalls, dass man als Vegetarier tatsächlich nur zwischen diesen beiden wählen kann.

Die Erfahrung zeigt: Vertrauen ist gut, nur dann nicht, wenn man auswärts essen geht. Ich wurde neulich zum Essen eingeladen an einen Ort, wo man »Grüß Gott« statt »Guten Tag« und »Wirtshaus« statt »Gaststätte« sagt. Die Lokalität wurde von den Betreibern als »urig« beschrieben und Bier wurde unter »Erfrischungsgetränken«, nicht unter »Alkoholisches« geführt. Auf der Karte standen zwei vegetarische Gerichte. Immerhin! Die Wahl fiel auf: Allgäuer Kässpatzn mit Salat. Da kann man ja nicht viel falsch machen, dachte ich, sollte aber schnell eines Besseren belehrt werden.

Aber das Positive zuerst: Die Kässpatzn waren hervorragend und der Salat riesig und frisch zubereitet. Allerdings war er mit gebratenem Speck »angemacht«. Da muss man auch erst mal drauf kommen bei einem vegetarischen Gericht! Als die Kellnerin beim Abräumen fragte, wie es uns geschmeckt hat, sagte ich: »Sehr gut, aber schade, dass der Salat nicht vegetarisch war.« Darauf sie ehrlich entsetzt: »Jessas, das tut mir leid.« Dann, verwirrt nach einem Blick auf meinen Salat: »Aber des is doch nur Speck.« In solchen Momenten ist ein doppelter Schnaps das einzig wahre Erfrischungsgetränk!

Die wichtigste Erkenntnis des Tages: Wer keinen Speck im vegetarischen Salat will, sollte die Meg-Ryan-Nummer durchziehen, egal, wie die anderen am Tisch gucken und egal, wie seltsam sich solche Bestellungen anhören:

»Einmal den Salatteller mit Putenbruststreifen, geröstetem Körnermix und Croutons, bitte – aber für mich bitte ohne Putenbruststreifen. Könnte ich stattdessen vielleicht gratinierten Ziegenkäse bekommen? Und sagen Sie, der Salat ist ohne Speck, oder?«

»Für mich die hausgemachten Kartoffelnocken mit gebratenen Champignons, grünen Bohnen, Knoblauch und frischen Kräutern in Rahm. Sagen Sie, die Bohnen, wie sind die denn zubereitet? Und der Rahm – kommt der hier aus der Gegend?«

»Ihre Karotten-Ingwer-Suppe mit karamellisierten Walnusskernen klingt großartig. Sagen Sie, ist die mit einer Gemüsebrühe gemacht?«

»Als Hauptgericht nehme ich bitte die doppelte Portion von dem gemischten Vorspeisenteller.«

»Für mich bitte eine Erwachsenenportion von den Spaghetti mit Tomatensoße von der Kinderkarte. Könnte ich bitte noch etwas Parmesan dazu bekommen?«

Ganz wichtig: Immer freundlich bleiben und so tun, als fände man die Karte supergenial. Nachfragen immer so formulieren, als sei man tatsächlich an den Rezepten des Hauses interessiert. Denn obwohl man wahrscheinlich freiwillig nie wieder dorthin essen gehen wird, sinkt dadurch hoffentlich die Wahrscheinlichkeit, dass jemand ins Veggie-Essen spuckt. Außerdem findet man nur auf diese Weise heraus, ob der Koch Speck, Schmalz und Gelatine für vegetarisch hält. So dauert die Bestellung zwar ein bisschen länger, aber irgendwie ist es ja schon witzig, dass gerade die Vegetarier ständig eine Extrawurst ordern.

66.

Weil man online leicht den perfekten Partner findet

Für Singles gut zu wissen: Ähnliche Ernährungsgewohnheiten haben angeblich einen positiven Einfluss auf eine Partnerschaft. Dazu passt folgendes Umfrageergebnis: 51 Prozent aller fleischlos glücklichen Singles wünschen sich einen Partner, der ihre Lebensweise teilt.[271] Für die Untersuchung wurden die Angaben von 17.673 nicht vegetarisch, 6.326 vegetarisch und 1.042 vegan lebenden Mitgliedern des Kuppelportals Gleichklang.de ausgewertet. Acht von zehn Veganern (85 Prozent) gaben an, dass für sie vorwiegend ein vegetarisch oder vegan lebender Partner infrage kommt. Den Psychologen Guido F. Gebauer überrascht dieses Ergebnis nicht. Denn auch zahlreiche andere Studien haben bereits gezeigt, dass Menschen umso eher geneigt sind, eine Partnerschaft miteinander einzugehen, je stärker sie in ihren Lebensstilen übereinstimmen. Das alte Sprichwort »Gleich und Gleich gesellt sich gern« ist damit nun auch wissenschaftlich belegt. Die Entscheidung für eine vegetarische oder vegane Lebensweise sei eben zentral für das Selbstbild eines Menschen, so der Psychologe. Deshalb nehmen wir Menschen, die diese Eigenschaft mit uns teilen, als besonders sympathisch oder anziehend wahr.[272]

»Bei mittlerweile über sieben Millionen Vegetariern in Deutschland ist es sehr wahrscheinlich, bei der Partnersuche auf einen Veggie zu treffen«, sagt Sebastian Zösch, Geschäftsführer des Vegetarierbund Deutschland. »Da ist es gut zu wissen, dass viele dieser Menschen sich von ihrem Partner wünschen, dem Thema offen gegenüberzustehen oder sogar die vegetarisch-vegane Lebensweise für sich selbst auszuprobieren. Es ist toll, wenn man mit dem Partner einen Menschen an der Seite hat, der in die Vielfalt der pflanzlichen Küche einführen kann.«[273] Einem gemeinsamen romantischen Kochabend steht nichts im Weg. Allein im Jahr 2013 wurden 50 vegane Kochbücher in Deutschland veröffentlicht.

Frei nach dem Motto »Sage mir, was du isst, und ich sage dir, ob ich dich lieben kann«, fragen viele Online-Partnerbörsen (62 Prozent) auch das Essverhalten ihrer Mitglieder ab.[274] Denn – so haben die Betreiber erkannt – Veganismus und Vegetarismus scheinen nicht nur ein kurzer Trend, sondern ein Lebensstil zu sein. »Eine ähnliche Ernährungsweise kann durchaus einen positiven Einfluss auf eine Partnerschaft haben«, so ein Unternehmenssprecher einer Online-Plattform.[275] Ist ja auch praktisch, wenn man sich zumindest beim Essen schon mal nicht streiten kann.

Auch gut zu wissen: Manche Veganer können sich grundsätzlich nicht vorstellen, Sex mit einem Partner zu haben, der tierische Produkte konsumiert. Das hat zumindest eine Untersuchung des New Zealand Centre for Human-Animal Studies ans Licht gebracht.[276] Ganz unumstritten ist diese sogenannte »Vegansexualität« nicht. Aber auf jeden Fall ist es praktisch zu wissen, wer was isst. Denn im echten Leben (im Büro, auf einer Party, im Kino) könnte sich ja aus Versehen ein Veganer in einen Allesesser verlieben oder andersrum – was dann zu einer unglücklichen oder zumindest sexlosen Beziehung führen würde. Dank Online-Kuppel-Optimierung ist zumindest dieser Herzschmerz von vornherein ausgeschlossen.

67.

Weil Liebe durch den Magen geht

Vegetarier, die Single sind, wollen am liebsten mit einem Vegetarier zusammen sein. So weit, so nachvollziehbar. Aber was tun, wenn man sich offline in jemanden verliebt hat, der kein Vegetarier ist? Ist die Beziehung zum Scheitern verurteilt? Sollte man sich trennen? Präzise Forschungsergebnisse über die Chancen der Liebe in Gemischt-Essenden-Beziehungen stehen leider noch aus. Zwar wissen wir schon, welche Rolle das Einparkverhalten, offene Zahnpastatuben und Klodeckel auf die Liebe haben. Aber was Bulette, Bratwurst und Bœuf Stroganoff auslösen können, wenn auf dem Teller gegenüber Spinat-Tagliatelle, Tofu-Burger und Topinambur-Salat liegen – das ist vollkommen unbekannt. Also, Doktoranden der Psychologie und Soziologie, ran an die Langzeitanalyse! Nach einer nicht repräsentativen Umfrage im Freundeskreis, sind wir allerdings zu dem Ergebnis gekommen, dass Veggies und Nicht-Veggies durchaus glücklich miteinander sein können.

Freundin B. (Fleischesserin) und Freund A. (seit 20 Jahren Vegetarier) haben in diesem Frühjahr sogar geheiratet! In der Einladung zu ihrer Hochzeit stand: »Vegetarier und Fleischesser sollten gleichermaßen glücklich werden.« Sehr philosophisch! Aber was für das Essen auf ihrer Party galt, gilt auch für die Beziehung der beiden. Zu Hause wird allerdings nur vegetarisch gekocht. Freundin B. sieht das aber nicht als Verzicht, sondern als Gewinn: »Ich habe so viele neue leckere Rezepte kennengelernt!« Die Küche steht voller Veggie-Kochbücher, Fleisch gibt es nur noch auswärts – in der Kantine oder im Restaurant. »Nur, weil sie ab und zu eine Ente verspeist, liebe ich sie ja nicht weniger«, sagt A. Freund S. (Vegetarier seit 15 Jahren) hat seinem Liebsten (Fleischesser) bei einer Party sogar »was mit Tier« vom Buffet mitgebracht. Freund L. (leidenschaftlicher Hackfleisch-Fan) kocht für seine Liebste neuerdings sogar vegetarisches Chili. (Und isst es heimlich auch selbst ganz gern.) Geht alles, wenn man sich liebt. Schließlich heißt es ja auch »Gegensätze ziehen sich an«.

Also, liebe Noch-Fleischesser, keine Panik! Die Wahrscheinlichkeit, dass ihr verlassen werdet, nur weil ihr Fleisch esst, ist eher gering. Wir Vegetarier sind ziemlich tolerante Typen! Aber im Ernst: Wenn ein Partner Veggie ist und der andere nicht, muss man auf jeden Fall darüber reden. Denn wir verbringen jeden Tag 105 Minuten mit Essen.[277] Das ist schon – mal abgesehen von den moralischen und ökologischen Beweggründen dahinter – ein wichtiger Teil unseres Lebens. Da kann Essen durchaus bisweilen zum Streitauslöser werden. Zum Reden rät deshalb auch der Berliner Kommunikationscoach Karsten Noack.[278] Denn blöd wäre, wenn man aus lauter Verliebtheit so tut, als würde es einen nicht nerven, wenn die ganze Küche nach Steak stinkt. Oder wenn man nicht sagt, dass man vor lauter veganer Brotaufstriche im Kühlschrank morgens echte Probleme hat, seine grobe Leberwurst zu finden. Da kann nur Kommunikation helfen – oder eben eine stärkere Dunstabzugshaube und getrennte Fächer im Kühlschrank.

Wichtig sei es, so der Kommunikationsexperte, dass man nicht versucht, den Partner zu missionieren. Das ist ganz schön schwierig, denn 111 gute Gründe muss man auch erst mal toppen. Aber: Fleischesser sind ja per se keine schlechten Menschen. Manche hatten vielleicht einfach noch keine Zeit, sich detailliert damit zu beschäftigen, was auf ihrem Teller liegt. Andere haben eventuell Panik, dass sie verhungern, weil sie nur Chili, Frikassee und Schinken-Käse-Omelette zubereiten können und keine Zeit für einen Kochkurs haben. Dass »Es schmeckt mir doch aber so gut« kein Argument ist, wird ja auch in diesem Buch ausführlich erklärt. Aber wer lässt sich schon gern sagen, dass er im Unrecht ist oder unwissend jahrelang solches getan hat. Experte Noack empfiehlt eine sensible Strategie. Sein Tipp: dem Partner zufällig Texte zum Thema vegetarische Ernährung unterzujubeln. So nach dem Motto: »Schau mal, Schatz, was ich hier Spannendes gelesen habe, was sagst du dazu?« Besonders gut dazu geeignet ist dieses Buch.

Auch eine gute Idee: Kochen Sie Ihrem oder Ihrer Liebsten einfach mal was leckeres Vegetarisches. Denn Liebe geht ja bekanntlich durch den Magen. Netter Nebeneffekt: Viele vegetarische Lebensmittel wirken aphrodisierend.

68.

Weil Vegetarier besseren Sex haben

Seien wir doch mal ehrlich: Mit dem Sex ist es wie mit Musik. Was die einen super finden (Schlager/Techno/die Charts), ist für andere der perfekte Grund, Schluss zu machen. Am Ende des Tages ist es halt immer eine Einzelfallbetrachtung – beziehungsweise es muss zwischen denen passen, die es betrifft. Die Frage, was genau guter Sex ist, beschäftigt die Fachpresse für sexuell aktive Menschen seit Jahrzehnten – und zwar Monat für Monat! Neben den Klassikern wie »Techniken, die IHN um den Verstand bringen« und »Dirty Talk, auf den SIE abfährt« gibt es auch ein paar kulinarische Geheimnisse, die das Liebesleben aufregender machen.

Denn die Geschichte, dass nur ein saftiges Steak Männer in Wallung bringt, ist ungefähr so wahr wie die Geschichte, dass es ein Mädchen wird, wenn man beim Sex die Socken anlässt. Die Wahrheit ist: Nicht das tote Tier sorgt für den Anstieg der Libido, sondern sein hoher Zinkgehalt. Und Zink ist auch in Tofu, Cashewnüssen und Vollkornbrot. Außerdem sei vor einem Steak beim ersten Date eindrücklich gewarnt! Denn beim Steakessen wird das Hormon Norepinephrin (auch Noradrenalin genannt) freigesetzt, das den Blutdruck und die Herzfrequenz erhöht. Das heißt: Herzklopfen, das vor dem Dessert eintritt, hat nicht zwangsläufig was mit Verliebtheit zu tun. Viele Steakesser stürzen sich nach dem Essen in eine unglückliche Romanze, weil sie glauben, die Liebe ihres Lebens getroffen zu haben. Dabei lag es nur am Steak. Das kann einem Vegetarier nicht passieren.

Trotzdem halten sich Gerüchte über Lustlosigkeit und Vegetarismus hartnäckig. Auch *Men's Health*-Leser M.R. aus Kaltenkirchen ist verunsichert. Er schreibt dem Fachblatt für Sixpacks und Supersex: »Seitdem ich mich streng vegetarisch ernähre, verspüre ich eine enorme sexuelle Lustlosigkeit. Gibt es da einen Zusammenhang?« Die Redaktion gibt Entwarnung. »Zwischen Vegetarismus und sexueller Unlust besteht kein direkter Zusammenhang«, klärt Dr. Haydar Karatepe, Facharzt für Allgemeinmedizin am Sexualmedizinischen Zentrum Frankfurt, auf.[279] Ganz im Gegenteil – würden viele Veggies sagen. Wer auf Fleisch verzichtet, hat mehr Energie und fühlt sich fitter. Vegan-Guru Attila Hildmann bringt das Phänomen knackig auf den Punkt: »Fleischessen hat für viele Männer den Charme einer Schwanzverlängerung, aber vegan ist das neue Viagra.«[280]

Grundsätzlich ist eine gesunde, ausgewogene Ernährung nämlich nicht nur wichtig für die Gesundheit, sondern auch für das Sexleben, weiß Medizinerin Cecilia Tregear von der Wimpole Skin Clinic in

London.[281] Die Spezialgebiete der Britin: Hormone und Anti-Aging. Um mal 25 Jahre Forschung zusammenzufassen: Sex hält jung (beziehungsweise die Hormone, die dabei ausgeschüttet werden). Und guter Sex hält noch jünger (weil man ihn öfter hat und dann noch mehr Hormone ausgeschüttet werden). Aber wie bringt man sich nach einem Achtstundentag im Büro/an der Supermarktkasse/auf der Baustelle, einer Stunde Heimfahrt mit Stau und der Aussicht, dass die Steuererklärung schon wieder fällig ist, in Wallung? Man kocht was Feines! Das Tolle: Die meisten Lebensmittel, die unsere Hormonproduktion (und Lust) in Schwung bringen, sind vegetarisch.

Das Wichtigste, so Dr. Tregear, ist die Versorgung unserer größten erogenen Zone: des Gehirns, denn dort werden Orgasmen gemacht. Damit »ohhhhh, jaaaaaaaa, ahhhhhhhh« klappt, braucht unser Körper den Botenstoff Dopamin, auch Glückshormon genannt. Eier, Milchprodukte und Gewürze wie schwarzer Pfeffer, Rosmarin und Kreuzkümmel regen die Produktion an. Eine Prise Chili sorgt für ausreichend Endorphine im Blut. Und die Sexualhormone in unserem Blut sorgen dafür, wie groß die Lust ist. Hier gilt: Je mehr Östrogen und Testosteron, desto mehr Lust.

Veggies vertrauen für Ausdauer beim Sex auf Kartoffeln und Avocados, denn die beiden sorgen dafür, dass das Wachstumshormon Somatotropin ausgeschüttet wird. Spinat, Haferflocken und Vollkornbrot garantieren Stehvermögen und verbessern die Testosteron-Östrogen-Balance im Körper, was die Sexlust begünstigt. Ingwer und Knoblauch sind zwar Geschmackssache, feuern das Liebesspiel aber ebenso an wie Sonnenblumenkerne, Nüsse und Mandeln. Eine Handvoll Studentenfutter und ab geht die Post! Vor allem Walnüsse helfen, das weibliche Geschlechtshormon Progesteron zu produzieren. Das sorgt für Ausgeglichenheit – denn gestresst haben nur die wenigsten Lust auf wilde Liebesspiele. Die vegetarische Alternative zum Steak sind Sellerie und Trüffel. Denn deren Inhaltsstoff Androsterol sorgt dafür, dass Sellerie-Esser(-innen) erotischer wirken. Lerne: Man kann sich sein Gegenüber nicht nur schön trinken, sondern auch sexy essen. Ein bisschen kostenintensiver, aber in der Wirkung ähnlich, ist Trüffel. In Frankreich heißt es sogar: »Wer Trüffel liebt, liebt gut.« Apropos Klischees: Spätestens seit *Pretty Woman* ist klar, was Erdbeeren alles können. Das Beste: Was Vivienne (Julia Roberts) beim verklemmten Edward (Richard Gere) geschafft hat, das können Sie auch! Denn Erdbeeren verbessern die Blutversorgung und die Produktion von Testosteron. Zu toppen nur noch dadurch, dass man die Früchte in flüssige Schokolade taucht.[282] Dadurch wird so viel Endorphin und Dopamin ausgeschüttet, dass Sex so unausweichlich wird wie die Absetzung von *Wetten, dass ..?*. Ohhhhh jaaaaaaa!

69.
Weil Vegetarier besser riechen

Es ist ähnlich wie beim Rauchen. Ist man selbst Raucher, merkt man kaum, wenn das Gegenüber wie ein Aschenbecher stinkt. Ist man selbst Fleischesser, fällt nicht auf, wie unangenehm Fisch, Wurst, Braten und Co. riechen. Ist man jedoch Nichtraucher bzw. Vegetarier, hat das Näschen sehr viel auszuhalten, wenn es Nikotin- und/oder Fleischdünste/-ausdünstungen umnebeln. Denn beides stinkt, und zwar gewaltig. Während diese Tatsache jedoch für den einen einfach nur unangenehm ist, wenn er mal wieder in der S-Bahn oder im Zug neben einem Schnitzelsemmel-Menschen sitzt, kann es für ein »ungleiches« Paar zur echten Liebes-Herausforderung werden.

Doch wie genau kommt es eigentlich, dass die Ausdünstungen von Fleischessern so unangenehm riechen? Es hat offenbar mit der oftmals stark übersäuerten Stoffwechsellage zu tun (siehe Grund 28: »Weil vegetarische Ernährung ein gesundes Säure-Basen-Gleichgewicht fördert«). Denn bei dieser werden verstärkt Gifte und Säuren über die Haut »ausgeschwitzt« – das kann zu einem übel müffelndem Körpergeruch führen. Besonders schlimm ist es nachts (was die oben genannte Herausforderung für ein Veggie-/Fleischesser-Paar nicht kleiner macht), weil die Niere mit ihrer Entsäuerungsarbeit überlastet ist.[283]

Auch die Ausscheidungen eines Fleischessers sind stinkender als die eines Veggies. Ich kann das aus eigener Erfahrung zweifelsfrei bestätigen. Denn wenn man kleine Kinder hat, ist einem in Sachen menschlicher Ausscheidungen so gut wie nichts mehr fremd. Unweigerlich kommt man auch mit denen einer Vielzahl anderer kleiner Menschen in Kontakt, ob man will oder nicht (Babystreffs, Spielgruppe, Kita usw.). Wer hier schon mal den stinkenden Windelpo eines eineinhalbjährigen Fleischessers gerochen hat, der weiß, dass es spätestens nach fünf Minuten nötig wird, das Fenster aufzureißen, unauffällig Parfum zu versprühen oder gleich ganz das Weite zu suchen. Es ist schlicht unerträglich. Bei meinen eigenen beiden kleinen vegetarischen Kindern kann ich zwar auch nicht behaupten, dass sie Blumenwiesenduft-Kacke produzieren, aber es ist doch um einiges harmloser als die der Hähnchen-, Puten- und Rindfleisch-Futterer. Der Grund des stinkenden Übels: Der Darmtrakt des Menschen ist aufgrund seiner Länge für die langsamen Zersetzungsprozesse pflanzlicher Nahrung und nicht für schnell faulendes Fleisch vorgesehen. Tote Tiere im Menschenkörper führen zu schwereren und übel riechenderen Ausscheidungen (siehe Grund 27: »Weil die Verdauung besser funktioniert«) – bei Klein und Groß.

70.

Weil man Nicht-Vegetarier so gut überraschen kann

In der Sendung *Wie ernährt sich Deutschland?* mit dem Wissenschaftler Ranga Yogeshwar gab es in der ARD ein interessantes Experiment. Der vegane Berliner Koch Björn Moschinski hatte in der Mensa der Uni Bochum Gulasch aus Sojawürfeln gekocht, das den Studenten als Rindergulasch angeboten wurde. Das Gulasch ging weg wie immer, die Studenten speisten wie eh und je. Die Befragung danach brachte Erstaunliches zutage: 264 der 300 Studenten (88 Prozent) hatten nicht gemerkt, dass es sich nicht um »echtes« Fleisch handelte! Wie kann das sein? »Die Essgewohnheiten werden in frühester Kindheit geprägt – und dies bedeutet nun einmal für Deutschland mehrheitlich gutbürgerliches und deftiges Essen«, schreibt Moschinski in seinem Buch *Vegan kochen für alle*.[284] Er ist sich bewusst, dass viele Menschen nur ungern auf den Geschmack, die Konsistenz oder das Aussehen von Fleisch verzichten können oder wollen. Wenn man jedoch tierrechtliche, ökologische und gesundheitliche Aspekte als die Hauptgründe, die gegen den Konsum von Fleisch sprechen, betrachtet, dann ist die Lösung tatsächlich ganz einfach, denn es gibt inzwischen eine Vielzahl hervorragend schmeckender ähnlich aussehender Ersatzprodukte auf Sojabasis (siehe Grund 37: »Weil man nicht auf den Geschmack von Wurst und Fleisch verzichten muss«) – wie das Experiment mit den Studenten ja eindrucksvoll beweist. »Dass das Verlangen nach Fleisch nicht auf dem Fleisch an sich beruht, sondern viel mehr durch die Würzung und Veredelung, also die Zubereitung, hervorgerufen wird, kann sich jeder bewusst machen, indem er einmal in ein blankes, ungewürztes und unverarbeitetes Stück Filet beißt. Das ist nicht das, wonach wir uns sehnen, vielmehr sind es die Röstaromen durch das Braten, die Vielzahl an Geschmäckern durch Gewürze, eben die Verarbeitung des rohen Fleisches. Das Fleisch selbst dient in erster Linie der Textur und Beschaffenheit«, so Moschinski. Eine vegetarische oder auch vegane Lebensweise lässt also auch für Fleischliebhaber keine Wünsche offen, stimmen Konsistenz und Geschmack, fehlt es ihnen an nichts.

Seit September 2013 ist in Amerika sogar ein rein pflanzlicher Ei-Ersatz (hergestellt v. a. aus Bohnen und Erbsen) auf dem Markt, das dem Original in nichts nachstehen soll. Entwickelt vom 33-jährigen Josh Tetrick, soll das vegane Ei genauso viele Vitamine wie das tierische, aber kein Cholesterin enthalten. Es soll ebenso gut schmecken, sich in der Pfanne zusammenstocken und flocken wie Rührei – aber kein einziges Huhn muss dafür leiden.[285] Sollte es das Super-Ei auch bis zu uns schaffen, wird sich auch hier der eine oder andere überzeugte Nicht-Veganer vorzüglich überraschen lassen.

Wenn es so ist, wie Moschinski glaubt, dann geht es im Grunde also darum, alte und lieb gewonnene Gewohnheiten zu überlisten. Wenn der Vegetarier zu einem Fleischesser sagt: »Ab morgen darfst du kein Fleisch mehr essen«, dann wird er sich wohl kaum darauf einlassen. Ähnlich könnte es laufen, wenn man ihm sagt: »Guck mal, da ist leckeres Gemüse« – das wird er vielleicht ab und zu einmal essen und auch gut finden, aber es wird ihn langfristig wahrscheinlich nicht von einer vegetarischen Ernährungsweise überzeugen. Früher oder später wird er sich den Geschmack von Fleisch wieder zurückwünschen, einfach deshalb, weil er mit diesem Geschmack aufgewachsen ist. Es lohnt sich für den Vegetarier auf jeden Fall, die Gewohnheiten des Fleischessers aufzugreifen und ihn immer mal wieder mit einem köstlichen vegetarischen oder veganen Essen zu überraschen und ihm damit zu beweisen, dass es nicht das Fleisch ist, das den Geschmack definiert (denn Fleisch schmeckt im Grunde nach sehr wenig), sondern dass es die Gewürze sind. Als Belohnung darf er sich dann auf den überraschten und schockierten Gesichtsausdruck freuen, wenn er erfährt, was wirklich auf seinem Teller lag! Und vielleicht hat er sogar auf diesem leckeren Wege einen Denkanstoß gegeben – ganz ohne Besserwisserei, Belehrungen oder erhobenen Zeigefinger.

71.

Weil es ein ideales Small-Talk-Thema ist

Fragt man einen Nicht-Vegetarier, warum er Fleischesser ist, sagt er mit hoher Wahrscheinlichkeit: »Weil es schmeckt.« Fragt man einen Vegetarier, warum er kein Fleisch isst, erfährt man mehr über den Menschen. Denn Vegetarier haben sich Gedanken darüber gemacht, was sie essen und warum. Sozusagen: Essen 2.0. Es geht nicht nur darum, satt zu werden, sondern darum, gesund zu bleiben und niemandem zu schaden. Die wenigsten Vegetarier leben schon immer ohne tierische Produkte. Oft gab es einen Auslöser, um seine Ernährungsgewohnheiten zu ändern.

Deshalb ist Vegetarismus ein ideales Small-Talk-Thema (z. B. an der Kasse, im Fahrstuhl, im Flugzeug, bei einer Hochzeit) und ganz nebenbei auch perfekt, um herauszufinden, was das Gegenüber für ein Mensch ist. Getreu dem küchenpsychologischen Motto: »Sage mir, was du isst, und ich sage dir, wer du bist.« Hat er/sie sich schon mal darüber Gedanken darüber gemacht, wo das Fleisch herkommt? Oder darüber, was für den Platz zum Anbau des »Nutztier«-Futters weichen musste? Oder über den Zusammenhang von Ernährung und Klima? Sprich: Dreht sich im Leben meines Gegenübers alles um sie/ihn selbst oder interessiert er/sie sich auch für andere?

Die große Mehrheit der Vegetarier isst nicht nur irgendwas, weil es schmeckt, sie hat einen Grund dafür. Ob nun aus ethischen Überlegungen, um die Umwelt zu schützen oder ein Zeichen für mehr Tierrechte zu setzen. Die Wahrscheinlichkeit, dass ein Vegetarier ein unangenehmer oder oberflächlicher Zeitgenosse ist, ist ziemlich gering. Denn wer auch mal über seinen Tellerrand hinausschaut, wer sich um andere und den Planeten Gedanken macht, der kann ja eigentlich kein schlechter Mensch sein.

Ausnahmen bestätigen natürlich – wie immer – die Regel! Der gescheiterte Kunstmaler und Massenmörder Adolf H. war angeblich auch Vegetarier. Der Psychiater Leonard L. Heston und die gelernte Krankenschwester Renate Heston haben für ihr Buch *The Medical Casebook of Adolf Hitler* seine Krankenberichte studiert und herausgefunden, dass »der Führer« nach dem Essen oft von Krämpfen geplagt wurde und deshalb nach der Versuch-und-Irrtum-Methode »eine exzentrische Diät« entwickelte, die »fast vegetarisch« war. Ab 1930 soll er sich fast ausschließlich von Müsli und Rohkost ernährt haben. Andere Quellen wiederum sagen, dass er extra eine Diätassistentin einstellte, die für ihn kochte.[286] Der Grund für seine Ernährungsweise: chronische Verdauungsbeschwerden. Hitler-Biograf Robert Payne wiederum glaubt, dass das Bild vom vegetarischen Führer nichts weiter als ein Propagandakonstrukt von Goebbels war.[287] Wenn beim Veggie-Small-Talk aber unbedingt Namen bekannter Vegetarier fallen sollen, sind Albert Schweitzer, der Dalai Lama, Albert Einstein, Buddha und Leonardo da Vinci eindeutig die bessere Wahl!

72.
Weil man zum Weinkenner wird

Was Wein mit Vegetariern zu tun hat? Jede Menge! Denn man glaubt ja gar nicht, wo überall Tier drin ist. Schwein im Wein? Kann gut sein! Denn in Deutschland muss auf einem Produkt nur stehen, was drin ist, nicht, mit welchen Hilfsmitteln es hergestellt wurde. Diese Lücke im Lebensmittelgesetz macht den Weinkauf zur Herausforderung für Veganer.

Grundsätzlich basiert Weinerzeugung auf der Vergärung von Trauben und ist eine vegetarische Angelegenheit. Häufig wird der Wein aber noch nachbearbeitet, in der Weinfachsprache »Schönung« genannt. Dadurch soll der Wein später nicht eintrüben und Schwebeteilchen und Bitterstoffe sollen entfernt werden. Dafür erlaubt die Europäische Union den Winzern den Einsatz von allerlei Hilfsmitteln – viele davon stammen von Tieren. Die Liste im »Verzeichnis der zugelassenen önologischen Verfahren und Behandlungen« für Winzer in der Europäischen Union ist lang.[288] »Ein Großteil der Weine, die man kaufen kann, ist nicht vegan bzw. noch nicht einmal vegetarisch«, schätzt Diplom-Önologe Peter Gänz ein. Bei der Weinherstellung dürfen unter anderem folgende Stoffe verwendet werden: Speisegelatine aus gemahlenen Rinder- oder Schweineknochen, die getrocknete Schwimmblase des Störs (Hausenblase), das Eiweißpräparat Kasein aus Magermilch, Hühnereiweiß und Molkenproteine.

Das Problem: Diese tierischen Hilfsmittel, die bei der Herstellung mancher Weine zum Einsatz kommen, müssen auf der Flasche nicht genannt werden. Lediglich ein Hinweis für Milch- und Ei-Allergiker muss seit 2012 auf der Flasche zu finden sein. Vegetarische Weinfreunde sollten also unbedingt rausfinden, wie ihr Wein gemacht wurde. Also einfach mal beim Hersteller, Weinhändler oder Winzer nachfragen. Manchmal wird das dazu führen, dass man einen neuen Lieblingswein finden muss. Aber in veganen Super- und Bio-Märkten gibt es ein gutes veganes Weinsortiment. Auch im Internet bieten zahlreiche Händler vegane Weine an und versprechen, dass die Winzer zum Klären des Weines keine tierischen Produkte verwendet haben. Denn Alternativen zu den tierischen Schönungsmitteln gibt es reichlich, unter anderem: Aktivkohle, Bentonit, Siliziumdioxid, Kaolinerde oder Tannin.

Einige Winzer verzichten gänzlich auf Schönungsmittel: »Wenn die Trauben und der frische Traubensaft ganz schonend behandelt werden, entstehen erst gar nicht so viele trübende Schwebeteilchen, die dann entfernt werden müssen«, erklärt Wein-Experte Peter Gänz. »Wir achten daher bei unserer Arbeit ganz penibel darauf, dass die Trauben und die Maische auf ihrem Weg in die Weinfässer nicht unnötig gequetscht und gepumpt werden. Denn je mehr man die Trauben drückt und quetscht, pumpt und bewegt, desto mehr trübende Schwebeteilchen und Bitterstoffe kommen zum Vorschein.«[289] Wird das vermieden, braucht der Wein keine »Nachbearbeitung«. Ein Verzicht, der ein klarer Gewinn für den Verbraucher ist!

73.

Weil man es so schön bunt treiben kann

Bunt ist gut! Denn Farben im Leben sind wichtig für unser Wohlbefinden. Das merkt man ja auch daran, dass es einem an einem grau-trüben Tag viel schlechter geht, als wenn die Sonne scheint und die Welt grün-gelb-glücklich strahlt. Das gilt auch für unser Essen. Sogar der Volksmund weiß: Das Auge isst mit. Blättert man durch ein Kochbuch für Vegetarier, kommt dieser Sinn auf jeden Fall auch auf seine Kosten.

Dass Farben nicht einfach nur schön anzusehen sind, sondern eine Wirkung auf unser Wohlbefinden haben, wurde schon in der traditionellen indischen Medizin des Ayurveda erkannt und genutzt. Auch die alten Griechen und Ägypter wussten um den Einfluss der Farben aufs Gemüt. Der Erste, der über die Heilkraft der Farben schrieb, war 50 nach Christus der römische Schriftsteller Plinius Secundus (Plinus der Ältere genannt), der in seiner 37-bändigen Abhandlung der Naturgeschichte *Naturae historiarum libri triginta septem* auch über Farben fachsimpelte (Band 35). Die »moderne« Farbtherapie geht vor allem auf die Arbeiten des US-Amerikaners Edwin D. Babbitt zurück, der 1878 in seinem Buch *The Principles of Light and Colour* die Heilkräfte einzelner Farben sowie praktische farbtherapeutische Behandlungsmöglichkeiten beschrieb.

Auch Johann Wolfgang von Goethe beschäftigte sich ausgiebig mit Farben. Der Studienrat war nämlich nicht nur ein kluger Schreiberling, sondern auch ein interessierter Naturwissenschaftler. Er selbst sagte mal, dass sein Buch *Zur Farbenlehre* (das mit über

2.000 Seiten deutlich umfangreicher ist als *Faust I* und *Faust II*), sein wichtigstes Werk war. Sein Hauptziel war es, die »sinnlich-sittliche Wirkung« der einzelnen Farben zu erforschen.[290] Goethe hat also auch die psychologische Wirkung der Farben interessiert.

In der Psychologie wird auch mit Hilfe von Farbtests versucht, die Psyche der Menschen besser zu verstehen. Der wohl bekannteste Farbtest ist der Lüscher-Test.[291] Dabei sollen acht Farben (helles Rot, reines Gelb, Dunkelblau, Blaugrün, helles Violett, mittleres Braun und Schwarz) so sortiert werden, wie einem die Farben am besten gefallen. Das Ergebnis gibt den Psychologen – so Erfinder Max Lüscher – dann Auskunft über Lebenseinstellung, Denkstrukturen und Bedürfnisse. Auch einige Arbeitgeber nutzen den Test im Bewerbungsverfahren.

Wer sehen kann, kann sich der Wirkung der Farben nicht entziehen. Wir nehmen die Farben zwar nur unbewusst wahr, aber sie wirken dennoch. Auch beim Essen. Aktuelle Untersuchungen aus der Farbtherapie zeigen, dass Obst und Gemüse nicht nur wegen ihres hohen Gehalts an Vitaminen, sondern auch wegen ihrer Farbe eine wichtige Rolle für die Gesundheit spielen. Ein Wissenschaftler machte dazu einen interessanten Selbstversuch: Er verbannte alles Bunte aus seinem Speiseplan und aß nur noch weiße Lebensmittel. Nach einer Weile bekam er eine Magen-Darm-Entzündung. Als er wieder anfing, bunte Lebensmittel zu essen, verschwanden seine Beschwerden angeblich innerhalb von drei Tagen.

Alternativmediziner, die die Farbtherapie anbieten, empfehlen bei Beschwerden sogar Essen in bestimmten Farben.[292] Grünem Essen (z. B. Salat, Erbsen, Spinat) wird eine beruhigende Wirkung zugesprochen. Es soll den Körper ins Gleichgewicht bringen, die Konzentration fördern und bei Schlafstörungen helfen. Rote Lebensmittel wie Paprika und Tomaten sind demnach gut für die Durchblutung. Sie helfen bei Müdigkeit und wirken appetitanregend. Wer leicht reizbar ist, sollte aber nicht zu viel Rotes essen, da das diese Eigenschaft angeblich verstärkt. Gelbe Lebensmittel

(z. B. Orangen, Kürbis, Zitrone) verstärken die sexuelle Lust und sind gut bei Erkältungen. Nomen est omen: Sonnengelbes Essen bringt auch Sonne ins Gemüt. Lila Lebensmittel wirken angeblich ausgleichend und zügeln den Appetit. Blaues Essen (z. B. Pflaumen, Trauben, Schlehdorn) soll entspannend und blutdrucksenkend wirken und Kopfschmerzen bekämpfen. Ausnahmen bestätigen auch hier die Regel: Man denke nur an die blaue Suppe, die Bridget Jones in *Schokolade zum Frühstück* kredenzt. Schuld war dort aber nur ein blauer Bindfaden.

Fakt ist: Obst und Gemüse bringen Farbe in die Küche. Wer fit bleiben will, sollte es also so bunt wie möglich treiben und jeden Tag mindestens nach dem »Ampelprinzip« essen (rotes, gelbes und grünes Obst und Gemüse). Für Vegetarier ist das kein Problem. Fleischliebhaber haben es da deutlich schwerer: Farbpsychologisch machen weder eine dunkelbraune Roulade noch eine schwarz-braune Bratwurst oder ein rotbraunes Filetsteak auf dem Teller viel her. Und mal abgesehen vom Farbton, sagte schon der schlaue Goethe:

»Wer Tiere quält, ist unbeseelt,
und Gottes guter Geist ihm fehlt.
Mag noch so vornehm drein er schaun,
man sollte niemals ihm vertrauen.«[293]

74.

Weil es so vielfältig ist

Vegetarismus ist wie Fußball: Auf den ersten Blick scheint alles klar zu sein (»Das Runde muss ins Eckige«/»Die essen kein Fleisch.«), aber auf den zweiten Blick wird's irgendwie kompliziert. Denn Damenfußball, Hallenfußball, die Ortsgruppe der alten Herren und die erste Männermannschaft des FC Bayern München sind ja auch nicht dasselbe, nur weil überall ein Ball und zwei Tore vorkommen.

Ergo: Wenn jemand behauptet, »Fußballer« zu sein, sollte man fachkundige Anschlussfragen stellen. So ist das bei »Vegetariern« auch.

Die wissenschaftliche Definition für Vegetarismus geht so: »Beim Vegetarismus handelt es sich um eine Ernährungsweise, bei der ausschließlich oder überwiegend pflanzliche Lebensmittel wie Getreide, Gemüse, Obst, Hülsenfrüchte, Nüsse oder Samen verzehrt werden. Je nach Form (...) können auch Produkte von lebenden Tieren (...) enthalten sein. Ausgeschlossen sind Lebensmittel, die von toten Tieren stammen.«[294] Was demnach alle Vegetarier gemeinsam haben, ist, dass sie Lebensmittel meiden, die von toten Tieren stammen. Dazu zählen Fleisch, Fisch und die daraus hergestellten Produkte wie Wurst oder Gelatine (z. B. in Gummibärchen und Fertig-Puddings). Unterschiede gibt es beim Verzehr von tierischen Produkten, die von lebenden Tieren stammen (z. B. Honig, Milch, Eier).

Die Deutsche Gesellschaft für Ernährung (DGE) ist bei ihrer Definition von Vegetarismus und »vegetarischer Orientierung« nicht ganz so streng wie die Ernährungswissenschaftler. Der Bonner Verein, der sich die Aufklärung über gesunde Ernährung auf die Fahnen geschrieben hat, zählt auch Menschen zu Vegetariern, die »sehr selten« und nur bestimmtes Fleisch essen.[295] Der neueste Trend sind die *Flexitarier* (Wortschöpfung aus »flexibel« und »Vegetarier«). Darunter werden Esser gefasst, die so gut wie vegetarisch leben, aber sehr, sehr selten mal schwach werden und sich dann ein Stück Bio-Fleisch vom Öko-Hof am Stadtrand leisten. Flexitarier lehnen die Massentierhaltung ab, möchten die Umwelt schützen und ihre Gesundheit fördern – nur komplett auf Fleisch verzichten, das wollen sie nicht. Laut einer Umfrage des Meinungsforschungsinstituts Forsa gibt es in Deutschland rund 42 Millionen »Teilzeitvegetarier«. In dieser Befragung galt jeder als Flexitarier, der an mindestens drei Tagen pro Woche auf Fleisch verzichtet.

In der Wissenschaft wird »seltenes Fleischessen« allerdings anders definiert. Als *Selten-Feischesser* gilt, wer maximal ein bis zwei

Mal im Monat Fleisch isst.[296] Menschen, die sich rein pflanzlich ernähren, aber Fisch essen, werden *Pesco-Vegetarier* genannt. Auch die *Semi-Vegetarier* essen Fisch, zusätzlich auch noch Hühnchen – nur auf rotes Fleisch verzichten sie. Die sogenannten *Pudding-Vegetarier* zeichnen sich vor allem dadurch aus, dass sie darauf achten, dass kein Tier für ihre Mahlzeit stirbt. Auch die Umweltschutzaspekte ihrer fleischlosen Ernährung sind ihnen wichtig. Auf einen ausgewogenen Speiseplan achten sie aber meist nicht. Oft essen sie sehr stark verarbeitete Produkte, was langfristig zu Nährstoffmängeln und Gesundheitsproblemen führen kann.

Dass sich Gelegenheitsfleischesser auch Vegetarier nennen, kritisieren einige »echte Vegetarier«, vor allem viele Veganer. Sie werfen Flexitariern vor, mit ihrem Ernährungsstil nur das eigene Gewissen zu beruhigen. Denn einen echten gesellschaftlichen Wandel habe diese Lebensweise nicht zur Folge.[297]

Am Ende des Tages ist es eben, wie Thomas »Icke« Häßler, Fußballweltmeister von 1990, sagte: »Hauptsache, man ist körperlich und physisch topfit.«

75.

Weil man so viele neue Lebensmittel entdeckt

Manche Nicht-Vegetarier glauben, dass Vegetarier den ganzen Tag Salat und Pasta mit Tomatensoße essen. Ab und zu vielleicht mal einen Döner mit Halloumi, eine Pizza-Mozzarella oder Kinderessen wie Milchreis oder Grießbrei. Und natürlich: Müsli, Müsli, Müsli. Vielleicht gibt es ein paar Vegetarier, die zeitweise so leben, weil sie keine Zeit/Lust zum Kochen haben. Aber auf Dauer muss niemand so einseitig essen. Denn als Vegetarier lernt man kulinarisch gesehen eine ganz neue Welt kennen! Die vegetarische Küche hat jede Menge Interessantes zu bieten, und Neu-Vegetarier werden sich fühlen wie Kolumbus, als er die Kartoffel entdeckte, wenn sie zum ersten Mal ein Seitan-Schnitzel braten.

Das Wichtigste, um die eigene Küche in vegetarische Fahrt zu bringen, ist eine gute Küchenorganisation, weiß Clea, französische Bloggerin und Kochbuchautorin. »Die eigenen Einkaufsgewohnheiten zu ändern, gelingt zwar nicht von einem Tag auf den anderen. Ihr werdet aber schnell positiv überrascht sein«, schreibt die Hobbyköchin.[298] Denn auf lange Sicht wird der Einkauf ohne Fleischprodukte nicht nur preiswerter, sondern die Einkäufe sind auch länger haltbar. Das heißt, man spart Zeit und Geld und lernt was Neues dazu. Autorin Clea empfiehlt Neu-Veggies als Erstes, einige Packungen Getreide und Hülsenfrüchte auf Vorrat zu kaufen. Auch vorgekochte Hülsenfrüchte im Glas, wie Kichererbsen oder weiße Bohnen, sollten in keiner Veggie-Küche fehlen. Besonders wichtig: das Mehlsortiment. Denn Veggies kennen kein »Mehl« per se, sondern Hafermehl, Dinkelmehl, Amarant und Quinoa, um nur einige Beispiele zu nennen. Womit Vegetarier noch so experimentieren? Anbei ein paar Beispiele in alphabetischer Reihenfolge:[299]

Algen kennt jeder, der schon mal im Meer geschwommen ist. Aber auf dem Teller? Der Versuch lohnt sich. Vor allem für Vegetarier, die den Geschmack von Fisch vermissen, sind Algen eine gute und gesunde Alternative. Denn der Veggie-Fisch ist reich an Mineralstoffen und Vitamin B, C und Jod. Da es mehr als 10.000 Algenarten gibt, ist die Chance groß, dass die eine oder andere auch Zweiflern schmeckt. *Bulgur* klingt wie ein türkisches Modelabel, ist aber ein vorgekochtes Weizengericht – ideal für Suppen und Aufläufe. Leicht bekömmlich und voller Ballaststoffe, Eiweiß, und Vitamine. *Carob* ist eine Alternative zum Kakao und besteht aus dem Fruchtfleisch des Johannisbrotbaums. Weil es nicht so bitter wie Kakao ist, eignet es sich gut zur Herstellung von süßen Brotaufstrichen oder Schokolade. Trotz Lecker-Faktor ist es gesund: Carob enthält Vitamin A und B.

Das vielleicht romantischste Lebensmittel, das es gibt – zumindest, wenn man allein vom Klang ausgeht, ist *Couscous* (sprich:

»Kuss, Kuss«). In Tunesien ist es das, was die Kartoffel für uns und die Pasta für die Italiener ist. Ein Grundnahrungsmittel und toll für Salat. Hartweizen, der Rohstoff für Couscous, stellt allerdings hohe Anforderungen an sein Anbaugebiet. Er braucht nährstoffreiche Böden und warmes Klima. Deshalb gehört Deutschland nicht zu den traditionellen Anbauländern und Couscous wird aus Frankreich, Italien oder Spanien importiert. Es kann als Beilage, mit Gemüse im Auflauf, in Bratlingen, kalt als Salat oder als süße Nachspeise verwendet werden.[300]

Grünkern klingt nach unreifem Gemüse – und das ist es in gewisser Weise auch. Denn um einem kompletten Ernteausfall wegen Schlechtwetter vorzubeugen, ernteten die Bauern in Süddeutschland anno 1660 bereits ihren halbreifen Dinkel. Da die grünen Körner in Wasser aufgekocht hervorragend schmecken, wurde auch in Zukunft aus der Not eine Tugend gemacht. Nicht-Vegetarier kennen das Getreide in feingemahlener Form vielleicht als Bestandteil von Instant-Suppen. Grünkern ist aber auch gut für Aufläufe und frische Suppen geeignet.

Noch immer auf dem Weg vom Geheimtipp zum Trendprodukt ist *Lopino*. Hergestellt aus den Samen der Lupinen, der farbenfroh blühenden Pflanze, die man aus dem Garten, dem Stadtpark oder einem Prospekt für Urlaub auf dem Bauernhof kennt. Als Nahrungsmittel sind allerdings nur die Samen der weißen, gelben und blauen Lupine geeignet,[301] zum Beispiel als Mehl für Brot, Gebäck und Teigwaren oder als Tofu-Ersatz. Wegen seines hohen Eiweißgehalts wird Lopino manchmal auch »Soja des Nordens« genannt. Der Pluspunkt: Es ist die CO_2-günstigere Alternative. Denn Lupinen gedeihen gut in Deutschland und müssen nicht importiert werden. Für Veganer ist sicher vor allem interessant, dass Lopino eine gute Vitamin B_{12}-Quelle ist.[302]

Eine Folge des Veggie-Trends ist, dass es mittlerweile in jedem Tante-Emma-Laden *Polenta* gibt. Kein Wunder: Denn viel schneller und unkomplizierter kann man eine Beilage fast nicht machen.

Aber auch ihr Potenzial als Veggie-Hauptgericht ist nicht zu verachten. Stichwort: deftige Polentaschnitten!

Quinoa, manchmal auch »Inkareis« genannt, ist eine nussige Alternative zu Reis. Ursprünglich kommen die Körner aus Südamerika und sind dort ein Grundnahrungsmittel. Dem proteinhaltigen Korn wurden dort einst magische Kräfte zugesprochen, und im 16. Jahrhundert wurde der Anbau der Pflanzen unter Androhung der Todesstrafe verboten, um die Ureinwohner hungrig und gefügig zu machen.[303] Heute gibt es Quinoa in jedem Supermarkt und jeder Drogerie zu kaufen.

Quorn ist ein Fleischersatz, der aus einem Schimmelpilz hergestellt wird. Schon seit den 1980er-Jahren gibt es Quorn-Produkte in Großbritannien. In Deutschland kann man daraus erst seit 2012 richtig gute vegetarische Bolognese machen.[304]

Buddhistische Mönche waren die Ersten, die *Seitan* – auch Weizenfleisch oder Gluten genannt – als Fleischersatz herstellten.[305] Für Vegetarier mit Gluten-Unverträglichkeit ist es also nicht geeignet. Das Profil auf einen Blick: Es enthält genauso viel Eiweiß wie Fleisch, aber kein Cholesterin und nur wenig Fett. Im Vergleich zu Tofu fühlt sich Seitan beim Kauen eher an wie Fleisch. Auch gut zu wissen: Da Weizen in unseren Breiten gut wächst, hat es eine gute Umweltbilanz.[306] Seitan kann frisch am Stück oder als Fertigprodukt gekauft werden. Von Bœuf Stroganoff über Wiener Schnitzel und vegetarische Salami gibt es fast alles auf Seitan-Basis.

Vegetarier, die den Geschmack von Rind vermissen, werden *Shiitakepilze* lieben. Auch der Schweizer Veggie-Koch Rolf Hiltl betont, dass sie von der Konsistenz dem Rindfleisch sehr ähnlich sind. In China und Japan wachsen die Pilze wild in den Wäldern und gelten in der Traditionellen Chinesischen Medizin als Heilmittel. In Europa werden sie auf Pilzfarmen gezüchtet.

Als Allroundtalent in der vegetarischen Ernährung gilt die *Sojabohne*. Denn sie ist voll von Eiweiß (40 Prozent!), Vitaminen, Ballaststoffen und Mineralien. Was ihr fehlt sind Cholesterin und

Fett. Aus Sojabohnen kann vom Joghurt über Brotaufstriche bis zum Käse alles gemacht werden. Für den Krebsforscher Dr. Richard Béliveau und den Molekularmediziner Dr. Denis Gingras steht fest: »Sojabohnen sind ein außergewöhnliches Nahrungsmittel, dessen Potenzial in unserer Gesellschaft noch weitgehend ungenutzt ist.« Das bedauern die beiden Wissenschaftler vor allem, da Sojabohnen »auch eine außerordentlich wichtige Quelle von krebshemmenden phytochemischen Wirkstoffen darstellen.«[307] (Siehe Grund 15: »Weil es gut gegen Krebs ist«)

Auch ein Lebensmittel, das viele Mischköstler sicher nicht kennen, ist *Tahin*. Das Mus aus geröstetem Sesam ist die Grundzutat für Hummus, aber eignet sich auch als Brotaufstrich, Dip oder zum Verfeinern von verschiedenen Gerichten. *Tempeh* kommt ursprünglich aus Japan und wird aus Sojabohnen hergestellt. Weil es bei der Herstellung mit einem Edelpilz fermentiert wird, schmeckt es anders als Tofu, nämlich sehr kräftig und enthält viele Mineralien. Weil es von der Konsistenz fester als Tofu ist, kann es auch gut paniert werden.

Böse Zungen behaupten, dass *Tofu* schmeckt wie ein alter Radiergummi – aber das liegt immer daran, dass er schlecht gewürzt wurde. Tofu ist aus Sojabohnen gemacht und im Super- oder Biomarkt im Kühlregal zu finden. Von der Süßspeise bis zur Bratkartoffelpfanne – je nach Würzung ist Tofu vielseitig. Außerdem hat es wenig Kalorien, aber viel Vitamin E und Kalzium.

76.

Weil es beim Veggie-Metzger nicht so blutig zugeht

Ja, es gibt vegetarische Metzgereien. Zum Beispiel in Holland, Deutschland und der Schweiz. Die erste fleischlose Fleischerei in der Schweiz wurde Ende 2013 eröffnet.[308] Chef-Veggie-Metzger ist Rolf Hiltl, der auch das älteste vegetarische Restaurant in der Schweiz führt. Das »Hiltl« in Zürich wurde 1898 als »Vegetarierheim und Abstinenz Café« eröffnet und steht als das älteste vegetarische Restaurant der Welt sogar im Guinnessbuch der Rekorde. Früher wurde das Lokal nur »Wurzelbunker« genannt. Heute ist es total en vogue. Es gibt mehr als 100 vegetarische Speisen, die man kombinieren kann. Außerdem gibt es Kochbücher, Küchengeräte, Kochkurse für Neu-Veggies und jetzt eben auch die Metzgerei. Denn die Nachfrage nach Veggie-Produkten nimmt auch in der Schweiz kontinuierlich zu. Bei der offiziellen Gesundheitsbefragung des dortigen Bundesamtes für Statistik gab fast jeder Vierte (24,6 Prozent) an, höchsten ein bis zwei Tage pro Woche Fleisch zu konsumieren. Das ist eine Zunahme um 3,5 Prozent gegenüber 1992. Der Trend geht also auch in der Schweiz eindeutig hin zur fleischärmeren oder fleischlosen Ernährung. In einer Umfrage, die von einer Fleischlobbyorganisation in Auftrag gegeben wurde, kam heraus, dass im Jahr 2006 bereits 5 Prozent der Schweizer Bevölkerung vegetarisch lebte.[309]

Da war es fast der logische nächste Schritt, eine Metzgerei für die neue Zielgruppe zu eröffnen. Denn Rolf Hiltl weiß, dass viele Kunden den Geschmack von Fleisch zwar schätzen, aber nicht wollen, dass ein Tier dafür getötet wird. »In Indien wachsen 90 Prozent der Kinder vegetarisch auf, bei uns nicht«, sagt Hiltl. »Ich kann mich gut erinnern, wie meine Mutter mir nach der Schule Zürcher-Geschnetzeltes gemacht hat, Kalbfleisch mit Pilz-Rahmsoße und Nudeln dazu. Dieser Geschmack ist bei mir tief drin.« Darauf muss er auch nicht verzichten. Für den Geschmack allein muss kein Tier sterben! An der »Metzger-Theke« bei Hiltl werden Fleischalternativen wie Tofu, Seitan, Tempeh, Paneer oder Soja-Wurstwaren wie hausgemachtes Cordon bleu angeboten. Und natürlich das Züri-Geschnetzelte, das den Chef an seine Kindheit erinnert. Es gibt vegetarische Riesengarnelen aus Yamswurzel, vegetarisches Rinderfilet auf Sojabasis und Tatar auf Gemüsebasis. Auch viele Produkte aus Shiitake-Pilzen sind im Angebot. »Die haben eine ähnliche Struktur wie Fleisch und schmecken wie Rind, wenn man sie anbrät«, erklärt Rolf Hiltl. Er muss es wissen, denn der Veggie-Metzger selbst ist gar kein Vegetarier![310]

Der Laden »De Vegetarische Slager« (deutsch: Der vegetarische Metzger) in Den Haag sieht von außen aus wie ein Feinkostgeschäft aus dem vergangenen Jahrhundert. Innen gibt es trendige vegetarische und vegane »Fleischalternativen«. Die sind so gut, dass sogar die kritische *New York Times* das pflanzliche Fleisch lobte. Mittlerweile gibt es die Produkte in 1.000 Geschäften in den Niederlanden. Der britische *The Independent* fragte sich nach dem Besuch beim vegetarischen Fleischer sogar besorgt: »Ist das das Ende vom Fleisch?« Die Produkte sind abgepackt oder tiefgekühlt auch in Belgien, Portugal, Finnland und Deutschland erhältlich. Das Besondere am holländischen Veggie-Metzger: Er hat auch einige Produkte aus Lopino im Sortiment. Die Bohnen der Lupine werden wie Sojabohnen verarbeitet; die Entwicklung ist allerdings noch lange nicht abgeschlossen, sagt »De Vegetarische Slager«-Chef Jaap Korteweg, ein Landwirt in der achten Generation.[311] Das Besondere an Lopino und für Vegetarier und Veganer besonders interessant: Es ist eine der wenigen pflanzlichen Vitamin B_{12}-Quellen, die es gibt.[312] Beim Metzger gibt's den Vitaminschub in Form von Schnitzel, Bratling oder Nuggets.[313]

Auch in Deutschland entdecken immer mehr Metzger das Potenzial des Veggie-Trends und nehmen vegane und vegetarische Produkte in ihr Sortiment auf. Auf der Mittagskarte eines Düsseldorfer Metzgers sind schon seit vier Jahren 80 Prozent der Mittagsgerichte vegetarisch. Auch der Metzgermeister selbst lebt fleischlos.[314] Den scheinbaren Widerspruch, dass ein Metzger kein Fleisch isst, gibt es auch in Frankfurt: Michael Spahn arbeitet seit 1986 als Fleischer und bietet seit August 2013 auch vegetarische Produkte an.[315] Der Grund: Nachdem bei ihm ein erhöhter Cholesterinwert festgestellt wurde, hat der Frankfurter beschlossen, keine Frankfurter mehr zu essen, und ist Veganer geworden. Neben seinem üblichen Sortiment bietet er nun auch fleischlose Alternativen an. Die Nachfrage ist groß: »Den Fleischessern gefällt es, bekommen sie doch mal etwas zu essen, was sie so noch nie vorgesetzt bekamen. Und es schmeckt ihnen«, berichtet der Metzgermeister. »Manchen vegetarisch-vegan Lebenden missfällt natürlich die Metzgerei, dennoch kommen nicht wenige. Die Dunkelziffer muss gigantisch sein, denn was wir hier jeden Tag an veganem Essen verkaufen, ist echt der Hit.«[316] Das Beste: Auf Knochensäge, Fleischwolf, Hackbeil und Wurstkutter kann bei der Herstellung getrost verzichtet werden.

77.

Weil es schwierige Kinderfragen wie »Wird Shaun das Schaf auch mal ein Döner?« verhindert

Das wohl größte Verständnis findet der Vegetarier unter Kindern. Da, wo sich die Empathie zu anderen Lebewesen bei vielen Erwachsenen schon auf Nimmerwiedersehen verabschiedet hat (außer natürlich es handelt sich um das heiß geliebte eigene Haustier), sind Kinder hochsensibel und alle Mitgefühls-Antennen stehen auf Empfang. Ein Kind macht keinen Unterschied, ob es sich um ein Kaninchen, ein Huhn oder ein Schwein handelt – es liebt alle Tiere, nimmt sie als gleichwertige Geschöpfe wahr und findet sie süß und faszinierend. Erst, wenn es von den Erwachsenen suggeriert bekommt, dass der Mensch der absolute Herrscher über die Welt ist und Tiere nur den Zweck haben, uns zu dienen, beginnen Kinder, nach diesen vorgegebenen Überzeugungen und Traditionen und gegen ihre eigene Natur zu leben. Wenn der Vegetarier also dem ahnungslosen Kindergartenfreund des Sohnes erzählt, dass das Schnitzel auf seinem Teller früher einmal ein kleines, unschuldiges Kälbchen war, kann er sich einer entsetzten Reaktion und irritierter Nachfragen sicher sein. Doch auch ohne einen aufklärenden Hinweis des Vegetariers kommt jedes halbwegs intelligente Kind früher oder später dahinter, woher die Wurst in der Theke beim Metzger stammt. Vegetarier-Eltern sparen sich also bohrende und besorgte Fragen à la »Waren die Spaghetti bolognese früher auch mal ein Babytier?« und sind damit klar im Vorteil. Fleisch essenden Eltern bleibt es selbstverständlich selbst überlassen, was sie darauf antworten – Offenheit ist aber sicherlich nicht das Schlechteste, denn Kinder sind bekanntlich wissbegierig und kommen eh dahinter. Doch wie man es dreht und wendet, brutal ist die ganze Sache eigentlich immer, auch ohne allzu sehr ins Detail zu gehen (Abhandlungen über den genauen Schlachtvorgang, das grausame Trennen eines Tierkindes von seiner Mutter oder die Haltung der Tiere – »die Ente auf deinem Teller wurde vermutlich in einem Käfig gehalten, der so groß wie ein Kinderbuch war und in dem sie sich kaum umdrehen konnte. Dadurch wurde sie sehr krank, woraufhin ihr böse Medizin verabreicht wurde, die ihren Weg nun auch in deinen Körper findet« – sind gar nicht nötig, um das Mitleid und die Abscheu der Kinder zu erregen). Wie ausführlich man aufklärt, hängt sicherlich vom Kind ab, davon, wie alt es ist und was es für Fragen stellt. Sagt das Kind allerdings beim nächsten Gulaschsuppen-Abendbrot: »Ich mag kein totes Tier mehr essen«, sollten sich Fleisch essende Eltern freuen. Denn: Studien haben gezeigt, dass (ausgewogen) vegetarisch ernährte Kinder weniger anfällig sind für Übergewicht, für chronische Krankheiten sowie für Herz-Kreislauf-Erkrankungen. Haben Nicht-Vegetarier also ein solch wunderbares Exemplar an Kind zu Hause, das seinem natürlichen Instinkt folgt und nichts ehemals Lebendiges essen möchte, dann sind sie in der erfreulichen Pflicht, sich über eine vegetarische Ernährung für ihr Kind – und vielleicht auch für sich selbst? – informieren zu dürfen. Kinder haben einen erhöhten Nährstoffbedarf v. a. an Kalzium, Vitamin C und Vitamin D. Außerdem sollte man bei ihnen (wie auch beim Erwachsenen) darauf achten, dass sie genug Eisen bekommen – enthalten z. B. in Getreideprodukten aus Vollkorn, Gemüsearten wie Spinat, Erbsen, Fenchel, Mangold und in Hülsenfrüchten (z. B. Linsen). In Kombination mit einem Vitamin-C-reichen Lebensmittel – etwa einem

Glas Orangensaft – wird die Eisenaufnahme verbessert und man braucht sich über Mangelerscheinungen nicht die geringsten Sorgen zu machen. Meine Kinder wachsen beide vegetarisch auf (sie dürften bei Oma und Opa Fleisch essen, haben es jedoch bisher immer verschmäht) und erfreuen sich allerbester Gesundheit.

78.
Weil man (fast) alle Studien und die Ernährungswissenschaft auf seiner Seite hat

Mit Studien ist es ja immer so eine Sache. Zum Thema Ernährung werden sehr viele unternommen und häufig scheinen sehr unterschiedliche, sich zum Teil sogar widersprechende, Ergebnisse herauszukommen. Der kritische Vegetarier muss hier immer zuerst die Frage stellen: Wer hat die Studie in Auftrag gegeben bzw. wessen Gelder sind mit im Spiel? Denn häufig kann die Studie dann sehr schnell im Mülleimer landen – etwa wenn große Nahrungsmittelkonzerne, die einzig und allein daran interessiert sind, ihre Produkte zu verkaufen, im Hintergrund mitmischen.

Es gibt sehr viele Studien, die die Vorzüge einer ausgewogenen vegetarischen und veganen Ernährung als gesundheitlich unbedenklich, ja sogar förderlich ansehen. Eine der größten je durchgeführten ist die bereits erwähnte China-Studie von Professor Dr. T. Colin Campbell. Über Jahrzehnte hinweg untersuchten Campbell und sein wissenschaftliches Team unterschiedliche Bevölkerungsgruppen in China, deren Krankheiten und Ernährung. China bot für diese Untersuchung geradezu ideale Bedingungen: Die Gesellschaft ist genetisch gesehen relativ homogen, in Bezug auf die Ernährung jedoch gespalten. Die Landbevölkerung ernährt sich traditionell arm an tierischen Produkten, während sich die Stadtbevölkerung weitgehend an die Ernährungsgewohnheiten westlicher Industrienationen mit einem hohen Anteil tierischer Produkte angepasst hat. Insofern lassen sich die Auswirkungen der veränderten Essgewohnheiten sehr gut miteinander vergleichen. Professor Campbell veröffentlichte die Ergebnisse dieser gigantischen Ernährungsstudie 2004 in einem Buch *Die China Study*. Das Buch wurde ein Bestseller. Die Ergebnisse lassen sich folgendermaßen zusammenfassen: Campbell und sein Team fanden heraus, dass das Vorkommen der häufigsten Krankheiten, wie Herz-Kreislauf-Erkrankungen, Krebs, Diabetes, Fettleibigkeit, hoher Blutdruck, Alzheimer und weitere Krankheiten, signifikant mit dem Konsum von Tierprodukten korreliert. Denn es waren in erster Linie Stadtbewohner, die unter diesen schwerwiegenden Krankheiten litten. Die Menschen waren in der Regel gesünder, je weniger Nahrungsmittel tierischen Ursprungs und je mehr pflanzliche Lebensmittel sie konsumierten. Die Zusammenfassung spricht zweifelsfrei für eine rein pflanzliche Ernährung ohne Tierprodukte als gesündeste Ernährungsweise. Es gibt allerdings auch ein »Aber«: Selbst dem Veganismus zugetane Wissenschaftler kritisieren Campbell und die Methoden, mit denen er zu den Ergebnissen seiner Studie gekommen ist. Diese – nämlich v. a. Tierversuche und geografische Korrelationen, also Vergleiche zwischen Bevölkerungsgruppen – gelten in der Wissenschaft als schwach oder vorläufig.

Von Seiten der Ernährungswissenschaftler ist die Einschätzung zum Thema Vegetarismus allerdings eindeutig: Die Deutsche Gesellschaft für Ernährung (DGE) stand der fleischlosen Ernährung noch bis vor ein paar Jahren ablehnend gegenüber, hat ihre Vorzüge aber inzwischen (an)erkannt und empfiehlt sie mittlerweile sogar bei Kindern. Auf ihrer Webseite heißt es wörtlich: »Entscheiden Eltern oder Kinder sich für eine ausgewogene und abwechslungsreiche ovo-lacto-vegetarische Ernährung – ohne Fleisch und Fisch, aber mit Eiern und Milchprodukten –, so kann diese als Dauerkost empfohlen werden.« Es bleibt abzuwarten, dass sich die DGE bald der Academy of Nutrition and Dietetics – mit 72.000 Mitgliedern die weltgrößte Ernährungsorganisation – anschließt, die auch der veganen Ernährung sehr positiv gegenübersteht. Sie sagt, dass »(…) angemessen geplante vegetarische Kostformen, einschließlich streng vegetarischer oder veganer Kostformen, gesundheitsförderlich und dem Nährstoffbedarf angemessen sind sowie einen gesundheitlichen Nutzen zur Vorbeugung und Behandlung bestimmter Erkrankungen haben. Gut geplante vegetarische Ernährungsweisen sind für alle Abschnitte des Lebenszyklus geeignet, einschließlich Schwangerschaft, Stillzeit, Säuglingsalter, Kindheit und Erwachsenenalter sowie für Sportler.«[317]

Wer Spaß an Studien hat, der kann diese Leidenschaft beim Thema »Vegetarismus« so richtig ausleben und sich durch eine Vielzahl an Veröffentlichungen (Querschnittstudien, Langzeitstudien, Interventionsstudien und, und, und) wühlen.[318] Doch das muss keiner tun. Denn viele gesunde und muntere Mit-Vegetarier und Veganer sind Beweis genug, dass diese Form der Ernährung nicht nur gut möglich, sondern sogar aus vielen Gründen (mindestens 111) uneingeschränkt zu empfehlen ist.

79.

Weil man am 1. Oktober einen Grund zum Feiern hat

Und zwar auch, wenn man nicht Geburtstag hat wie zum Beispiel André Rieu, Klaus Wowereit und Daniela Katzenberger. Heute ist nämlich internationaler Weltvegetariertag! Er wurde anlässlich des Welt-Vegetarier-Kongresses 1977 in Schottland von der North American Vegetarian Society eingeführt und soll jedes Jahr an die Vorteile einer fleischfreien Lebensweise erinnern.[319] Und davon gibt es jede Menge. Das wird Jahr für Jahr auch immer mehr Menschen klar. Vegetarismus boomt! Nach einer Untersuchung der Gesellschaft für Konsumforschung (GfK) in Nürnberg hat sich die Zahl der vegetarisch lebenden Menschen seit 1983 mehr als verfünfzehnfacht. Damals ernährten sich nur etwa 0,6 Prozent der Bevölkerung vegetarisch. Heute sind es neun Prozent.

Ein Grund zum Feiern ist diese Entwicklung nicht nur für die Veggies selbst, sondern auch für die Tiere, die Umwelt und für smarte Geschäftsleute. Das Wachstum auf dem Markt für vegetarische Fertigprodukte ist so hoch wie nie zuvor. Innerhalb von vier Jahren hat sich der Umsatz für abgepackte Seitan-Schnitzel, vegetarische Brotaufstriche und Co. verdreifacht. Kein Wunder: Die Nachfrage nach vegetarischen und veganen Produkten und Dienstleistungen wächst und wächst und wächst.

Dass der Veggie-Trend keine Eintagsfliege oder was für Sonderlinge ist, hat mittlerweile auch der Lebensmitteleinzelhandel erkannt. In fast jedem Supermarkt und Discounter gibt es ein vegetarisches Sortiment – und damit ist nicht die Obst- und Gemüseabteilung gemeint. Ob mit einer veganen Bäckerei, veganer Mode, Küchengeräten oder veganem Wein – es gibt viele Bereiche, in denen Gründer auf dem Veggie-Markt erfolgreich sein können. Das zeigt auch die kontinuierlich wachsende Zahl an Veggie-Büchern und Veggie-Lokalen. In jeder mittelgroßen deutschen Stadt gibt es mittlerweile vegetarisch-vegane Cafés und Restaurants. Der Vegetarierbund Deutschland hat nachgezählt: Allein in Berlin existieren über 50 vegetarische Gastronomiebetriebe – von Fast Food bis zu Gourmetspeisen.

Deshalb ist es gut zu wissen, dass auch die Kochausbildung nicht auf dem Stand von gestern bleibt. Seit 2012 setzt sich das europäische Projekt »Vegucation«[320] für die Aus- und Weiterbildung von Köchen ein. Denn bisher bekommen Köche und Köchinnen nur eine »unzureichende Ausbildung in Bezug auf Kompetenzen im pflanzenbasierten Kochen«, wissen die Initiatoren der Veggie-Kochinitiative. Im Rahmen des belgisch-deutsch-niederländisch-österreichischen Projekts bekommen Köche eine Zusatzausbildung zum vegetarisch-veganen Koch. Vegetarismus ist also nicht nur gesund und lecker, sondern auch noch ein Katalysator für Völkerfreundschaft – denn Gemeinsamkeiten verbinden. Also: Happy Vegetariertag!

80.

Weil Weihnachten nicht in Gefahr ist

Alle Jahre wieder kommt bei den meisten Familien zu Weihnachten dasselbe auf den Tisch: Gänsebraten, Rotkohl und Klöße. Kulinarische Traditionen sind etwas Wunderbares – aber nur, weil man etwas schon immer macht, muss man es ja nicht bis in alle Ewigkeit fortführen. Das Tolle am Menschsein: Man kann sich ändern und neues Wissen in gute Taten umwandeln. Denn gerade zum »Fest der Liebe« scheint es ja geradezu paradox, dass andere Lebewesen sterben müssen, damit man selbst seinen Cholesterinspiegel in die Höhe treiben kann.

Das wurde vor 25 Jahren auch dem Musiker Thomas D bewusst. Damals gab es zwar weder Gammelfleischskandale noch Undercover-Dokumentationen über Massentierhaltung. Aber der prominente Schwabe traf die Entscheidung: »Ich will nicht, dass Tiere für mein Essen sterben müssen.« Das hält er seitdem konsequent durch – obwohl er ein leidenschaftlicher Fleischfan ist. »Ich mag den Geschmack von Currywurst, Burger, Gyros und Bolognese nach wie vor«, sagt Thomas D. »Aber nur, weil es schmeckt, muss ich ja kein Fleisch essen.«[321] Seine Lösung: vegetarische oder vegane Alternativen (siehe Grund 37: »Weil man nicht auf den Geschmack von Wurst und Fleisch verzichten muss«).

Was Weihnachten seitdem bei dem Musiker auf den Tisch kommt, ist fleischlos – aber nicht weniger lecker. Statt eines traditionellen Braten-Klöße-Kohl-Menüs gibt es bei seiner Familie jedes Jahr ein anderes kulinarisches Weihnachtsmotto. »Weihnachten ist bei uns eine Reise in eine andere Kultur«, sagt Thomas D. Ob italienisch oder thailändisch – Hauptsache, kein Tier musste dafür sein Leben lassen. Vor zwei Jahren stand Indien auf dem Kochplan und der Musiker verriet seine Menüfolge.[322] Das Werkeln an Pfannen und Töpfen überlässt Thomas D allerdings seiner Frau: »Aber ich helfe beim Vorbereiten und Abräumen.« Für alle Fanta 4-Fans zum Nachkochen hier das Festtagsmenü:

Vorspeise: Bunter Salat mit Sprossen und Pilzen
Man braucht: Salat (je nach Geschmack), Salatgurke, Tomaten, Zwiebeln, Oliven (grün oder schwarz), Pilze (gemischt), Sprossen (Alfalfa, Mungobohnensprossen), Kürbis- und Sonnenblumenkerne; für das Dressing: Öl, Balsamico-Essig, Ahornsirup, Senf, Kräutersalz, Salatgewürz, Knoblauch
So geht's: Salat waschen, in Stücke schneiden. Gurke ungeschält in Scheiben schneiden, Tomaten und Zwiebeln würfeln und mit den gehackten Oliven untermischen. Die Pilze braten und mit Sprossen und Kernen über den Salat geben. Dressing dazugeben.

Hauptspeise: Indisches Curry mit sechs Juwelen
Man braucht (für 4 Personen): 400 g Gemüse (Bohnen, Kartoffeln, Möhren, Erbsen), 1 Zwiebel, Ingwer-Knoblauch-Paste, 4 EL Tomatenmark, 1–3 Chilischoten, 1 TL Kurkuma, Salz, Cashewnüsse, Ananas aus der Dose, 1 Becher Sojasahne, Rohrzucker, frisches Koriandergrün
So geht's: Gemüse in kleine Würfel schneiden, garen und abgießen. Zwiebel in etwas Öl anbraten, Ingwer-Paste dazurühren, Tomatenmark und Chili dazugeben, mit etwas Wasser cremig rühren. Gemüse, Kurkuma und Salz dazugeben und ein paar Minuten kochen lassen. Nüsse, Ananas und Sahne untermischen und leicht erhitzen, mit etwas Rohrzucker abschmecken. Vor dem Servieren Koriandergrün drüberstreuen.

Dessert: Veganes Sorbet aus Früchten
Man braucht (für 4 Personen): 400 g gefrorene Früchte (je nach Geschmack), 1 Becher Sojasahne, frisches Obst

So geht's: Die Früchte mit einem Pürierstab verquirlen. Die Sahne schlagen und unter das Fruchtmus rühren. Mit frischen Früchten garnieren.

Ein Weihnachtsmenü ganz ohne Gans ist also nicht nur möglich, sondern auch lecker und gesund. Zu Weihnachten geht es schließlich nicht um das Fleisch auf dem Teller oder die Geschenke unterm Baum, sondern darum, mit der Familie harmonisch zusammen zu sein. Das funktioniert auch ohne Gänsebraten im Ofen ganz einwandfrei. Das Tolle daran, an einer alten Tradition nicht mehr festzuhalten, ist ja, dass man eine neue (eigene!) Tradition beginnen kann. Fakt ist: Vegetarische Weihnachten tun keinem weh. Einfach mal ausprobieren!

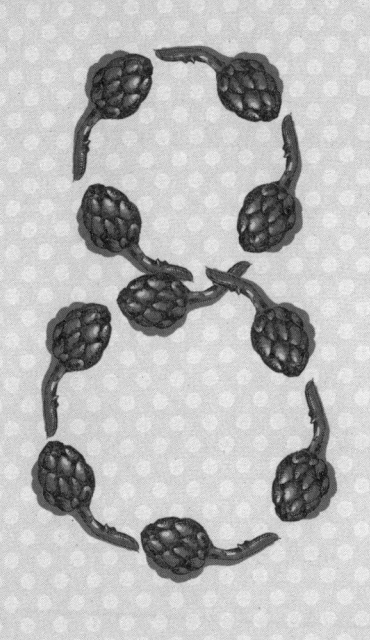

BEWUSSTSEINSERWEITERUNG LEICHT GEMACHT

81.

Weil man ist, was man isst

Jeder Mensch besteht aus rund 70 Billionen Körperzellen (das ist eine 70 mit 12 Nullen!), die sich innerhalb eines Jahres zu 97 Prozent und in nur wenigen Jahren zu 100 Prozent erneuern.[323] Für einen ungestörten Ablauf dieser Zellerneuerung spielt das, was wir über unsere Nahrung zu uns nehmen, eine wichtige Rolle. Unsere Ernährung hat die Aufgabe, uns mit dem nötigen Baumaterial für einen gesunden Körper und Geist zu versorgen, und so liefert sie uns Nährstoffe in Form von Kohlenhydraten, Eiweißen, Fetten, Vitaminen, Mineralstoffen, Spurenelementen, Enzymen, Ballaststoffen und sekundären Pflanzenstoffen sowie die in ihr enthaltenen Informationen. Lange Zeit hat sich die Wissenschaft nur auf die ihr bekannten und mit ihren Methoden nachweisbaren und messbaren festen Stoffe, die Materie, beschränkt und die energetische Versorgung völlig außer Acht gelassen. Nach neueren Forschungserkenntnissen, unter anderem im Bereich der Quantenphysik, wird jedoch die Qualität unserer Nahrungsmittel in hohem Maß auch durch ihren Informationsgehalt bestimmt. Materie ist ja nichts anderes als verdichtete Energie, und Energie ist ein Informationsträger. Das heißt, dass wir mit jedem Bissen Nahrung auch die in ihr enthaltenen Informationen aufnehmen und damit Gesundheit und Wohlbefinden oder Unwohlsein und Krankheit in uns fördern. Es ist ja bekannt, dass Tiere Emotionen haben (siehe Grund 102: »Weil Tiere auch Gefühle haben«). Emotionen sind Informationen, die in jeder Körperzelle gespeichert werden, ebenso wie alle anderen Eindrücke und Erlebnisse, die das Tier, das auf unserem Teller liegt, von seiner Geburt bis zu seinem Tod erfahren hat. Auch die Qualität der Milch und der Eier ist stark abhängig vom Wohlbefinden der Muttertiere. Die meisten »Nutztiere« erleiden allerdings ein schlimmes Schicksal: in Massen gezüchtet, der Mutter viel zu früh entrissen, entweder einsam oder mit viel zu vielen Artgenossen eingepfercht, meist künstlich befruchtet, die eigenen Kinder an den Menschen verloren, selten oder nie im Tageslicht, ohne die Möglichkeit, sich artgerecht zu bewegen und zu ernähren, mit Schmerzen in den Gelenken und Beinen durch das unnatürlich angemästete Gewicht und am Ende unter großen Qualen im Schlachthaus getötet. Die ganze Angst, Panik, Verzweiflung und die Schmerzen, die das Tier fühlt, führen dazu, dass Stresshormone ausgeschüttet werden, die im Gewebe gespeichert werden und die der Mensch mit jedem Bissen Fleisch aufnimmt.[324]

Pflanzen hingegen haben kein Ego und man geht nach aktuellem wissenschaftlichen Stand davon aus, dass sie keine Gefühle haben und kein Leid empfinden können, da bei ihnen bisher kein zentrales Nervensystem und kein Bewusstsein nachgewiesen werden konnte. Sie leben in jedem Augenblick im absoluten Einklang mit der Natur. In Pflanzen finden auch nach der Ernte noch Lebensprozesse statt, was man beispielsweise daran erkennt, dass sie noch nachreifen oder keimen können. Pflanzen sind also »lebendige« Nahrung, und Leben führt immer zu Leben. Im Fleisch eines toten Tieres hingegen finden keine Lebens-, sondern nur noch Verwesungsprozesse statt. Es macht einen großen Unterschied, ob man das in seinem Darm weiter verwesende Fleisch, die Eier oder die Milch von geschundenen, unglücklichen, mit Medikamenten vollgepumpten und oft kranken Tieren isst oder ob man lebendige, natürliche Pflanzenkost zu sich nimmt.[325] Alles, was der Mensch sich durch seine Nahrung zuführt, wird letztendlich ein Teil von ihm. Es sollte also stark in unserem Interesse sein, bewusst und weise auszuwählen, was wir zu uns nehmen.

82.

Weil der Mensch kein Fleisch essen muss

Oft hört man, die »artgerechte Ernährung« für den Menschen sei eine, die Fleisch enthält. Begründet wird das damit, dass er ja schon »immer« Fleisch gegessen habe. Das ist kompletter Unsinn. Der Mensch hat sich in seiner Geschichte vorwiegend pflanzlich ernährt.[326] Und das aus gutem Grund: Anatomische und physiologische Merkmale des Verdauungskanals sind beim Menschen eindeutig nicht für das Essen von Fleisch gemacht. Daher kommt der renommierte Professor für Ernährung und Biochemie Claus Leitzmann auch zu dem Schluss, dass »eine überwiegend pflanzliche Ernährung (…) als artgerecht für den Menschen bezeichnet werden« kann.[327]

Ein Blick auf einige ebendieser anatomischen und physiologischen Merkmale beim Pflanzenfresser im Vergleich zum Fleischfresser gibt Aufschluss darüber, warum wir Menschen tatsächlich eben nicht für Fleisch »gemacht sind«:

Die *Maul- bzw. Mundöffnung* ist bei Pflanzenfressern klein und es gibt eine Hautfalte bzw. Backentaschen. Bei Fleischfressern hingegen ist sie weit, reicht zum Teil bis zum Kiefergelenk. Die *Zähne* sind beim Pflanzenfresser zum Schneiden und Mahlen da, beim Fleischfresser hingegen zum Reißen und Festhalten. Die *Kieferbewegung* ist beim Pflanzenfresser vertikal und horizontal, beim Fleischfresser nur vertikal. Der Pflanzenfresser schluckt, der Fleischfresser schlingt. Die *Zunge* des Pflanzenfressers ist muskulös, kräftig und rau, die des Fleischfressers hingegen dünn. Der Pflanzenfresser hat viel *Speichelsekretion*, der Fleischfresser wenig. Das Essen bleibt beim Pflanzenfresser lang im *Magen*, beim Fleischfresser kürzer. Das Verhältnis des Darms zur Länge des Körpers ist beim Pflanzenfresser groß (beim Schaf 20:1, beim Menschen 12:1), beim Fleischfresser klein (beim Wolf 4:1).

Dass es nicht »artgerecht« für den Menschen ist, Fleisch zu essen, zeigt sich auch daran, dass der Mensch das getötete Tier nicht roh essen kann, sondern das Fleisch erst durch aufwendige Methoden – wie etwa Abhängen, Klopfen, Marinieren, Kochen, Braten, Garen, Frittieren, Grillen usw. – zubereiten und würzen muss. Vorher kann er gar nicht daran denken, es zu verzehren. Außerdem isst er in der Regel nur das Faserfleisch (die Muskeln) und bestimmte Organe wie Niere und Leber. Knochen, Blut und Gedärme hingegen verschmähen die meisten Menschen – obwohl gerade diese die mineralstoff- und proteinreichsten Teile der Tierleiche sind. Kein Wesen, das von Natur aus zum Fleischverzehr bestimmt ist, tut das.

Proteine und Eisen finden sich hingegen in völlig ausreichender und günstigerer Form in pflanzlichen Produkten. Die wichtigen Omega-3-Fettsäuren, von denen auch oft behauptet wird, sie seien hauptsächlich in Fleisch und vor allem in Fisch zu finden, kann man ebenfalls bestens über pflanzliche Kost aufnehmen – hier sind zum Beispiel Leinsamen, Walnüsse oder auch Paprika, Lauch, Sojabohnen, Spinat und Öle wie Rapsöl, Walnussöl, Leinsamenöl und Sojaöl gute Lieferanten. Davon, dass man Fleisch essen »muss« oder »es in der Natur des Menschen liegt«, kann also keine Rede sein!

83.

Weil Vegetarier so tolerant sind

Sich für besonders schlau haltende Fleischesser versuchen gerne, dem sich auf einem ehrlichen und guten Weg befindenden Vegetarier ein schlechtes Gewissen zu machen, indem sie ihm triumphierend vorwerfen, er sei ja gar kein »richtiger« Vegetarier, nur weil er (noch) ab und an einmal Fisch oder eben doch auch mal Fleisch isst. Von diesen unsympathischen Exemplaren sollte sich der angehende Vegetarier oder der, der für sich diese »flexiblere«

Form des Vegetarismus gewählt hat, auf keinen Fall ärgern oder gar verunsichern lassen (siehe Grund 3: »Weil für jeden was dabei ist«). Keiner muss von heute auf morgen den kompletten Fleisch- und Fischkonsum einstellen. Meist entwickelt es sich von ganz alleine, dass man durch das größere Bewusstsein, das man seiner Nahrung schenkt und durch das Mehr an Informationen, die man nach und nach einholt, immer weniger Fleisch und Fisch isst und es dann irgendwann komplett einstellt. Es kann natürlich auch zu »Rückfällen« kommen, die durchaus auch länger anhalten können und in denen man wieder mehr Fleisch isst. Das ändert aber nichts an der Tatsache, dass der nicht immer konsequente Vegetarier immer noch wesentlich mehr Gedanken an das, was er zu sich nimmt, verschwendet, als der besserwisserische Fleischesser, der versucht, die Bemühungen seines Gegenübers niederzureden.

Generell sollte gelten: Jeder tut das, was er zum jeweiligen Zeitpunkt in seinem Leben tun kann. Nicht alle müssen sofort zu radikalen Veganern mutieren. Vielmehr ist der Weg das Ziel, das Ganze ist als Prozess zu betrachten und dauert beim einen länger, beim anderen kürzer, verläuft beim einen über Umwege, beim anderen schnurgerade. So gibt es zum Beispiel viele Frauen, die nach jahrelanger Abstinenz in der Schwangerschaft große Gelüste nach Fleisch bekommen. Wer würde es ihnen vorwerfen, wenn sie diesen dann auch nachkommen? Genauso gut kann es aber auch einmal gesellschaftliche Situationen geben, in denen der Vegetarier schwach werden darf, ohne ein schlechtes Gewissen zu haben oder sich dies gar noch von Fleisch essenden Mitmenschen einreden zu lassen. So wurde etwa für einen vegetarischen Freund beim Antritt des neuen Jobs ein großes Willkommens-Weißwurst-Frühstück ausgerichtet. Einerseits gerührt, andererseits unschlüssig, was er nun bloß tun solle, entschied er sich, den guten Beginn des Arbeitsverhältnisses nicht zu gefährden, und biss beherzt in die Weißwurst (die ihm allerdings nicht besonders schmeckte und noch am nächsten Tag schwer im Magen lag).

Ein schönes Projekt hat in diesem Zusammenhang die Kulturwissenschaftlerin Katharina Rimpler initiiert. Auf www.halbzeitvegetarier.de bietet sie allen, die ihren Fleischkonsum reduzieren wollen, aber denen ein kompletter Verzicht (noch) zu viel Druck bereitet, die Möglichkeit, sich einen Partner zu suchen und mit diesem zusammen den jeweils persönlichen Fleischkonsum zu halbieren. Viele melden sich mit dem Partner, der besten Freundin oder dem WG-Mitbewohner an und starten gemeinsam das Projekt »Halbzeitvegetarier« – wer im Umfeld keinen Partner findet, bekommt über die Webseite einen vermittelt. Nicht wenige werden so früher oder später zu »Vollzeitvegetariern« – ganz ohne Stress und Druck von außen.

84.
Weil es gut fürs Karma ist

Die Karmaphilosophie ist viele Tausend Jahre alt und besagt: Jede einzelne deiner Handlungen und auch jeder einzelne deiner Gedanken hat Auswirkungen. Alles, was du früher (auch in einem früheren Leben) getan und gedacht hast, hat Folgen für das Jetzt und alles, was du jetzt tust und denkst, hat Auswirkungen auf die Zukunft. Es gibt ein universelles Gesetz von Ursache und Wirkung. Das Christentum hat diese Lehre etwas erstickt (obwohl es auch hier z. B. noch Gleichnisse gibt), Buddhismus, Hinduismus und Jainismus erkennen die Karmaphilosophie jedoch voll an.

Der Vegetarier ist in Sachen Karma also klar im Vorteil, denn er schafft durch seinen bewussten Entschluss, bei der massenhaften und völlig unnötigen Tötung von Lebewesen nicht mitzumachen, positives Karma. Diejenigen allerdings, die aufs Schlimmste gequälte und brutal getötete Tiere essen, werden – wann und auf welche Weise auch immer – laut Karmagesetz die Folgen dieser

Tat tragen müssen. Jeder Einzelne sollte sich fragen, welche Folgen sein Entschluss und seine Handlung, Fleisch zu verzehren, haben wird und welche Motivation dahintersteckt: Ist die Motivation, sich einfach ein gutes Essen schmecken zu lassen, ohne weiter darüber nachzudenken, was dafür alles passieren musste? Glaubt man, es zu »brauchen«? Isst man es, weil es »schon immer« so war? Wenn man seine Motivation herausgefunden hat: Welche Folgen wird das eigene Tun für die Tiere, für die Umwelt, für die Gesellschaft, für einen selbst haben? Sich auf solche Gedanken einzulassen, kann unbequem, aber sehr erhellend und vielleicht sogar verändernd sein.

Patanjali, der große Yoga-Weise, der vor vielen Hundert Jahren (man vermutet, zwischen dem 2. Jh. v. Chr. und dem 4. Jh. n. Chr.) eines der Grundlagenwerke des Yoga, das *Yogasutra*, verfasst hat, geht sogar noch weiter und sagt, dass wir es nicht nur mit unserem eigenen Karma zu tun haben, sondern dass wir alle in einem kollektiven Karma involviert sind.[328] Das heißt, dass es auch etwas mit uns zu tun hat, wenn wir eine Handlung nicht selbst ausführen. Was bedeutet das nun für das Essen von Fleisch und für den ganzen Wahnsinn, der mit den Tieren betrieben wird? Zunächst einmal, dass auch der Vegetarier doch nicht so ganz fein raus ist. Auch er ist involviert und kann sich nicht zurücklehnen (zumindest so lange nicht, bis sich etwas Entscheidendes verändert). Was er über den eigenen Entschluss, kein Fleisch zu essen, noch machen kann oder will, ist ihm selbst überlassen (Freunde für den Vegetarismus begeistern, aufklären, Tiertransporte stoppen, Demos organisieren, Bücher schreiben). Wem das zu weit geht, der kann sich trotzdem darauf berufen, eine ganze Menge mehr für sein gutes Karma zu tun als der arglose Fleischesser. Der bemüht ja bei seiner Erklärung, warum er (noch) Fleisch isst (und es haben erstaunlicherweise immer mehr Menschen das Bedürfnis, sich zu erklären), häufig die Tatsache, dass er alleine ja »keinen Unterschied« machen würde und dass die Fleischproduktion und die Massentierhaltung ja dadurch auch nicht gestoppt werden könnten. Das stimmt so kurz gedacht natürlich nicht (siehe Grund 109: »Weil jeder Einzelne einen Unterschied macht«). Auch im Hinblick auf das Karma ist das kein guter Denkansatz. Denn auch, wenn ein Einzelner vielleicht nicht sofort etwas am großen Ganzen ändern kann, so kann er doch durch seine eigene Entscheidung und Tat, auf Fleisch zu verzichten, ein Gegengift setzen und gutes, helles Karma schaffen. Das hilft sowohl ihm selbst als auch dem großen Ganzen. Niemand kann sich einfach rausnehmen, sich raushalten oder abschotten. Alles hängt miteinander zusammen und jeder kann und muss seinen Beitrag dazu leisten. Wie klein oder groß auch immer dieser aussehen mag – er hat Wirkung, im Jetzt und im Später.

85.

Weil man als Eltern ein gutes Vorbild ist

Kinder orientieren sich an Erwachsenen, vor allem an ihren Eltern. Diese sind in den allermeisten Fällen das erste und prägendste Vorbild, das sie haben. Essen die Eltern Fleisch, essen die Kinder – fast immer ohne zu wissen, dass es sich bei der lustigen Bärchenwurst um ein totes Lebewesen handelt – auch Fleisch. Essen die Eltern kein Fleisch, essen die Kinder meist auch kein Fleisch und vermissen es nicht. Während Ersteres jedoch als völlig selbstverständlich betrachtet wird, wird zweiteres von vielen kritisch beäugt. Veggie-Eltern, die ihre Kinder ebenfalls vegetarisch ernähren, werden von den sich der breiten und nach dem Motto »Das war schon immer so, das muss so sein« handelnden Masse zugehörig fühlenden Fleischessern oft schräg angeschaut und müssen sich den Vorwurf anhören, sie würden ihren Kindern keine freie Wahl lassen und ihnen etwas vorenthalten. Ganz unwissende Zeitgenossen (zum Glück werden sie immer weniger) denken oder sagen sogar, dass solche Rabeneltern ihr Kind auf direktem Wege in einen gefährlichen Mangel, der schlimme Krankheiten nach sich ziehen kann, manövrieren.

Dass das Gegenteil der Fall ist und eine ausgewogene vegetarische Ernährung sowohl für Erwachsene als auch für Kinder die gesündeste und beste Wahl ist, wird in einer Vielzahl der Gründe hinlänglich beschrieben. Was das Thema »freie Wahl« angeht: Welches kleine Kind hat schon eine freie Wahl? Weder beim Essen noch sonst wo ist das besonders häufig der Fall. Die Verantwortlichen – meist die Eltern – geben in einer Vielzahl von Dingen die Richtung für das Kind vor (angefangen bei der Kleidung bis hin zu bestimmten Verhaltensregeln) und müssen das auch tun. Eltern, die ihren Kindern das Gläschen Gemüsereis mit Hühnchen oder das »Happy Meal« bei McDonald's zu essen geben, ohne sie darüber aufzuklären, was sie da zu sich nehmen, lassen ihnen ebenso wenig eine freie Wahl wie diejenigen, die es ihnen nicht geben. Sehr viel wahrscheinlicher wird das Kind später aber einmal fragen: »Mama, wenn du wusstest, wie sehr Tiere gequält werden, wenn du wusstest, dass die Tierhaltung eine Katastrophe für die Umwelt und das Klima ist, wenn du wusstest, dass Tierprodukte schlecht für unsere Gesundheit sind – wieso um alles in der Welt hast du uns dieses Gift trotzdem zu essen gegeben?«, als dass es sich für die Gabe von ungesundem Essen, für das Tiere brutal gequält wurden und das die Erde nachhaltig schädigt, bedankt. Viele Kinder ärgert es im Nachhinein, dass die Eltern ihnen Fleisch zu essen gegeben haben, ohne sie wissen zu lassen, dass das was ehemals Lebendiges ist. Mit »freier Wahl« hat das sicherlich nichts zu tun.

Es liegt also eine große Chance darin, dass die steigende Anzahl von Veggies ihre Kinder nicht im Dunkeln lassen und sie aufklären, was auf ihrem Teller landet – oder warum es eben nicht dort landet. Wenn das Kind alt genug ist, selbst zu entscheiden, was es isst, wird wohl kein Veggie-Elternteil es verhindern können, wenn es bewusst Fleisch essen möchte. Doch die wenigsten aufgeklärten Kinder werden das tun. Bei meiner eigenen kleinen Tochter (sie ist drei) mache ich die Beobachtung, dass sie, selbst wenn es zum Beispiel bei Oma und Opa angeboten wird, Fleisch komplett ablehnt (sie hat es anfangs immer wieder ausgespuckt, mittlerweile lässt sie es einfach links liegen). Und das, obwohl sie noch gar nichts über die Gräueltaten der Fleischindustrie und -produktion weiß. Vielleicht ist der Grund, wie bereits in »Weil man Nicht-Vegetarier so gut überraschen kann« beschrieben, dass Fleisch an sich nicht schmeckt. Wenn ein Kind den Geschmack weder aus dem Bauch noch aus der Muttermilch noch aus seinen ersten Mahlzeiten kennt, und wenn ihm eben nicht suggeriert wird, dass Fleisch etwas ganz Natürliches ist, dass der Mensch es braucht, damit er groß und stark wird – dann mag es ihn ganz offensichtlich nicht. Es ist die Kraft unserer Sozialisation und Gewohnheit, die es uns gut und für uns wichtig erscheinen lassen. Wenn die wegfällt, wir vielmehr von Tofu, Tomaten und Tempeh geprägt sind und unsere Kinder nicht in dieses abgestumpfte System der angeblichen »Natürlichkeit« und Notwendigkeit des Fleischessens einführen (und die das dann wiederum an ihre Kinder und die an ihre und so weiter weitergeben) – dann lässt sich tatsächlich von einer besseren, gesünderen und friedlicheren Welt träumen.

Inspiration für Veggie-Familien und die, die es werden wollen, gibt es zum Beispiel auf: www.tofufamily.de. Ein schönes Kinderbuch, das sich mit dem Thema »Tiere essen« beschäftigt ist *Karl Klops, der coole Kuhheld* von Udo Taubitz.

86.

Weil in jedem ein Tierfreund steckt

Natürlich sind nicht alle Fleischesser Unmenschen. Sie sind vielmehr gefangen in einem System, in dem ihnen das Fleischessen von Kindheit an als »natürlich« und notwendig vorgegaukelt wurde. Doch es gibt – die wachsende Zahl von Vegetariern und Veganern lässt keinen Zweifel daran – immer mehr, die das System als falsch und unrecht erkennen und ihre Konsequenzen daraus ziehen. Häufig passiert es, dass der Schalter dann umgelegt wird, wenn aus einem abstrakten »Ding« (und als solches werden die »Nutztiere« von der Gesellschaft behandelt und gesehen) und einem entindividualisierten Tier ein Tier mit Persönlichkeit, Charakter und Gefühlen wird. Dann entwickelt sich Mitgefühl, und der Wahnsinn, den unsere Unterteilung in »Nutztiere«, die wir essen, und »Haustiere«, die wir lieben, mit sich bringt, kann erkannt und durchbrochen werden.

Eine schöne Geschichte dazu ist jene, die 1995 in Neuengland passierte. In einem Schlachthof stand die Kuh Emily zusammen mit anderen Rindern vor der Schwingtür zum Schlachtbereich, wo sie bald an die Reihe kommen sollte. Vielleicht war es der Blutgeruch, vielleicht auch die Tatsache, dass diejenigen, die schon hineingegangen waren, nicht mehr zurückkamen – jedenfalls brach Emily plötzlich aus der Gruppe aus, rannte auf den eineinhalb Meter hohen Zaun zu, der das Gelände umgab, und wuchtete ihren 700 Kilo schweren Körper darüber. Sie floh durch die Wälder und entkam den Arbeitern, die ihr ungläubig nachjagten. 40 eiskalte Tage und Nächte lang versteckte sich Emily vor ihren Verfolgern in den Waldgebieten von Hopkinton, einem kleinen Landstädtchen in Massachusetts. Obwohl die Firma A. Arena & Sons, aus deren Schlachthof Emily entkommen war, entschlossen war, sie einzufangen, waren die Menschen vor Ort ihrerseits entschlossen, Emily bei ihrer Flucht in die Freiheit zu helfen. Die Bauern ließen auf den Feldern Heuballen für sie liegen, und die Anwohner führten die Polizei mit falschen Angaben über Emilys Aufenthaltsort in die Irre. Lewis und Megan Randa, die Gründer der nahe gelegenen »Peace Abbey«, eines Begegnungs- und Bildungszentrums für gewaltfreies Leben, hörten von Emilys Notlage. Die Randas boten den Eigentümern A. Arena & Sons an, ihnen Emily abzukaufen, um ihr in dem kleinen Gnadenhof auf ihrem Grundstück einen friedlichen Lebensabend zu ermöglichen. Frank Arena, der Besitzer des Schlachthofs, war von Emilys Geschichte gerührt und verkaufte ihnen die 500-Dollar-Kuh für nur einen Dollar. Diesem unerwarteten Akt der Wohltätigkeit folgte noch ein weiterer: Die Filmproduzentin Ellen Little, die für die Rechte an Emilys Geschichte bereits einen Betrag gezahlt hatte, mit dem die Kuh für den Rest ihres Lebens versorgt werden konnte, spendete zusätzlich 10.000 Dollar zum Bau eines neuen Stallgebäudes für Emily und eines angegliederten Informationszentrums für Tierrechte. Aus Emily, einer anonymen Milchkuh, wurde so eine Persönlichkeit, die das Mitgefühl vieler Menschen weckte und ihr Leben nachhaltig beeinflusste. Aus aller Welt meldeten sich Menschen, die aufgehört hatten, Fleisch zu essen, nachdem sie von Emilys Geschichte erfahren hatten. Emily hat es geschafft, dem Mitgefühl, das auch in einem Fleischesser schlummert, Platz zu machen. Die Kuh verbrachte den Rest ihres Lebens auf dem Gnadenhof der Peace Abbey und starb im Alter von zehn Jahren an Gebärmutterkrebs. Die Gedenkfeier fand internationale Beachtung und die Gedenkreden dauerten über eine Stunde.[329]

Bis heute ist Emilys Leben eine Mahnung. Es mahnt uns, dass wir uns nicht blind machen lassen dürfen für die Wahrheit: nämlich für die, dass Milliarden Tiere unnötig für uns leiden. Und für die Wahrheit, dass uns das nicht egal ist. Keinem von uns, auch den Fleischessern nicht.

87.
Weil man bewusster isst

Es ist gut für uns, unser Gehirn und unser Bewusstsein, wenn wir unser Essen mit Liebe zubereiten und entspannt essen. Sowohl für die Verdauung als auch für die emotionale Ausgeglichenheit ist es dabei sehr wichtig, gründlich zu kauen – hastiges Essen verstärkt Stressmuster nämlich zusätzlich. Langsam und oft zu kauen ist bei extrem denaturierter Nahrung jedoch so gut wie unmöglich. Oder haben Sie es schon einmal geschafft, bei Pommes oder einem Hamburger einen Bissen 100 bis 150 Mal zu kauen? Wenn Sie es ausprobieren, werden Sie merken, dass schon nach wenigen Sekunden der angenehme Geschmack schwindet und das Ganze schlicht und ergreifend schrecklich schmeckt. Wenn man hingegen natürliche Nahrung lange kaut, entfaltet sie sich im Geschmack noch mehr. Die Reaktion unseres Gaumens zeigt bei langem Kauen also schon sehr deutlich auf, was unser Körper von ihr hält. Bei aller Bedeutung der Frage danach, was wir essen, sollten wir das wie demnach auf keinen Fall außer Acht lassen. Ernährung ist ein Lebensaspekt, der unser Gehirn und unser Bewusstsein in einer harmonischen Entwicklung unterstützen kann und Ernährung sollte daher eine entspannte, sinnliche und auch besinnliche Angelegenheit sein. Und das bewusste, langsame Essen macht nicht nur wegen des Geschmacks viel mehr Spaß, wenn es sich dabei um pflanzliche, möglichst wenig veränderte Nahrung handelt. Denn auch die Gedanken, die man sich beim Essen machen kann, sind wesentlich schöner, wenn es sich dabei nicht um tote Tiere handelt (wahrscheinlich wird Fleisch auch deswegen so oft schnell und hastig runtergeschlungen, damit der Esser nicht weiter darüber nachdenken muss, woher es kommt, was oder wer das Tier einmal war, was ihm alles passiert ist, bevor es auf seinem Teller landete usw.).

Machen Sie doch einmal folgendes Experiment: Bereiten Sie in Ruhe ein gutes, nährendes und leckeres vegetarisches Gericht zu. Und dann nehmen Sie dieses – am besten zusammen mit Ihnen lieben Menschen – zu sich, ohne dabei zu sprechen. Konzentrieren Sie sich ganz bewusst auf das, was Sie Ihrem Körper zuführen, seien Sie dankbar für die Nahrung und versuchen Sie, jeden Bissen mindestens 30 Mal zu kauen. Ich habe auf diversen Yogafortbildungen öfter die Erfahrung eines solchen schweigenden und bewussten vegetarischen oder veganen Essens gemacht und war jedes Mal begeistert von der Wirkung.

88.

Weil man viel besser genießen kann

Mein Freund O. ruft an und fragt, ob wir uns mal wieder treffen. »Ja, gerne«, sage ich und schlage vor, dass wir was Vegetarisches essen gehen. »Das ist lecker, gesund und auch mal was anderes als sonst so«, sage ich. Freund O. ist nämlich leidenschaftlicher Fleischfan. Die Vorstellung von einem vegetarischen Feierabend findet er offenbar nur mittelgut. Er druckst rum. »Das schmeckt wirklich lecker«, sage ich. »David Duchovny ist übrigens auch Vegetarier«, versuche ich es weiter. Wir sind beide große *Californication*-Fans und ein bisschen Hollywood-Star-Namedropping scheint mir strategisch schlau. Gemeinsamkeiten verbinden schließlich! Aber Freund O. will davon nichts hören. Er schlägt einen Laden vor, der berühmt für seine Burger ist. Ich rolle am Telefon mit den Augen. »Die haben da ganz gute Pommes. Das ist doch vegetarisch, oder?!« Am Ende treffen wir uns nur auf ein Bier. Ziemlich schade, denn es gibt so viele leckere vegetarische Gerichte!

Allein, wenn man in den einschlägigen Online-Kochbüchern »vegetarisch« eingibt, läuft einem in 90 Prozent der Rezeptvorschläge sofort das Wasser im Munde zusammen (in den restlichen Fällen sind die Fotos einfach zu schlecht, um den pawlowschen Reflex auszulösen). Warum so viele Menschen denken, dass Vegetarier keinen Spaß am Essen haben oder ihr Leben aus Verzicht besteht, ist vollkommen rätselhaft. Denn als Vegetarier hat man so viel Auswahl, dass man gerade als Neu-Veggie am liebsten nur noch halbtags arbeiten oder eine Umschulung zum Koch machen möchte, um alles auszuprobieren.

Der durchschnittliche Amerikaner zum Beispiel isst nur 0,25 Prozent aller bekannten essbaren Nahrungsmittel auf dem Planeten.[330] Ist doch ziemlich schade, oder? Schließlich haben wir nur ein Leben – da ist es doch auch ziemlich fad, wenn man immer dasselbe isst. Als Vegetarier entdeckt man jede Menge neue Lebensmittel und bekommt mit, was man aus vermeintlichen »Beilagen« alles zaubern kann. Dass man kein Fleisch isst, hat nämlich nichts mit Verzicht zu tun. Ganz im Gegenteil: Der Genuss steigt! Denn das schlechte Gewissen fällt weg. Schnitzel, Steak und Co. tun dem Planeten nämlich nicht gut. Hier noch mal eine schnelle Fleischbeschauung:

Das Futter, das die Schlachttiere dieser Welt bekommen, würde ausreichen, um 8,7 Milliarden Menschen zu ernähren.[331]

Momentan leben sieben Millionen Menschen auf der Welt. Jeder Achte geht abends hungrig zu Bett.[332]

Wegen Unterernährung sterben jedes Jahr 2,6 Millionen Kinder, die jünger als fünf Jahre sind.[333]

Bei der Fleischherstellung werden Unmengen an Wasser und Energie verschwendet.

Bei der Fleischproduktion werden genauso viele Treibhausgase freigesetzt wie im Verkehr.

Damit Fleisch auf den Teller kommt, müssen Tiere leiden und sterben.

Fleisch und Wurst sind ein Katalysator für Zivilisationskrankheiten wie Diabetes, Übergewicht und Herz-Kreislauf-Erkrankungen.

Für Veggies stellt sich daher eher die Frage: Wie kann man Lammfilet/Kotelett/Hackbraten überhaupt genießen, wenn man all das weiß? »Na, weil es schmeckt«, hört man dann immer wieder. Oder: »Ja, irgendwie tun mir die Tiere schon leid, aber ich kannte die ja nicht.« Oder: »Das Schwein war ja eh schon tot, da lass ich das Schnitzel doch nicht verkommen.«

Als Veggie will man ja gar nicht zum Missionar oder Moralapostel werden. Muss man zum Glück auch nicht! Das Tolle ist nämlich, dass es so gut schmeckt, dass man frühestens beim Dessert mal gaaaaanz beiläufig auf ökologische und gesellschaftliche Zusammenhänge zwischen Pizza Salami und Ozonloch zu sprechen kommen kann. Manchmal ergeben sich solche Möglichkeiten sogar von selbst. Ein paar Tage später ruft Freund O. an: »Du, hier bei mir im Viertel gibt's ein vegetarisches Restaurant. Da ist's immer voll. So schlecht kann das ja nicht schmecken da. Soll ich mal einen Tisch reservieren?« Ja, bitte!

89.
Weil es wirklich so leicht ist, ein Lebensretter zu sein

Mal ehrlich: Falls Sie nicht im medizinischen Bereich tätig sind, als Feuerwehrmann arbeiten oder Ersthelfer in Ihrem Büro sind, dann haben Sie doch auch keine Ahnung, wie Erste Hilfe geht, oder? Mal angenommen, Sie kommen auf der Autobahn als Erster zu einem Unfall. Wüssten Sie, was zu tun ist? Stabile Seitenlage – wie ging das noch mal? Mund-zu-Mund-Beatmung – mit Nase zuhalten oder ohne? Und wie lange überhaupt? Wie war noch mal der Rhythmus bei der Herzmassage? Und wie lange und wie tief muss man das überhaupt machen? Ja, ja, es ist eine Weile her, dass man seinen Führerschein gemacht hat. An dieser Stelle ein lautes Plädoyer für einen Erste-Hilfe-Auffrischungskurs – und für den Vegetarismus. Denn Vegetarier retten täglich Leben!

Eigentlich logisch, aber an dieser Stelle gern auch noch mal schwarz auf weiß: Für Burger, Würstchen, Steak und Fischstäbchen müssen jeden Tag viele Tausend Tiere ihr Leben lassen. Wie viele es genau sind, listet der *Fleischatlas* auf, der von der Heinrich-Böll-Stiftung und dem Bund für Umwelt und Naturschutz Deutschland (BUND) herausgegeben wird. Die Autoren werfen einen Blick hinter die Kulissen der Schlachthöfe und der Fleischindustrie, und beides – um das schon mal vorwegzunehmen – ist ungefähr so appetitlich wie die Seite muenchenkotzt.de, auf der man seit 2008 die übelsten Totalausfälle beim Oktoberfest begutachten kann. Mit anderen Worten: Fleisch-»Herstellung« ist für alle Beteiligten ungefähr so angenehm wie Komasaufen für alle Unbeteiligten.

Klar, wenn man eine Salami beim Metzger hängen oder liegen sieht, da denkt man nicht automatisch: »Ach, die arme Kuh!« Wer in ein frisches Brötchen belegt mit Mortadella beißt, denkt eigentlich nie: »Schade um das Schwein, das dafür sterben musste«. Wer einen Burger im Fast-Food-Laden bestellt, mosert maximal: »Wer kam denn auf die bekloppte Idee, die Nährwertangaben auf die Verpackung zu drucken?« Wer sich ein Menü gönnt, ist nur circa zwei Stunden satt und hat dann wieder Appetit, aber eigentlich ist der Energiebedarf mit Burger, Shake, Pommes und heißer Apfeltasche schon gedeckt. Der Energiebedarf eines Tages, wohlgemerkt. Alles andere wandert direkt auf die Hüften. Auch die Nährstoffkombi ist nicht ganz optimal. Ein Burger mit zwei Formfleisch-Buletten drin enthält 26 Gramm Fett. Klingt jetzt erst mal nicht viel, aber die Deutsche Gesellschaft für Ernährung empfiehlt – je nach Körpergröße und Kalorienverbrauch – 60 bis 80 Gramm pro Tag! Dann ist ein leckerer Burger gleich nicht mehr so appetitlich. Und wenn man dann kurz mal überlegt, wo das Fleisch herkommt, sowieso nicht mehr.

Wer schmatzend an einem halben Hendl kaut, weiß, dass »das«, was er da gerade zwischen den Zähnen hat, vor ein paar Tagen noch geatmet und gegackert hat – bei Biofleisch im besten Fall auf einer Wiese, im Normalfall in einem abgedunkelten Gehege zusammengepfercht und turbogemästet, dass es sich kaum bewegen konnte. Auch, dass die feine Kalbsleberwurst aus Rinder-Babys gemacht wird, vergisst man irgendwie im Eifer des Wochenendeinkaufs schnell. Kurz zum Selber-Weiterdenken ein paar kulinarische Stichworte: Lammrücken, Ferkelspieß, Stubenküken.

Das US-Unternehmen Tyson Foods schlachtet pro Woche 42 Millionen Hühner, 170.000 Rinder und 350.000 Schweine. In Deutschland werden jährlich rund 60 Millionen Schweine getötet – das sind mehr als 100 pro Minute! Mehr als 600 Millionen Hühner werden in Deutschland Jahr für Jahr geschlachtet. Während Sie diesen Satz lesen, verlieren 100 Hühner ihr Leben. 20 Tiere pro Sekunde! Der Bedarf an Frikassee, Hendln, Geflügelwurst, Chicken-Wings und zartem Filet ist unstillbar. Unaufhörlich wird für Nachschub gesorgt. Dass die Tiere zu Lebzeiten nicht auf weitläufigen Bauernhöfen vor sich hin grasen, versteht sich bei der gigantischen Zahl von selbst. Die Massentierhaltung findet genau wie die Fließbandschlachtung am Rande der Gesellschaft statt. So bekommt niemand mit, was passiert, und Kinder können weiterhin glauben, Kühe seien lila und stehen glücklich auf einer Alm in den Bergen. Aber die drei Millionen Rinder, die in Deutschland jedes Jahr geschlachtet werden, hätten da gar keinen Platz! Neben den Hühnern, Schweinen und Rindern werden in Deutschland jährlich auch noch 25 Millionen Enten, 40 Millionen Puten und eine Million Schafe geschlachtet.[334]

Für alle, denen nackte Zahlen nicht ans Herz gehen: unbedingt *Tierische Profite* von Donna Leon lesen. Wer jetzt sagt »Na ja, das ist ja nur ein Schlachthof-Roman, das ist in echt sicher ganz anders«, dem sei *Ganz unten* von Günter Wallraff empfohlen. Das Buch ist zwar schon fast 30 Jahre alt – verdirbt aber immer noch jedem Leser den Appetit auf tierisches Fast Food. Garantiert! Und wem das immer noch nicht eklig genug ist, der möge die Kapitel zu Wachstumshormonen, Rinderwahnsinn, Dioxinskandal und Antibiotika-Resistenzen in diesem Buch lesen. Guten Appetit!

90.

Weil man ein kritischerer Konsument wird

Früher habe ich ohne nachzudenken Tiefkühlpizzen in meinen Einkaufswagen gestapelt und Fünf-Minuten-Terrinen gegessen, deren Mindesthaltbarkeitsdatum im nächsten Jahrtausend lag. Dass das alles nicht so megagesund ist, war mir schon klar. Dass das allerdings soooo ungesund ist, war mir nicht bewusst.

Als Vegetarier, und vor allem als Veganer, fängt man automatisch an, sich intensiver mit seinem Essen zu beschäftigen. Was ist wo drin? Wie komme ich am leckersten an alle Nährstoffe? Wie viel muss ich wovon essen, damit ich mit Vitaminen und Mineralstoffen gut versorgt bin? Das Lesen der Inhaltsstoffe wird so selbstverständlich wie das »Gesundheit«-Sagen, wenn einer niest. Hilfreich dabei ist es, auf dem Smartphone eine App zu haben, die das Kauderwelsch auf dem Etikett übersetzt (z. B. Codecheck). Denn so gut wie kein Mensch weiß, was E 901 (Bienenwachs), E 520 (Aluminiumsulfat) und Co. sind. Und vor allem, ob sie tierisch sind – oder nicht.

Die gute Nachricht: Als Vegetarier wird man automatisch zum Lebensmittel-Experten und zum kritischen Konsumenten. Die schlechte Nachricht: All das neue Wissen kann einem schon mal schlaflose Nächte bereiten. Denn man glaubt ja gar nicht, was einem im Supermarkt alles untergejubelt wird! In Brot und Brötchen zum Beispiel darf Cystein drin sein, ein Zusatzstoff, der aus Schweineborsten oder Federn hergestellt wird und dafür sorgt, dass der Teig nicht an den Maschinen hängen bleibt. Viele Fruchtsäfte werden mit Fischgelatine geklärt, damit der Saft schöner aussieht. In Fertigtomatensuppe ist schon mal Speck und in Kartoffelchips sind Aromen aus Geflügel oder Kälberlab. Klingt megaunappetitlich, ist aber erlaubt.

Schuld daran ist das deutsche Lebensmittelgesetz. Denn das legt fest, dass die Stoffe, die bei der Produktion verwendet wurden, nicht aufgeführt werden müssen. Udo Pollmer vom Europäischen Institut für Lebensmittel- und Ernährungswissenschaften e.V. spricht von »scheunentorgroße(n) Lücken, wenn es um das Verheimlichen von Zusatzstoffen geht«.[335] Ein Blick in die Geschichte lässt erahnen, was damit in der Praxis gemeint ist: In den 1960er und 1970er-Jahren löste eine Zusatzstofffabrik in Süddeutschland Menschenhaar aus Asien in Salzsäure auf, um daraus ein Antischnurrmittel (E 920) für Kekse herzustellen. Der Effekt: Der Teig »schnurrte« nicht und die Backwaren dufteten besser im Ofen. Heute wird der Zusatzstoff aus Schweineborsten und mittels Gentechnik durch den Darmbewohner Escherichia coli erzeugt. Lecker, oder? Unglaublich: Eine Kennzeichnung am fertigen Lebensmittel ist fast nie erforderlich. So dürfen heute circa 2.000 Substanzen in unserem Essen sein, die pauschal nur als »Aroma« aufgelistet werden müssen. Denn laut Gesetz zählen Aromen zu den »Nicht-Zusatzstoffen«. Das heißt: Wenn »Aroma« draufsteht, weiß nur der Hersteller, was genau drin ist.

Organisationen wie Foodwatch haben aber schon einiges erreicht im Zusatzstoff-Irrsinn: Nach einer E-Mail-Petition änderten einige Hersteller ihre Rezepturen. Seit dem Sommer 2013 sind zum Beispiel der Saft »Hohes C« und der »Frühlingsquark leicht« von Milram tatsächlich rein vegetarisch. Vorher wurden Fisch- und Schweinegelatine bei der Herstellung benutzt.[336] Für Oliver Huizinga, Experte für Lebensmittelkennzeichnungen bei Foodwatch, kann es so dennoch nicht weitergehen: »Wir fordern ganz klar, dass sich die Gesetzeslage in Deutschland und in der EU ändert. Wo Tier drin ist, muss auch Tier draufstehen.« Denn sonst gäbe es keine Möglichkeit, sich bewusst gegen tierische (Fertig-)Produkte zu entscheiden.[337]

Auch der Vegetarierbund Deutschland (VEBU) fordert, die Begriffe »vegetarisch« und »vegan« endlich gesetzlich zu definieren. Denn momentan ist es so: Nur, weil »vegetarisch« oder »vegan« auf einer Packung steckt, heißt es noch lange nicht, dass tatsächlich nix vom Tier drin ist. Die EU-Kommission ist aufgrund der Lebensmittelinformations-Verordnung zwar dazu verpflichtet, genau zu definieren, was »vegan« und was »vegetarisch« ist, allerdings ist dafür kein zeitlicher Rahmen vorgegeben. Es kann also noch dauern. Bis es so weit ist, können sich die Verbraucher nur auf sich selbst verlassen. Hilfreich beim Informieren sind auch das Portal www.lebensmittelklarheit.de vom Bundesverband der Verbraucherzentralen und das »V-Label«, ein international geschütztes Gütesiegel, das in Deutschland vom VEBU vergeben wird und vegetarische und vegane Produkte kennzeichnet. In Deutschland dürfen momentan 250 Firmen das Label auf ihre Verpackung drucken.[338]

Im Großen und Ganzen führt diese nebelige Gesetzeslage natürlich nicht nur zu noch mehr Skepsis gegenüber Politik und Lebensmittellobbys, sondern auch dazu, dass man weniger Fertiges kauft und mehr frisch kocht. Das ist zwar am Anfang eine Umstellung, ein bisschen zeitaufwendiger als eine Fünf-Minuten-Terrine, aber langfristig definitiv gesünder. Denn auf der Verpackung von vermeintlich gesunden Fertigprodukten sind zwar oft frische Kartoffeln und Kräuter drauf, drinnen sind aber vor allem Geschmacksverstärker wie Natriumglutamat E 621. Das kann gentechnisch hergestellt und tierischen Ursprungs sein. Mal ganz abgesehen von all den Begleiterscheinungen, die der Zusatzstoff sonst noch haben kann (Fortpflanzungsstörungen, Lernschwierigkeiten, Migräne). Lerne: Lieber so oft wie möglich frisch kochen und wissen, was man auf dem Teller hat.

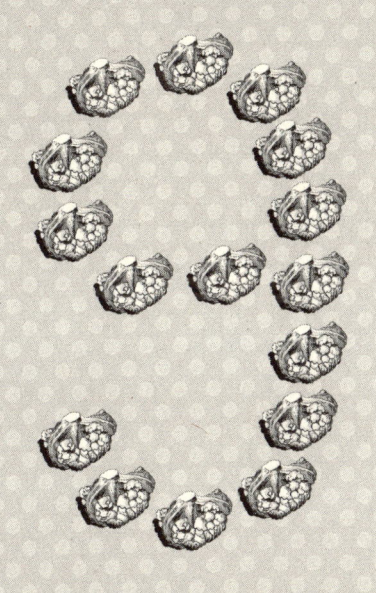

TIER GEWINNT

91.
Weil es paradox ist, dass Tier nicht gleich Tier ist

Viele Menschen lieben ihre Haustiere über alles, essen aber gleichzeitig ohne Gewissensbisse Schweine oder Hühner. Die meisten Europäer fänden es vermutlich widerlich, Hunde zu essen – in China hingegen ist es ganz selbstverständlich, genau das zu tun. Auch ist die Empörung groß, wenn statt Rind Pferd in der Lasagne steckt, weil die meisten es eklig finden, Pferde zu essen, bei einem Rind jedoch kein Problem haben. Wie kann das sein? Hunde sind nicht intelligenter als Schweine oder haben ein größeres Interesse zu (über-)leben. Trotzdem entscheiden wir Menschen ganz unterschiedlich, welche Tiere man essen »darf« und welche nicht. Die amerikanische Psychologin Melanie Joy nennt dieses System von Überzeugungen »Karnismus«.[339] Die Kategorisierung von »essbaren« und »nicht essbaren« Tieren sowie die Rechtfertigung des eigenen Fleischkonsums als notwendig und normal hilft laut Joy – neben einigen anderen psychologischen »Verteidigungsstrategien« – den Menschen, sich von ihrem Mitgefühl für die betroffenen Tiere zu distanzieren. So kann es gelingen, keinen direkten Zusammenhang zwischen dem, was auf dem Teller vor einem liegt, und dem Tier herzustellen. Das führt zur paradoxen Situation, dass der vermeintlich große Tierliebhaber, der für seinen Hund alles tun würde, ohne mit der Wimper zu zucken im Restaurant sein Wiener Schnitzel bestellt und genüsslich verspeist. Ich beobachte dieses Phänomen zuhauf im Freundes- und Bekanntenkreis. Am liebsten würde ich jeden Einzelnen darauf ansprechen. Allerdings haben vorsichtige Vorstöße – mit allzu offensiven Hinweisen kommt man überhaupt nicht weiter und verliert am Ende noch seine Freunde –, das Thema anzusprechen, schnell gezeigt, um welch tief in uns verankertes System der Kategorisierung es sich tatsächlich handelt. Bei ansonsten wachen, klugen und offenen Menschen rennt man bei diesem Thema gegen eine Wand oder erntet ein: »Ja, du hast schon recht, das ist wirklich paradox« – mit der Folge, dass sich am (Ess-)Verhalten rein gar nichts ändert. Oft passiert es auch, dass jemand danach fragt, warum ich mich vegetarisch ernähre, und mich dann unterbricht mit einem: »Hör auf, das ist so schrecklich, das will ich lieber gar nicht wissen!« Es ist eben einfach leichter, Augen und Ohren zu verschließen und sich nicht mit der Wahrheit auseinanderzusetzen. Hat man einmal damit begonnen, Informationen wirklich zuzulassen, gibt es ja auch fast keinen Weg mehr zurück – und dazu ist eben (noch) nicht jeder bereit. Es ist ja schließlich so lecker.

92.

Weil Schweine, Kühe und Co. mindestens so schlau, sozial und sensibel sind wie unser Haushund

Das Paradoxon, dass viele ihren Hund wie ein Familienmitglied behandeln und gleichzeitig andere Tiere verzehren, wird umso unverständlicher, wenn man sich anschaut, um welch intelligente, soziale und sensible Tiere es sich bei unseren sogenannten Nutztieren handelt. So sind etwa Schweine hochsensible, neugierige und bewegungsfreudige Tiere mit einem ausgeprägten Sozialverhalten und einer Intelligenz, die locker mit der von Hunden und dreijährigen Menschenkindern mithalten kann. Im Gegensatz zu ihrem Ruf lieben sie es sauber, in der Natur haben sie etwa getrennte Schlaf-, Ess- und Kotplätze, wobei sich letztere möglichst weit entfernt und an einer höher gelegenen Stelle befinden, damit die Schweine die Ausscheidungen nicht riechen müssen (sie haben nämlich einen noch stärker entwickelten Geruchssinn als Hunde!). Erwartet ein Schwein Nachwuchs, baut es eine Art »Kinderzimmer« – große, gemütliche, kuschelige Nester mit einem Durchmesser von etwa zwei

Metern, in denen es seine Jungen dann auch zur Welt bringt. Die Sprösslinge werden liebevoll, fürsorglich und beschützend großgezogen, beim Säugen bekommen sie sogar etwas vorgesungen, was äußerst beruhigend auf sie wirkt. Schweine sind gesellige Wesen, die starke Bindungen zu anderen Schweinen eingehen und gerne aneinandergekuschelt schlafen. Wenn sie natürlich leben dürfen, sind sie tagsüber sehr aktiv und bewegungsfreudig, suchen nach Nahrung, wühlen und graben und genießen es, auf Wiesen und in Wäldern umherzuziehen. Die kleinen Ferkel sind wie Menschenkinder verspielt und neugierig, toben über die Felder und erforschen ihre Umgebung. Schlammbäder helfen den Schweinen, ihre Körpertemperatur zu regulieren und die Haut zu pflegen. Wenn sie sich freuen, wedeln sie wie Hunde mit ihrem Schwanz, einige genießen es, wenn sie vom Menschen gekrault werden.

Auch Rinder – vom Menschen rein zweckmäßig wegen ihrer Milch, ihres Fleisches und ihrer Haut gezüchtet – sind intelligente und sehr sensible Lebewesen mit einem ausgeprägten Langzeitgedächtnis. Sie leben gerne in der Herde miteinander, in der sie beste Freunde haben und ihre Liebe und Zuneigung durch gegenseitige Körperpflege ausdrücken. Genau wie der Mensch ist jedes Rind ein Individuum mit ausgeprägten Charaktereigenschaften: Einige sind zutraulich, andere scheu, einige schreckhaft, andere wiederum gelassen, einige robust und unabhängig, andere ängstlich und äußerst empfindlich. Kühe sind besonders liebevolle, fürsorgliche und beschützende Mütter, die ihre Kinder unter natürlichen Bedingungen zehn Monate lang stillen. Sie lieben ihre Babys wie die Menschen die ihren, und es zerreißt ihnen das Herz, wenn ihnen ihre Kälbchen weggenommen werden, damit die Milch, die eigentlich für sie vorgesehen wäre, an den Menschen weitergegeben werden kann. Viele Kühe reagieren darauf depressiv und trauern in Stille, andere schreien tagelang nach ihren Kindern. Rinder haben Hörner, die sie jedoch nie zum Kampf einsetzen, denn sie sind grundsätzlich sehr friedvolle Tiere. Die Stiere, die vom Menschen in die Arenen getrieben werden, werden zuvor bewusst gequält, damit sie aggressiv werden. Dieses Verhalten ist also menschengemacht und entspricht nicht der Natur der Stiere.

Eine weitere Tierart, die vom Menschen in Massen verzehrt wird, sind die Hühner. Auch bei diesen handelt es sich um Lebewesen mit besonderen Eigenschaften. So sind es sehr lebensfrohe, neugierige und gesellige Tiere, die in der freien Natur in kleinen Gruppen mit einer sozialen Hierarchie leben und oft untereinander ungewöhnlich enge Freundschaften entwickeln. Viele von ihnen leben meist ihr ganzes Leben mit demselben Partner zusammen. Die Intelligenz von Hühnern wurde lange Zeit unterschätzt, da ihr Gehirn einfacher aufgebaut schien als das von Säugetieren. Doch mittlerweile ist erwiesen, dass auch Hühner ein hoch entwickeltes Denkvermögen besitzen. Sie können vorausdenken, voneinander lernen und ihr Wissen gezielt an ihre Jungen weitergeben. Bereits einige Tage vor dem Schlupf geben die Küken im Ei Laute von sich, die von ihrer Mutterhenne beantwortet werden. Dadurch wird die Mutter-Kind-Beziehung aufgebaut und gestärkt. Wie jedes andere Lebewesen besitzt auch jedes Huhn seine eigene Persönlichkeit. So gibt es diejenigen, die sich dem Menschen gegenüber gleichgültig verhalten (aber immer friedvoll), während andere zu sehr intensiven Beziehungen zu Menschen fähig sind. Sie freuen sich sichtlich, wenn ihr »Lieblingsmensch« nach Hause kommt, sind sehr dankbar für jede Art von Zuneigung und lieben es besonders, gestreichelt zu werden. In der Wildnis fliegen Hühner gerne auf Bäume, wo sie auch vorzugsweise ihre Nächte geschützt verbringen. Sie brauchen einige Jahre, bis sie ganz ausgewachsen sind, und legen ursprünglich nur sechs bis zwölf Eier pro Jahr. Von ihren Artgenossen in den Tierfabriken werden dagegen bis zu 300 Eier jährlich verlangt.[340]

Ebenso wie Schweine, Rinder und Hühner haben alle anderen Tiere ihre ganz besonderen Eigenschaften und Fähigkeiten, die vom Menschen, der sie sich einverleibt, meist komplett missachtet werden. Würde ein Fleischliebhaber die Kuh oder das Schwein, das er genüsslich isst, vorher mit seinem Charakter und seiner Persönlichkeit kennengelernt haben und es dann selbst töten müssen, wäre es mit dem Genuss wahrscheinlich schnell vorbei. Aber praktischerweise gibt es ja andere, die das für ihn übernehmen – und über das »vorher« lässt sich – anscheinend – leicht nicht nachdenken.

93.

Weil viel passiert, bevor Fleisch auf unserem Teller landet

Je mehr man über die Eigenschaften, Fähigkeiten und Verhaltensweisen unserer »Nutztiere« erfährt, desto unverständlicher wird es, sie zu essen – und sie zuvor in Massen auf zumeist grausamste Art und Weise zu halten und umzubringen. Denn nur auf diesem Weg können die Mengen, die an billigem Fleisch von der Gesellschaft konsumiert werden, zustande kommen. Weltweit sterben jährlich über 50 Milliarden »Nutztiere« für die menschliche Fleischeslust.[341] Während im Jahr 1997 in Deutschland »nur« 4,9 Millionen Tonnen Fleisch erzeugt wurden, stieg die Schlachtmenge bis 2011 um fast 67 Prozent auf rund 8,2 Millionen Tonnen an (2012 wurden laut Statistischem Bundesamt acht Millionen Tonnen Fleisch produziert – also erstmals seit vielen Jahren ein – wenn auch leichter – Rückgang). An der gewerblichen Fleischerzeugung hatte Schweinefleisch mit knapp zwei Dritteln den höchsten Anteil, danach folgten Geflügelfleisch (etwa ein Fünftel) und Rindfleisch (14,1 Prozent). Wenn man das in geschlachtete Tiere umrechnet, bedeutet es, dass im Jahr 2012 insgesamt 58.365.866 Schweine, 3.353.786 Rinder und 1.428.000 Hühner, Enten und Puten gestorben sind, um zu Lebensmitteln verarbeitet zu werden. Zusammengerechnet sind das 61.721.080 Tiere. Das ist praktisch so, als würden wir einmal im Jahr drei Viertel der deutschen Bevölkerung schlachten.[342] 98 Prozent der Tiere, deren Fleisch später auf dem Teller des Menschen landet, werden in von der Außenwelt sorgfältig abgeschirmten Tierfabriken gezüchtet. Wie es ihnen dort ergeht, ist an Grausamkeit kaum zu überbieten, und schon alleine dieser einzige Grund sollte eigentlich ausreichen, sofort Vegetarier zu werden. Allerdings bekommt der Otto Normalverbraucher die Zustände in den Tiermastbetrieben nicht mit. Denn es ist nicht im Sinne der Betreiber, dass Bilder der Massenanlagen veröffentlicht werden. Wenn solche Bilder an die Öffentlichkeit geraten, dann sind es in den meisten Fällen Undercover-Recherchen.

Das Problem ist also, dass der Mensch die Tiere, die im Supermarkt und dann auf dem Teller landen, in den allermeisten Fällen einfach nicht sieht – vor allem dann nicht, wenn er in der Stadt wohnt. Die natürliche Verbindung zwischen Lebewesen und Fleisch ist in unserer Gesellschaft größtenteils gekappt. Auch ist die Angst, auf Fleisch, auf liebgewonnene Gewohnheiten und den Genuss, der damit verbunden ist, zu verzichten, anscheinend so groß, dass viele die Wahrheit ganz bewusst ausblenden, um nichts verändern zu müssen. Das ist ebenso absurd wie menschlich.

Mein persönliches Schlüsselerlebnis hatte ich, als ich mit 14 Jahren in der Metzgerei meines Onkels mitbekam, wie der Transporter mit den Schweinen, die wenig später geschlachtet werden sollten (er machte das selbst), im Hof ankam. Es herrschte ein solch herzzerreißendes Weinen, Schreien und Jammern, dass es mir die Tränen in die Augen trieb und ich das erste Mal kapiert habe, was eigentlich passiert, bevor das Fleisch in der Theke der Metzgerei nebenan landet. Ich habe danach lange Zeit kein Fleisch mehr angerührt und das, mit wenigen Ausnahmen, bis heute nicht wieder getan. Übrigens: Das Beispiel meines Onkels macht mir bewusst, dass man keinesfalls die Schuld an dem ganzen Unglück ausschließlich bei denjenigen, die die Tiere schlachten, suchen darf. Letztendlich ist es der Konsument, der die Macht hat, sich gegen den Kauf von Fleisch zu entscheiden. Für meinen Onkel (der inzwischen verstorben ist) war es jedes Mal schrecklich, die Tiere zu schlachten, und es ist ihm sehr nahe gegangen. Aber es war der Betrieb, den er von seinem Vater übernommen hatte, der gut lief (es gab genügend Abnehmer) und an dem finanziell seine Familie hing. Auch der Bauer Ernst Hermann Maier erzählt in Andreas Grabolles Buch *Kein Fleisch macht glücklich*: »Die Scham vor den eigenen Gefühlen erschwer(t) in der Landwirtschaft den Tierschutz (...). Tierhalter machen einen anstrengenden Job in einem Umfeld von anderen Bauern, Metzgern, Viehhändlern und Veterinären, in dem es ihnen schwerfällt, sich Gefühle für die Tiere einzugestehen.«[343] Es ist an den Konsumenten, sich dem Wahnsinn, den sie durch ihr Fleischessen auslösen, zu verweigern. Sie sind die einzig und allein Verantwortlichen dafür, wie weit es mit dem Verhältnis zwischen Mensch und »Nutztier« gekommen ist.

94.
Weil die Tierhaltung grausam ist – Beispiel Schweinehaltung

Davor, wie die Tiere, die sie verspeisen, gehalten, gemästet und gequält wurden, verschließen viele Fleischesser gerne die Augen. Aber damit machen sie es sich zu leicht. In Deutschland werden jährlich 58 Millionen Schweine »verarbeitet«. Jeder Bundesbürger verzehrt im Durchschnitt 46 Schweine in seinem Leben – damit hat sich der Verbrauch seit 1950 fast verdreifacht.[344] Auch als Exportartikel ist die tote Sau ein Schlager: Mit über fünf Millionen Tonnen im Jahr ist Deutschland der größte Schweinefleisch-Produzent der EU und liegt weltweit auf Platz 3.[345] Zur Schweinemast werden sowohl männliche als auch weibliche Tiere eingesetzt. Das deutsche Weideschwein, eine alte robuste Freilandrasse, ist schon seit 1975 ausgestorben. Fast alle Schweine in der heutigen Landwirtschaft sind

Kreuzungen aus einer Handvoll überzüchteter Rassen, die schnell wachsen und mehr Rippen und daher auch mehr Koteletts haben. »In der Agrarwirtschaft geht es einzig und allein um Produktionssteigerung und -verlagerung, um Ferkel pro Arbeitsstunde, um Wachsen oder Weichen, um Masse statt Klasse. Unbemerkt von der Öffentlichkeit hat sich die landwirtschaftliche Nutztierhaltung grundlegend verändert. Die Tier- und Fleischproduktion ist zu einem der produktivsten Bereiche der Landwirtschaft geworden«, schreibt *Der Spiegel* in seiner Titelgeschichte »Das Schweinesystem. Wie uns die Fleischindustrie krank macht«.[346]

Dass es sich bei den Schweinen hauptsächlich um Züchtungen handelt, tut der Tatsache, dass auch sie, wie oben beschrieben, hochsensible Lebewesen mit eigenen Bedürfnissen sind, natürlich keinen Abbruch. Sie werden in der heutigen Massentierhaltung jedoch nicht als solche, sondern vielmehr als wertlose Gegenstände behandelt, was riesiges physisches wie psychisches Leid für jedes einzelne der Tiere bedeutet. Sie sind dazu gezwungen, ihr ganzes Leben in engen Einzelboxen oder eingepfercht in kleinen Ställen auf harten, kalten und kotverschmierten Beton- und Spaltenböden zu verbringen. In diesen Böden verhaken sich häufig ihre Hufe, was zu schmerzhaften und bleibenden Schäden an Hufen und Gliedmaßen führt. Die werden jedoch nicht etwa behandelt, sondern haben im fürs Schwein besten Fall die vorzeitige Schlachtung zur Folge. Die Tiere fristen ihr Dasein in nahezu ständiger Finsternis (obwohl Schweine tagaktive Tiere sind – Versuche haben gezeigt, dass sie 17 Stunden am Tag eine Beleuchtung vorziehen, wenn man ihnen die Wahl lässt), ohne weiche Einstreu, ohne Frischluft und ohne die Möglichkeit, sich ausreichend zu bewegen. Ohne Einstreu leiden die Tiere erheblich an der mit Ammoniak belasteten Luft, die zu Lungenschäden führt. Häufig werden die Schweine von Husten geplagt. Die Lüftungskontrolle erfolgt meist automatisch. Fällt die Belüftung aus, kommt es bei den Tieren schnell zu Sauerstoffmangel und Ammoniakvergiftungen. Wird dabei kein Alarm ausgelöst oder dieser ignoriert, können so mal eben 1.000 Schweine ersticken – so etwa passierte im Mai 2011 im Kreis Mansfeld-Südharz oder im Juni 2011 im thüringischen Alkersleben (dort traf es über 3.000 Ferkel).[347]

Laut Tierschutzgesetz steht einem Schwein ein Lebensraum von nur maximal 0,7 Quadratmeter zu (in der Biohaltung ist es doppelt so viel Platz – immer noch viel zu wenig – und es gibt ein Anrecht auf eine Auslauffläche im Freien. Diese ist jedoch oft winzig und erinnert eher an eine Art Außenklo). Das Hauptziel ist ja schließlich nicht das Wohlergehen der Tiere, sondern dass sie in möglichst kurzer Zeit ihr Schlachtgewicht von ca. 110 Kilo erreichen. Dafür wäre es eher kontraproduktiv, wenn sich die Tiere viel bewegen. Viele Schweine leiden unter schmerzhaften, offenen und entzündeten Klauen und Gelenken, wund gewordener Haut und Verätzungen der Augen und Atemwege. Da im Laufe der Zeit die fäkalienverschmierten Böden immer glitschiger werden und so ein Stehen ohne ständiges Rutschen unmöglich wird, brechen sich einige die Beine oder fallen auf ihre Artgenossen, die sich dadurch angegriffen fühlen und aggressiv reagieren. Doch die Schweine leiden nicht nur physisch (das tun sie im Übrigen, ähnlich wie Rinder, oft lautlos), sondern auch psychisch: Viele von ihnen weisen schwere Verhaltensstörungen wie Stangenbeißen und Kannibalismus, also das Anknabbern von Artgenossen, als Resultat ihrer Qual und Verzweiflung in diesen dunklen Folterkammern auf. Andere kann man beobachten, wie sie auf den Hinterschenkeln sitzen, mit gesenktem Kopf und halb oder ganz geschlossenen Augen – sie »trauern«, sagen Verhaltensforscher. Doch statt die Haltungsbedingungen zu ändern, bedient man sich anderer Methoden. Ein Präparat namens »Kani-Stopp« wirbt etwa damit, dass es gegen das unerwünschte kannibalistische Verhalten helfen soll und somit »Leistungsdepression« aufgrund von Verletzungen vermeide. Wie bei den anderen Tieren wird auch bei den Schweinen das, was nicht passt, passend gemacht. Auch sorgen Medikamente dafür, dass die Tiere die Zeit bis zu ihrem Schlachttag überhaupt überleben.

Weibliche Schweine werden künstlich befruchtet und müssen ihre 15-wöchige Tragezeit völlig allein im Dämmerlicht verbringen. Zum Gebären werden sie in die speziellen »Abferkelbuchten« getrieben und dort in einem Einzelkäfig, das sogenannte Abferkelgitter, gesperrt und darin fixiert. Dieses ist so klein, dass es der Mutter unmöglich ist, sich zu ihren Babys umzudrehen und sie wie in der Natur mit der Nase zu berühren und zu liebkosen – von der Möglichkeit, ein Nest zu bauen, ganz zu schweigen. Haben die Ferkel das Licht der Welt erblickt, werden ihnen bald die Zähne abgezwickt, die Schwänze abgetrennt und den kleinen Ebern die Hoden abgeschnitten oder herausgerissen (damit sie keinen Ebergeruch entwickeln, der vom Verbraucher nicht gewünscht ist) – meist geschieht das ohne Betäubung, Schmerzmittel und Nachbetreuung (in Deutschland soll die betäubungslose Kastration 2017 verboten werden, in der ökologischen Tierhaltung ist sie bereits seit 2012 nicht mehr erlaubt). Die Kleinen schreien und zittern am ganzen Körper, viele müssen sich übergeben. Bereits nach drei bis vier Wochen werden die Ferkel, die diese Tortur überlebt haben, ihrer Mutter – die höchstwahrscheinlich durch Hormongabe bereits wieder trächtig ist – entrissen – auf Nimmerwiedersehen. Stress, Angst, Einsamkeit, Hilflosigkeit und große Trauer sind in den Tieren. Doch auch dafür gibt es Medikamente der Pharmaindustrie, die Abhilfe schaffen. Die Tiere kommen nun in eigene Mastställe, wo sie schnellstmöglich auf ihr Schlachtgewicht gebracht werden. Dabei sind die Schweine erst in einem Alter von etwa fünf Monaten, das heißt, es sind immer noch Tierkinder, wenn sie zusammen mit anderen Schweinen unter verheerenden Umständen zum Schlachthof transportiert und getötet werden, ehe sich dann später jemand über sie als Schnitzel, Burger oder Kotelett auf seinem Teller freut.[348]

Wer denkt, das Schwein auf seinem Teller hat sicherlich nicht in dieser Form gelitten, schließlich kennt er ja den Metzger: In

Freilandhaltung leben abgerundet null Prozent, hinter denen sich gerade mal 51.500 Haltungsplätze von insgesamt über 29 Millionen verbergen. Die Wahrscheinlichkeit, ein solches auf dem Teller zu haben, ist also durchaus als gering zu bezeichnen.

95.
Weil die Tierhaltung grausam ist – Beispiel Rinderhaltung

Nur ein Prozent des »produzierten« Rindfleisches in Deutschland stammt noch von Tieren, die tatsächlich auf einer Weide gestanden haben und artgerechtes Futter wie Gras genießen durften – auch hier ist die Chance, eines von diesen »glücklichen« Tieren auf dem Teller vorzufinden, also sehr, sehr gering.

Der Appetit der Deutschen auf Rind ist groß. 13 Kilogramm Rind- und Kalbfleisch aß der Durchschnittsdeutsche im Jahr 2011. Hierzulande leben etwa acht Millionen Mastrinder. Eine Intensivmast im Stall dauert meist anderthalb Jahre – entsprechend kurz ist somit auch das Rinderleben. Der hohe Anteil an Kraftfutter verursacht bei den Tieren belastende Stoffwechselstörungen. Am Ende der Mast haben viele durch Trittverletzungen verursachte entzündete Schwanzspitzen, sofern diese nicht amputiert wurden. Kranke Tiere werden in der Massentierhaltung so gut wie nie eingeschläfert – denn dazu müsste man den Tierarzt rufen, und das ist den meisten Betrieben schlichtweg zu aufwendig und zu teuer. Man überlässt die kranken Tiere also ihrem Schicksal und wartet, bis sie von allein verenden. Für Mastbullen mit 600 Kilo sind drei Quadratmeter Platz vorgesehen, obwohl Rinder Distanztiere sind und nicht gerne dicht gedrängt stehen. Sie leben zumeist in ständiger kurzer Anbindehaltung. Den Mutterkühen werden in den ersten 24 Stunden ihre Kälbchen entrissen, was Angst in den Jungen auslöst und Verzweiflung, Stress und Hilflosigkeit in der Mutter. Oft wird berichtet, dass Kühe infolge der Trennung von ihrem Kalb oft tagelang nach ihm schreien und immer wieder auf die Stelle starren, wo sie ihr Junges aus den Augen verloren haben. Aber auch die, die nicht laut klagen, leiden, wie an ihrer Herzfrequenz zu sehen ist.

Die männlichen und weiblichen Kälbchen haben unterschiedliche Lebenswege: Die männlichen Tierkinder müssen den Rest ihres kurzen Daseins in einer winzigen »Schlachtkalbkiste« verbringen, die nicht viel größer ist als das Tier selbst. Bewegung ist kaum möglich, was aber wiederum gewünscht ist, denn so erreichen die Tiere ihr Schlachtgewicht schneller. Sehr häufig herrscht völlige Dunkelheit in den Ställen, um das Weinen der Kälber zu unterbinden. In der konventionellen Rinderhaltung werden den Tieren ohne Betäubung die Hornansätze ausgebrannt, was große Schmerzen verursacht. Denn Hörner sind keine leblosen Anhänge, sondern gut durchblutete Knochenfortsätze, die von toter Hornsubstanz überzogen sind. Sie spielen eine wichtige Rolle bei der Kommunikation der Rinder untereinander. In der Biohaltung ist immerhin eine Betäubung Pflicht. Mal wieder dient die Verstümmelung dem »Schutz der Tiere« – sie sollen sich in den engen Ställen nicht verletzen. Die Kleinen haben niemals die Chance, Muttermilch zu trinken. Stattdessen erhalten sie vom Menschen einen künstlichen Milchersatz mit viel Salz und einem ganz geringen Eisengehalt. Durch das viele Salz bekommen die Kälbchen Durst, und da sie kein Wasser bekommen, trinken sie zwangsläufig das Gemisch. Schon nach kurzer Zeit leiden die Tiere aufgrund der Mangelernährung an Schmerzen. Der geringe Eisengehalt bewirkt nämlich, dass die Kälber an einem Eisenmangel erkranken und ihr Fleisch dadurch weiß statt rosa wird – was vom Verbraucher sehr geschätzt wird (meist hat er jedoch keine Ahnung davon, wie die helle Farbe zustande gekommen ist). Die durchschnittliche Lebenserwartung eines Schlachtkalbs beträgt drei bis fünf Monate, Masttiere lässt man 18 bis 20 Monate leben.

Die weiblichen Kälbchen hingegen müssen zu »Milchmaschinen« heranwachsen. Eine Kuh kann etwa im Alter von zwei Jahren ihr erstes Kalb bekommen. Dieses wird ihr wie üblich weggenommen, und ihre einzige Aufgabe besteht ab diesem Zeitpunkt darin, Milch zu geben. Die Milch, die von Natur aus für das Junge vorgesehen wäre, dient jetzt nur mehr allein zum menschlichen Gebrauch. Ungefähr drei Monate später wird sie wieder gedeckt und so geht es ihr ganzes Leben lang weiter. Kälbchen weg, Milch her. In manchen Fällen werden Kühe fast den ganzen Tag und die ganze Nacht intensiv gemolken. Sie bekommen gigantische Euter und viele von ihnen leiden unter schmerzhaften Euterentzündungen und Verletzungen durch die Melkmaschinen. Die Milchindustrie hat es geschafft, dass die Milchleistung einer Kuh in den letzten Jahrzehnten von ca. 1.500 Liter auf teilweise bis zu 10.000 Liter erhöht wurde (siehe Grund 107: »Weil es nur ein kleiner Sprung zum Veganer ist – die Sache mit der Milch«). Ständige Zuchtauswahl auf kurzfristige Höchstleistungen, das Halten der Milchkühe in winzig kleinen Einzelverschlägen ohne Bewegungsmöglichkeit und die Ernährung mit Industrie-Kraftfutter statt mit natürlichem Heu haben dies möglich gemacht. Sobald die Leistung der Kühe jedoch nachlässt, etwa nach fünf Jahren, werden die erschöpften Wesen wegen ihres Fleisches verkauft. Jede achte Kuh, die beim Schlachter landet, ist trächtig. Aber auch daraus konnte der Mensch einen Nutzen für sich gewinnen: Das Blut der Kälberföten wird an die internationale Pharma- und Kosmetikindustrie abgeliefert.

Übrigens: Nur knapp fünf Prozent der 12,5 Millionen deutschen Rinder einschließlich Milchkühen werden nach den Vorgaben des Ökolandbaus gehalten. Biorinder müssen immerhin regelmäßig Auslauf haben. Dennoch lebt nach Angaben vom Bund Ökologische Lebensmittelwirtschaft etwa ein Drittel der ökologisch gehaltenen Milchkühe in Anbindehaltung. In kleinen Biobetrieben wird sie auch künftig erlaubt bleiben, sofern die Tiere Sommerweidegang haben und im übrigen Jahr zweimal wöchentlich für eine Stunde raus dürfen. Gerade für die Kälber mit ihrem hohen Bewegungsdrang ist die Anbindehaltung eine Tortur.[349]

Nicht minder grausam als die Schweine und die Rinder werden viele, viele andere Tiere gehalten – Hühner, Gänse, Kaninchen (erfreuen sich europaweit immer größerer Beliebtheit), Puten, Fische, Schafe, Pferde und sämtliche Wassertiere.

96.
Weil auch Fische ein schreckliches Schicksal erleiden

Die Tierschutzorganisation PETA nennt zehn Gründe, keinen Fisch zu essen, denen eigentlich nichts mehr hinzuzufügen ist:[350]

1. Fische empfinden Schmerz
Wissenschaftliche Studien haben inzwischen auch die letzten Zweifel ausgeräumt und zeigen, dass Fische ebenso starke Schmerzen empfinden können wie Säugetiere. Dies bestätigen die neuesten Forschungsergebnisse. Auch Professor Dr. Hoffmann von der tiermedizinischen Universität in München ist überzeugt, dass Fische Schmerzen empfinden.

2. Grausame Schlachtmethoden
Auf Fischfarmen und in Zuchtanlagen werden Fische mit einem Schlag auf den Kopf getötet oder so lange gegen die Wand geschlagen, bis sie tot sind. Auf dem offenen Meer werden die Tiere in riesigen Netzen gefangen und zusammengequetscht. Wenn sie aus den Meerestiefen heraufgezogen werden, erleiden Fische eine qualvolle Druckverminderung – oft zerreißt durch den enormen Innendruck ihre Schwimmblase, die Augen treten aus ihren Höhlen und der Magen wird aus dem Maul herausgepresst. An Bord

gezogen, ersticken sie meist langsam und qualvoll oder sie werden erschlagen, erstochen, zertrampelt oder lebend in die Gefriertruhe gelegt. Die meisten sind noch am Leben, wenn ihnen Kiemen und Bauch aufgeschnitten werden. Tausende sterben schmerzvoll am Angelhaken. Dr. Hans Joachim Rätz von der Bundesforschungsanstalt für Fischerei äußerte sich folgendermaßen: »Wenn Fische schreien könnten, wären die Menschen viel sensibler für das Leid der Fische.« Aber da sie es nicht können und sich auch sonst wenig Menschen Gedanken über Fische machen, wurde die Schlachtverordnung für Fische seit 1936 nicht verändert.

3. Leichenberge so schwer wie Millionen Blauwale

Die Zahl der jährlich weltweit getöteten Fische wird nicht mehr in Individuen, sondern in Tonnen gezählt: 100 Millionen Tonnen Fisch werden jedes Jahr aus den Weltmeeren gezogen. Hinzu kommen 55 Millionen Tonnen Fisch, die auf Fischfarmen gezüchtet und getötet werden. Diese Milliarden Fische, die zusammen 155 Millionen Tonnen wiegen, sind so schwer wie 1,5 Millionen Blauwale (die größten aller Wale).

4. Fische sind faszinierende Tiere

Fische gibt es seit etwa 500 Millionen Jahren. Sie sind folglich etwa 80 Mal so alt wie der Mensch. Fische leben in tropischen Regionen und in der Antarktis. Es gibt 25.000 verschiedene Arten, die sehr unterschiedlich aussehen. Der größte Fisch (der Walhai) wird bis zu 18 Meter lang. Der friedliche Meeresriese könnte ein kleines Auto verschlingen, ernährt sich aber nur von Plankton. Man kann sogar auf seinem Rücken durch das Meer reiten, wenn man das Glück hat, einen zu sehen und die Rückenflosse zu erwischen. Es gibt auch fliegende Fische, Fische die auf Bäume klettern, wie der Schlammspringer Periophthalmus, männliche Seepferdchen, die die Jungtiere gebären, Goldfische, die Fußball spielen, Barrakudas, die Geschwindigkeiten von 150 km/h erreichen können. Fische stecken voller Überraschungen!

5. Fische sind clever!

Die Wissenschaftlerin Dr. Theresa Burt de Perera von der Oxford University hat vor Kurzem durch Tests herausgefunden, dass Fische schneller lernen als Hunde. Als die Forscher versuchten, die Fische auszutricksen, stellte sich heraus, dass diese sich noch Monate später an das Gelernte erinnern konnten. Auch sind sie in der Lage, komplexe mentale Aufgaben zu lösen, an denen Hamster und Hunde gescheitert sind. Fische unterscheiden und erkennen ihre Artgenossen, sie benutzen Werkzeuge, spielen, zeichnen sich durch ein Langzeitgedächtnis, Umweltintelligenz und soziale Intelligenz aus. Ihre kognitiven Fähigkeiten entsprechen denen von Primaten, so Wissenschaftler des Max-Planck-Instituts.

6. Aquakultur ist Tortur

Die meisten Lachse und Forellen stammen aus Fischfarmen. Für die Ernährung der gezüchteten Lachse und Forellen werden aber auch Millionen wild lebender Fische gefangen und getötet: Für ein Kilo gezüchtetes Lachsfleisch werden fünf Kilogramm kommerziell gefangener Fisch für die Fütterung benötigt. Von rund 20 Millionen Tonnen in den 1990er-Jahren stieg die Produktion auf fast 55 Millionen Tonnen. Die Folgen für Fisch und Umwelt sind verheerend. Inzwischen gibt es auch Störfarmen, Tilapiafarmen, Thunfischfarmen und andere Fischfabriken.

7. Sushi mit Arsen und Sardinen mit Benzol

Mmmm, das schmeckt lecker nach gesundem Gift! Aber auch Dioxine, Blei und andere Grausamkeiten gehören zu den wertvollen Inhaltsstoffen, die uns Fischhändler gerne schmackhaft machen wollen. Auch leckere Chemierückstände fehlen nicht. In Fischen sind solche Giftstoffe in neunmillionenfacher Konzentration angereichert. Anfang 2006 warnte das Bundesamt für Verbraucherschutz und Lebensmittelsicherheit (BVL) vor dem Kauf von Fischen aus Südostasien (Quecksilber). Wissenschaftler fanden heraus, dass

Menschen, die nur zwei Fischgerichte im Monat essen, Schwierigkeiten haben, sich an Informationen zu erinnern, die sie 30 Minuten vorher gelernt haben. Schuld daran sind die hohen Konzentrationen an Quecksilber, Blei und PCBs im Blut. PCBs sind synthetische Chemikalien, die das Wasser verschmutzen und sich in Fischfleisch anreichern, sich wie Hormone verhalten, das Nervensystem angreifen und zu Vergesslichkeit, Schwindel, Krebs und zu Unfruchtbarkeit führen können. Fischfleisch enthält außerdem zu viel Fett und Cholesterin, was zu Arterienverstopfung führen kann.

8. Gefährlich für Ungeborene und Kinder
Was Mütter an ihre Kinder weitergeben, ist meistens sehr wertvoll. Nur: Wenn schwangere oder stillende Frauen Fisch essen, geben sie auch die aufgenommenen Schadstoffe an ihre Babys weiter. Studien haben gezeigt, dass Kinder Fisch essender Mütter im Durchschnitt später anfangen zu sprechen und zu laufen, sie ein schlechteres Gedächtnis und Konzentrationsprobleme aufweisen. Wissenschaftler der Harvard School of Public Health fanden heraus, dass Fischkonsum bei Kindern und bei Ungeborenen zu irreversiblen Gehirnschäden führen kann. Speziell Quecksilber ist nicht selten in hoher Konzentration in Fisch enthalten und kann nachhaltige Gesundheitsschäden nach sich ziehen.

9. Toter Fisch mit lebenden Würmern
Wenn selbst das Bundesamt für Verbraucherschutz und Lebensmittelsicherheit (BVL) auf mögliche Gesundheitsrisiken im Zusammenhang mit dem Konsum von rohen Fischen und rohen Fischerzeugnissen aufmerksam macht, ist die Sachlage wirklich ernst. In rohem Fisch findet man häufig Parasiten, darunter auch lebende Larven und Würmer. Erkrankungen wie Bauchkrämpfe, Erbrechen oder Vergiftungen können die Folge sein. Der bekannteste dieser Fischwürmer ist wohl der Anisakis (auch »Heringswurm« genannt), der zu den Rundwürmern gehört und die meisten Erkrankungen

beim Menschen hervorruft. Die lebenden Larven gelangen meist über ungenügend erhitzte oder rohe Produkte in den menschlichen Verdauungstrakt und nisten sich hier ein.

10. Warum Fisch essen, wenn es doch Veggiefisch gibt?
Versuchen Sie doch einmal vegetarische Fischgerichte. Es gibt Fertigprodukte oder »Fischgerichte« zum Selbstexperimentieren, die mit Tofu, Algen und Gewürzen zubereitet werden. Sie sind garantiert gesünder. Außerdem rettet eine fischfreundliche, da fischlose Ernährung Milliarden von Fischen jährlich das Leben.

Doch nicht nur leiden die Fische unermesslich, wenn sie von Menschen in den Mengen gegessen werden, wie es derzeit der Fall ist, sondern auch die Umwelt nimmt durch den hochindustrialisierten Fischfang dramatischen Schaden. Denn moderne Fischerei hat mit der romantischen Vorstellung des Fischers in seinem kleinen Kutter nichts mehr zu tun. Heute fängt man Fische wie oben bereits erwähnt mit gigantischen Netzen – in den größten Schleppnetzen finden bis zu 16 Jumbojets Platz. Diese werden mit Gewichten, die bis zu fünf Tonnen wiegen können, über den Meeresgrund gezogen und planieren alles nieder, was sich dort befindet – mit verheerenden Folgen für das ökologische Gleichgewicht und die Artenvielfalt der Meere.

Bereits 1990 waren in der weltweiten Seefischerei die maximalen Fangmengen erreicht, weitere Steigerungen sind nach Einschätzung der FAO (Food and Agriculture Organization) in Zukunft nicht mehr möglich. Im Jahr 2003 waren etwa 50 Prozent der kommerziell genutzten Fischbestände maximal ausgebeutet und weitere 25 Prozent überfischt. Die zunehmende Überfischung führt zu einem dramatischen Artenverlust in den Ozeanen. So ist beispielsweise beim Thunfisch und anderen Raubfischen seit 1950 ein Rückgang der Artenvielfalt um rund 50 Prozent zu verzeichnen.[351]

97.

Weil die Tiertötung grausam ist

Für die meisten der Tiere endet ihr Leid und Leben nicht direkt im Aufzuchtbetrieb, sondern es geht für sie weiter in die zweite Hölle – den Schlachtbetrieb. Auf dem Weg dorthin erblickt der Großteil der Tiere zum ersten – und zum letzten – Mal Tageslicht. Sie werden immer lebend zum Schlachthof transportiert, da es wesentlich billiger ist. Denn einerseits müsste das Fleisch bei der Beförderung gekühlt werden, andererseits muss für die Einfuhr von Fleisch in der EU bezahlt werden, während lebende Tiere zollfrei transportiert werden dürfen. Viele Kritiker sehen bei der Schlachtung die größten Tierschutz-Defizite der Fleischproduktion. Dass den Tieren starke Leiden und Schmerzen zugefügt werden, ist kein Einzelfall, sondern es ist systembedingt.

Hühner beispielsweise werden in großer Anzahl in kleine Transportkisten gestopft und dann auf Lastwagen geladen. Wenn man bedenkt, dass in manchen Großbetrieben von einem Arbeiter erwartet wird, etwa 100 schreiende Vögel in dreieinhalb Minuten zu verpacken, kann man sich vorstellen, wie unsanft das vor sich geht. Aber auch anderen Schlachttierarten, wie Schweinen und Rindern, ergeht es nicht besser. Da viele von ihnen sich nie bewegen durften, sind ihre Knochen, Bänder und Sehnen schwach und untrainiert. Wenn sie dann auf einmal laufen müssen, brechen die Knochen, ihre Muskeln und Sehnen reißen. Da im Akkord gearbeitet wird, ist keine Zeit für die Verletzten und es wird mit Eisenstöcken und Elektroschocks auf sie eingeschlagen, bis sie es mit letzter Kraft in den Lkw schaffen. Dass Tiertransporte von enormer Brutalität sind, enthüllen uns immer wieder verdeckt gedrehte Dokumentationen oder Aussagen von Insidern (das Internet bietet hier eine Menge Anschauungsmaterial – wer starke Nerven hat, kann auf YouTube »Tiertransporte« eingeben). Jährlich überqueren 250 Millionen

Schlachttiere Europas Grenzen.[352] Endlich am Schlachtort angekommen, ist in vielen Fällen wieder Gewalt notwendig. Da die Tiere das Blut und die Schreie ihrer Artgenossen wahrnehmen und ihren Tod erahnen, haben sie panische Angst, weiterzugehen. Dem wird abermals mit Schlägen und Elektroschocks entgegengewirkt. Die, die vor Erschöpfung oder wegen ihrer Verletzungen trotz aller Folter nicht mehr gehen können, werden in den Schlachthof geschleift. In den Betrieben werden Rinder, Pferde und Schafe durch Hammerschläge oder Bolzenschussapparate betäubt, Schweine und Geflügel durch einen Stromschlag oder – in mittlerweile 90 Prozent der Fälle – CO_2-Gas.

Leider passiert es dabei immer wieder, dass Tiere unzureichend oder unkorrekt betäubt werden, sodass sie aus ihrer Betäubung wieder erwachen oder gar nicht betäubt sind. Ihnen werden dann bei vollem Bewusstsein die Ohren und Gliedmaßen abgetrennt und unter angstvollem Gebrüll die Kehle durchgeschnitten. Schweine und Geflügel kommen in siedendes Wasser, damit sie ihre Borsten und Federn verlieren. Die fehlbetäubten Tiere werden also lebendig verbrüht und gekocht, bis sie letztendlich ertrinken (erkennbar ist das bei der Fleischuntersuchung an einer Brühwasserlunge, was bedeutet, dass im Brühwasser noch mindestens ein Atemzug erfolgt war). Das Max Rubner-Institut hat in deutschen Schlachthöfen bei Schweinen eine Fehlbetäubungs- bzw. Fehlentblutungsrate von einem Prozent ermittelt. Bei Schlachtungen von 750 und mehr Tieren pro Stunde bleiben dem »Stecher« nur wenige Sekunden pro Schwein – mal übersieht er eines ganz, mal geht ein Stich daneben. Bei rund 60 Millionen Schweineschlachtungen im Jahr wären dann mehr als eine halbe Million Tiere davon betroffen. Klaus Troeger, Institutsleiter am Max Rubner-Institut mit den Forschungsschwerpunkten Fleischhygiene und Schlachttechnologie, versucht, etwas gegen dieses Drama auszurichten, und forscht mit seinem Team an Alternativen. Eine könnte sein, dass Schweine mit Helium betäubt werden. »Nach 15 bis 20 Sekunden fallen die Tiere reaktionslos um«, erklärt Troeger. So könnte den Tieren wenigstens ein Großteil der Angst und des Stresses beim Schlachten erspart bleiben.[353]

Doch auch die Tiere, bei denen die Betäubung klappt, schlafen nicht einfach sanft ein. Es ist erwiesen, dass die Schweine nach dem ersten Atemzug im CO_2 augenblicklich das Gefühl von Atemnot erleiden, das bis zu 20 qualvolle Sekunden lang andauern kann. Die Tiere recken dann ihren Kopf nach oben, sperren das Maul auf und versuchen, nach oben aus der Gondel rauszukommen. All diese Grausamkeiten können übrigens auch Biotieren passieren – denn »bio« endet am Schlachthaus. Zwar sind einige Schlachthöfe von Bioverbänden zertifiziert, aber ihre Kriterienkataloge weichen nicht von den gesetzlichen Vorgaben ab, das heißt, es geht in ihnen auch nicht besser zu als in den konventionellen. Mutige können sich im Internet Aufnahmen z. B. aus der *Frontal 21*-Sendung vom 6.4.2010 ansehen, wo man das Beschriebene mit eigenen Augen sehen kann.

Bei Rindern liegt die Fehlbetäubungsrate mit fünf bis sieben Prozent noch höher als bei den Schweinen. Die Rinder haben immerhin den kleinen »Vorteil«, dass die Entblutung kaum vergessen werden kann, weil die Rinderschlachtung in Deutschland selbst in Großbetrieben noch eine – im Vergleich zur Schweineschlachtung – relativ überschaubare Angelegenheit ist. Bei Rindern erfolgt die »finale Betäubung« üblicherweise mit einem Bolzenschuss ins Gehirn. Da das Gehirn aber ziemlich klein ist, ist die Wirkung nach dem ersten Schuss gelegentlich nicht so, wie sie sein sollte, nämlich dass das Tier gleich vollständig betäubt zu Boden geht. Dann muss nachgeschossen werden, bisweilen mehrmals. Man versucht, die Situation zu verbessern, indem man den Kopf des Tieres vor dem Bolzenschuss fixiert. Doch sind die Tiere durch den Vorgang des Fixierens oft schon sehr stark gestresst und versuchen, sich zu befreien. Und selbst bei guter Kopffixierung muss man mit einem Prozent an Tieren rechnen, die nachgeschossen werden müssen.

Das EU-Tierschutzrecht verlangt zwar heute bereits eine angst- und schmerzfreie Tötung, aber die ist vielleicht höchstens in einer tierärztlichen Praxis möglich. Im Schlachthof oder gar bei Keulungen kommen zwangsläufig arbeitstechnische Hürden ins Spiel. Die Schlachtverordnung verlangt daher auch nur eine Vermeidung von Schmerzen, die nicht »unvermeidbar« sind. Die Empörung vieler Bürger hat inzwischen dazu geführt, dass man das Problem der Fehlbetäubungen erkannt hat und nach Lösungen sucht. Seit 2013 müssen laut EU-Schlachtverordnung alle Betriebe der überwachenden Behörde immerhin entweder ein Kontrollsystem oder die irreversible Betäubung nachweisen. Es ist jedoch anzunehmen, dass es auch hier wieder die berühmten »Ausnahmen« gibt.[354]

Dass der Fleischkonsument all die Schmerzen und Ängste, die das Tier bei der Schlachtung (und vorher in der Haltung und beim Transport natürlich auch schon) erleben muss, mitisst, sollte ihm klar sein (siehe Grund 81: »Weil man ist, was man isst«). Die sicherste Methode, dem ganzen Wahnsinn, der mit den Tieren betrieben wird, einen Riegel vorzuschieben, ist einzig und allein: Vegetarier werden. Übrigens: Angesichts der grausamen Tierhaltung wird es von der Industrie als völlig normal mit einkalkuliert, dass viele Tiere die eigentliche Schlachtung gar nicht erreichen, sondern vorher qualvoll verenden – man schätzt, dass dies jährlich etwa 50 Millionen (!!!) Tiere sind. Statistisch erfasst werden diese Tiere nicht.

98.

Weil die ökologische Haltung und Tötung auch nicht viel besser ist

Obwohl mittlerweile immer mehr Menschen behaupten, »nur noch Biofleisch« zu essen, lag 2011 der Umsatz mit Bioprodukten im gesamten Lebensmittelsektor lediglich bei 3,7 Prozent. Der Bioumsatz in Deutschland ist zwar mit über 6,5 Milliarden Euro der größte in Europa, doch anteilig führt Dänemark mit gut sieben, gefolgt von

Österreich und der Schweiz mit etwa sechs Prozent am jeweiligen Lebensmittelumsatz.[355] Traurig, aber wahr ist, dass es selbst in der Biotierhaltung nicht gravierend besser zugeht als in der konventionellen, besonders da die steigende Nachfrage an Bio-Produkten in den vergangenen Jahren zu einer Industrialisierung der Branche geführt hat. An erster Stelle steht hier wie dort nicht das Wohl der Tiere, sondern die Wirtschaftlichkeit. Auch, wenn die Tiere in der ökologischen Haltung meist ein etwas angenehmeres Leben haben als ihre Artgenossen in der Massentierhaltung, ist die Vorstellung, dass da 50 bis 100 Hühner wie anno dazumal bei Großmutter fröhlich scharrend und pickend auf der grünen Wiese herumlaufen, reichlich verklärt und naiv. Natürlich werden auch die Tiere aus ökologischer Haltung eines Tages in ihre Endstation »Schlachthof« gebracht, um dort lange Zeit vor ihrer natürlichen Lebenserwartung (diese liegt bei Hühnern bei fünf bis sieben Jahren, bei Schweinen bei zehn, bei Rindern bei 25, bei Schafen bei zwölf und bei Enten bei sieben bis zehn, siehe auch Grund 99: »Weil man fast immer Tierkinder isst«) einen meist ebenso langsamen wie qualvollen Tod zu sterben. Denn spätestens beim Schlachter sind alle Tiere gleich, egal ob bio oder konventionell gehalten. Seit dem Jahr 2000 definiert die EG-Öko-Verordnung neben dem ökologischen Pflanzenbau auch die Standards für tierische Erzeugnisse, die mit »Bio« oder »Öko« und dem staatlichen bzw. europäischen Biosiegel gekennzeichnet sind. (Ökologisch und biologisch sind in diesem Zusammenhang gleichbedeutende Begriffe.) Die Verordnung verlangt die Einhaltung von Tierschutzstandards, die strenger sind als in der konventionellen Landwirtschaft. Während dort Amtsveterinäre nur stichprobenartig die Zustände überprüfen, prüfen offiziell zugelassene Kontrollstellen einmal jährlich unangemeldet, ob Betriebe, die ökologisch produzieren, die Bestimmungen tatsächlich einhalten. In der Biolandwirtschaft ist die Zahl der Tiere an die Größe der landwirtschaftlichen Flächen eines Betriebes gebunden. Es darf nicht mehr Dung aus der Tierproduktion anfallen, als zur Nährstoffversorgung für die Pflanzenproduktion ausgebracht wird. Rückstände von chemischen Pflanzenschutzmitteln und genetisch veränderten Organismen kommen in Bioprodukten nur durch Verunreinigungen zustande und daher nur in sehr geringen Mengen vor. Ihr Einsatz ist nicht erlaubt. Es dürfen auch wesentlich weniger Antibiotika und chemische Medikamente verwendet werden. Außerdem sehen die Ökobestimmungen vor, dass die einzelnen Tiere mehr Platz sowie Zugang zum Freiland haben und sie zum Teil etwas länger leben. Doch auch wenn die Bestimmungen hinsichtlich des Tierschutzes bei ökologischen Anbauverbänden wie Naturland, Bioland und Demeter in einigen Punkten über die EG-Öko-Verordnung hinausgehen, ist die Wirklichkeit von zahlreichen Ausnahmeregelungen für die Öko-Tierproduktion geprägt. So kommt etwa der Einsatz von verschreibungspflichtigen Tierarzneimitteln ähnlich häufig vor wie in der konventionellen Landwirtschaft. Das Johann Heinrich von Thünen-Institut (vTI) sieht in der Praxis »teilweise eine wenig tiergerechte Haltung trotz Einhaltung aller Öko-Standards«. Schmerzhafte Eingriffe wie Enthornung, Kastration oder Amputationen ohne Betäubung sind teilweise erlaubt, wenngleich in den meisten Richtlinien der ökologischen Anbauverbände nur in Ausnahmefällen. Die für die Intensivhaltung gezüchteten Tiere, die meist ebenso in Biobetrieben genutzt werden, zeigen häufig Fehlverhalten wie Kannibalismus und Federpicken. Die Lebensleistung und das Schlachtalter von Milchkühen und Legehennen aus ökologischer Haltung unterscheiden sich ebenfalls kaum von Lebensleistung und Schlachtalter in der konventionellen. Dazu kommt, dass die angestrebte Verwendung von 100 Prozent Biofutter bei einigen Tierarten zu gesundheitlichen Problemen etwa durch eine Proteinunterversorgung führen kann. Alles in allem kann man also festhalten: Bio zu essen ist zwar besser, aber zu einem reinen Gewissen kann es einem nicht verhelfen. Wer sich dem naiven Glauben hingibt, Biofleisch stamme von »artgerecht gehaltenen« Tieren, dem sei gesagt: Eine artgerechte Haltung von Tieren gibt es nicht. Es gibt nur ein einziges natürliches Recht auf das Halten von Tieren, und das ist das Recht des Stärkeren über den Schwächeren. Menschen halten Tiere, weil sie es können. Nicht weil sie es dürfen. Keine einzige Tierart wurde von der Natur dafür geschaffen, vom Menschen gehalten zu werden. Die vom Menschen genutzten Arten sind älter als der Mensch selbst und lebten Millionen Jahre lang in Freiheit. Am Ende der sogenannten artgerechten Haltung steht ja immer das Töten. Ob bio oder nicht: Der Mensch tut dem Tier Zwang an, wenn er es einsperrt und tötet. Er bringt großes Leid über das Tier. Wer also Tierquälerei als Grund hat, kein Fleisch aus Massentierhaltung zu essen, für den kann Biofleisch auch keine Alternative sein. Punkt.

99.

Weil man fast immer Tierkinder isst

Fast jedem Fleischesser entfährt bei einem kleinen Hündchen, einem schmusigen Kätzchen oder einem großäugigen Fohlen ein verzücktes: »Ohhh, wie süüüß!« Wenn es im Tierpark Eisbärenbabys zu bestaunen gibt, strömen die Leute in Massen hin. Dass sie sich allerdings im dortigen Restaurant fröhlich eine kleine Tierkuh (übrigens nicht minder großäugig und flauschig) in Form eines Wiener Schnitzels einverleiben, möchten sie sich aus verständlichen Gründen lieber nicht näher vorstellen. Denn dann würde ihnen wohl sehr schnell der Appetit vergehen.

Aber es kommt noch schlimmer. Denn tatsächlich ist es, entgegen einer weitverbreiteten Annahme, so, dass wir nicht nur Kälber (wie beim Schnitzel) oder Lämmer (wie beim Lammbraten), sondern auch die allermeisten anderen »Nutztiere« als Kinder essen. Denn sie werden in den meisten Fällen bereits im Kindesalter und bevor sie geschlechtsreif werden, geschlachtet. So erreicht der Großteil der Masttiere im konventionellen Haltungsverfahren maximal sechs Prozent (!) des biologisch möglichen Lebensalters (beim ökologischen Mastverfahren ist es etwas länger). Tiere, die zur Zucht oder zur Eierproduktion genutzt werden, erleben ihre Geschlechtsreife natürlich. Sie werden dann geschlachtet, wenn sie etwa 20 bis 40 Prozent ihres biologisch möglichen Alters erreicht haben. Bei den Tieren jedoch, die für die menschliche Lust nach Fleisch geschlachtet werden, liegt das Sterbealter meilenweit vor dem, wann es natürlicherweise »so weit wäre«. So werden Puten bis zu 15 Jahre alt – getötet werden sie mit fünf bis sechs Jahren. Enten werden sieben bis zehn Jahre alt – getötet werden sie mit fünf bis sieben Monaten. Schweine werden etwa zehn Jahre alt – geschlachtet werden sie mit sechs bis acht Monaten. Kühe können sogar bis zu 25 Jahre alt werden, wenn sie nicht mit fünf bis sechs Monaten (Mastkälber) oder 18 Monaten (Mastrinder) geschlachtet werden würden. Milchkühe dürfen zwar 48 bis 60 Monate und damit 16 bis 20 Prozent ihres eigentlichen Lebensalters leben, aber ob das Leben, das sie führen müssen, wirklich lebenswert ist, sei dahingestellt (siehe Grund 107: »Weil es nur ein kleiner Sprung zum Veganer ist – die Sache mit der Milch«).[356]

Es ist also einmal mehr ein großes Paradoxon, warum wir auf der einen Seite bei kleinen Tieren fast schon übertrieben emotional reagieren (Eisbärenbaby, Hundebaby, Katzenbaby), auf der anderen Seite jedoch völlig emotionslos Tierkinder essen. Auch hier lässt sich als Erklärung wahrscheinlich nur Melanie Joys Theorie vom »Karnismus« heranziehen, die besagt, dass hinter dem Essen von Fleisch ein unsichtbares System aus Überzeugungen oder Ideologien steht, das den Menschen darauf konditioniert, bestimmte Tiere zu essen und andere süß und beschützenswert zu finden. Die meisten Menschen glauben, es sei vorgegeben und keine Wahl, bestimmte Tiere zu essen. In Fleisch essenden Kulturen rund um die Welt denken die Menschen normalerweise nicht darüber nach, wieso sie das Fleisch bestimmter Tiere als ekelerregend und das

Fleisch anderer als schmackhaft empfinden oder wieso sie überhaupt irgendwelche Tiere essen.

Aber wenn das Essen von Tieren kein Bedürfnis zum Überleben ist, wie es in den meisten Ländern dieser Erde der Fall ist, so ist es eine Wahl – und eine Wahl beruht immer auf einer Überzeugung. Es kann sich also kein einziger Fleischesser rausreden, jeder isst Fleisch aus einer Überzeugung und aus einer freien Wahl heraus – und wenn nicht, dann sollte er sich einmal Zeit nehmen und über alles nachdenken. Spätestens beim nächsten Tierparkbesuch, wenn das Eisbärenbaby für ein lautstarkes »Oooooh, wie süüüüß« sorgt.

100.

Weil in jedem Land andere Tiere »heilig« sind und andere Sitten gelten

Es ist absurd: Ein Tier, das in dem einen Land als »heilig« verehrt oder wie ein Familienmitglied behandelt wird, gilt im anderen als wertlos und ihm werden sämtliche Gefühle und Eigenschaften abgesprochen. In Asien isst man etwa ohne zu zögern Hunde und Katzen, aber auch Kakerlaken. Wir Europäer gestehen Hunden und Katzen (zumeist) ein Lebensrecht zu, während wir keine Skrupel empfinden, wenn etwa Hühner, Schweine, Kühe, Schafe oder Fische auf unserem Teller landen. In Frankreich ist das Essen von Pferd üblich. In Ägypten das von Tauben. In Island finden sich Entenembryos auf dem Teller (das sind befruchtete Eier, in denen sich bereits Vogelkörper mit Federn, Knochen und Flügelansätzen entwickelt haben). Indien wiederum ist das Land, in dem Kühe als heilig gelten und für ein Symbol der Sanftheit stehen. Dort gibt es den größten Prozentsatz an Vegetariern: Schätzungen zufolge leben dort etwa 30 bis 40 Prozent der Bevölkerung vegetarisch, was bei mehr als einer Milliarde Indern eine ganze Menge Menschen sind.

In muslimischen Ländern hingegen ist es verboten, Schweine zu essen, allerdings werden Kühe und Schafe betäubungslos geschächtet.

Bei diesem sogenannten Schächten handelt es sich um die grausamste Art, wie man ein Tier töten kann. Es wird an den Hinterbeinen aufgehängt, während man ihm anschließend bei vollem Bewusstsein die Halsschlagader durchtrennt, sodass es langsam ausblutet. Viele von ihnen erbrechen, versuchen zu schlucken und nach Luft zu schnappen, zappeln und verdrehen die Augen, sie kämpfen ums Überleben. Islam und Judentum berufen sich dabei auf ihre Religion, doch findet man weder im Talmud noch im Koran einen Hinweis auf eine zwingende Vorschrift zum Schächten. Seit 2002 ist das Schächten auch in Deutschland erlaubt. Hartgesottene finden im Internet einige Videos, in denen man eindeutig erkennen kann, welch unvorstellbare und unnötige Qualen die Tiere beim Schächten erleiden und dass sie auch mehrere Minuten nach dem Halsschnitt noch bei vollem Bewusstsein sind. Sie geben dabei entsetzliche Geräusche von sich, ehe sie an ihrem eigenen Blut ersticken. Kälber und Schafe werden mit zusammengebundenen Hinterbeinen lebend aufgehängt und dann geschächtet. Rinder werden von den Moslems mit Fußfesseln zu Fall gebracht, während die Juden eine spezielle Tötungsmaschine, den sogenannten Weinberg'schen Umlegeapparat, verwenden. Dabei wird das Rind von Metzgern in diesen Apparat geführt, wobei vorne der Kopf rausschaut. Dann wird die Hintertür geschlossen, das Rind von oben mit einem Metallbügel – wie in der Achterbahn – festgehalten und nach einer mechanischen Verengung des Apparats maschinell auf den Rücken gedreht. Dass die Rinder dabei in Panik geraten und laut brüllen und stöhnen, interessiert niemanden. Spätestens hier begreifen die Tiere, dass etwas Schreckliches auf sie zukommt. Nachdem das Tier in Rückenlage ist, befestigen die Metzger die sogenannte Schächtzange am Kopf des Tieres, wobei per manueller Kraftanstrengung der Kopf zurückgebogen und der Hals überspannt wird. Das Tier bekommt durch diese Überspannung

Atemnot und gerät in höchste Panik. Durch die Fixierung ist aber kein Entkommen mehr möglich. Das eigentliche Schächten, das nun beginnt, wird bei den Juden von einem ausgebildeten Rabbiner durchgeführt. Dieser spricht zu Beginn sein Gebet, dann nimmt er mit der linken Hand die Halshaut des Tieres, und mit der rechten durchschneidet er mit seinem Schächtmesser den Hals. Dabei kann man genau beobachten, wie das Tier bei jedem Schnitt zuckt und versucht, sich wegzudrehen, was aber durch die Fixierung nicht möglich ist. Das Blut spritzt aus der Schlagader, dabei sind schreckliche Geräusche wie Röcheln und Würgelaute zu hören. Jedes geschächtete Tier erbricht, wahrscheinlich aus Schmerzen, seinen Mageninhalt. Es gibt mittlerweile umfangreiches Studienmaterial, das beweist, wie sehr die Tiere leiden. Dabei gibt es absolut keinen Grund für das Schächten. Viele unserer Milchkühe, die ohnehin schon großen Qualen ausgesetzt waren, damit wir ihre Milch trinken können, und die auf dem europäischen Markt nicht absetzbar sind, werden still und heimlich in moslemische Länder zum Schächten abgeschoben und erleiden dort einen Tod, der an Grausamkeit kaum zu überbieten ist.[357]

Um jedoch zum Abschluss auch etwas Positives zu berichten: Es gibt Völker, die zeigen, wie es auch gehen kann. So etwa das vegetarisch lebende indische Wüstenvolk der Bishnoi. Sie halten zwar Kühe wegen ihrer Milch (als Tauschmittel) und wegen des Kuhdungs (als Brennmaterial), aber sie lassen jedes dieser Tiere frei und im natürlichen Verbund leben. Die Bishnoi vertreten die Auffassung, dass die Welt eine Einheit sei, in der Mensch und Tier der gleichen großen Familie angehören. Folglich wird von ihnen kein Tier getötet, schlecht oder unnatürlich behandelt. Ganz im Gegenteil: Die Bishnois pflegen und hegen ihre Tiere bis zu deren natürlichem Tod. Die Bishnoi-Frauen teilen, wenn nötig, sogar ihre eigene Milch mit verletzten oder mutterlosen Tierbabys, beispielsweise jungen Antilopen.

So weit müssen wir sicherlich nicht gehen – aber alte Traditionen und Gewohnheiten kritisch zu überprüfen ist das Mindeste, was wir tun können und sollten. Denn nur, weil in unserer Kultur »schon immer« Fleisch gegessen wurde, heißt es noch lange nicht, dass es richtig ist.

101.

Weil es die Menschen, die in der Fleischindustrie arbeiten, abstumpfen lässt

Müsste jeder das Tier, dessen Körperteile/Organe er sich einverleibt, selbst schlachten, wäre die Welt voll von Vegetariern. Doch praktischerweise kann der Fleischesser diese scheußliche Arbeit ja jemand anderem überlassen – und einfach nicht weiter darüber nachdenken bzw. sich nicht weiter informieren. Würde er das tun, käme schnell Unangenehmes zu Tage. Denn: Das Arbeitsumfeld, in dem sich Schlachter, Stecher oder andere Mitarbeiter der Fleischindustrie wiederfinden, ist ein ausbeuterisches, gefährliches, unhygienisches und gewalttätiges. In Deutschland waren 2012 fast 28.000 Menschen im Bereich Schlachtung sozialversicherungspflichtig beschäftigt. Die tatsächlichen Arbeitsverhältnisse und die enorme Fluktuation erschweren jedoch präzise Angaben.[358] Relativ sicher kann man sagen: Die meisten Arbeiter in deutschen Schlachthöfen stammen aus Osteuropa (v. a. Polen, Rumänien und Bulgarien) und sind eben nicht regulär beschäftigt. Ohne Mindestlohn oder flächendeckende Tarifverträge sind Stundenlöhne unter fünf Euro für diese Leiharbeiter keine Seltenheit. Laut der Gewerkschaft Nahrung-Genuss-Gaststätten beträgt der Anteil der Stammbelegschaft in Schlachthöfen nur noch rund zehn Prozent. Die niedrigen Löhne in Deutschland führen außerdem dazu, dass Fleischkonzerne aus Nachbarländern ihre Tiere zur Schlachtung nach Deutschland bringen. So verlagerte der Großkonzern Danish Crown Tausende Arbeitsplätze von Dänemark – wo er dreimal so viel für seine

Mitarbeiter zahlen müsste – nach Deutschland. Aus diesem Grund hat Belgien im April 2013 sogar eine offizielle Beschwerde bei der EU-Kommission gegen Deutschland wegen Sozialdumpings eingereicht. Die belgische Regierung sowie eine Initiative französischer Schlachtbetriebe sehen in den deutschen Dumpinglöhnen Wettbewerbsverzerrungen. Im Januar 2014 kündigten die Gewerkschaft Nahrung-Genuss-Gaststätten und Vertreter der deutschen Fleischindustrie an, einen Mindestlohn von 7,75 Euro pro Stunde einzuführen, der schrittweise auf 8,75 Euro steigen soll. Dies soll auch für die ausländischen Beschäftigten, die bei Subunternehmen in ihren Heimatländern angestellt sind, gelten.[359]

Doch ist die Arbeit nicht nur schlecht bezahlt und gesellschaftlich geächtet. Sie ist obendrein auch noch äußerst gefährlich. Manche Arbeiter müssen Schutzmasken tragen, damit ihnen nicht von Tieren, die unbetäubt am Fließband hängen, die Zähne ausgeschlagen werden. Auch passieren zahlreiche Unfälle mit den Maschinen, die zur Tötung zum Einsatz kommen – etwa mit dem Bolzenschussgerät (zum Betäuben der Tiere), der Kopfsäge und der Spaltmaschine (zum Entfernen des Hirns) oder dem elektrischen Fleischmürber. Vom Abtrennen von Gliedmaßen über Stürze bis hin zu Schnittwunden ist schon alles passiert.

Last but not least kommt natürlich noch die emotionale Abartigkeit der Arbeit hinzu. Denn was die Menschen hinter verschlossenen Türen tun müssen, ist an Gewaltsamkeit kaum zu überbieten. Sie verbringen Stunde um Stunde in einer Umgebung, in der Tod und Stress allgegenwärtig sind. In Melanie Joys Buch *Warum wir Hunde lieben, Schweine essen und Kühe anziehen* erzählen Schlachthofmitarbeiter aus ihrem Berufsalltag, der ihr ganzes Leben verändert und sie abstumpfen lässt. So berichtet einer von ihnen: »Das Schlimmste, schlimmer als die körperliche Gefahr, ist der emotionale Preis, den man zahlt. Wenn man eine Zeit lang als Stecher arbeitet, entwickelt man eine Einstellung, mit der man töten, aber nichts mehr dabei empfinden kann. Da schaut man dann vielleicht einem Schwein in die Augen, das unten im Tötungsbereich bei einem herumläuft, und denkt sich: ›Gott, sieht doch eigentlich ganz nett aus, das Tier.‹ Man möchte es vielleicht sogar streicheln. Im Schlachtbereich sind Schweine zu mir hergekommen, die haben mich beschnuppert wie ein kleiner Hund. Zwei Minuten später musste ich sie töten – totschlagen, mit einem Rohr. Ich empfinde dabei nichts mehr.« Ein anderer erzählt: »Die meisten Stecher haben schon einmal wegen Körperverletzung eingesessen. Viele haben Alkoholprobleme. Sie müssen trinken, anders können sie nicht damit umgehen, dass sie den ganzen Tag lebende, zappelnde Tiere töten. (…) Viele dort (…) spülen ihre Probleme einfach runter, mit der Flasche oder mit Pillen. Manche misshandeln dann irgendwann ihre Frauen, weil sie diese Gefühle nicht loswerden können. Sie gehen mit dieser Einstellung in den Feierabend und dann gleich in die Kneipe, weil sie vergessen wollen. Das Problem ist nur: Selbst wenn man diese Gefühle wegsäuft, sind sie immer noch da, sobald man wieder nüchtern wird.« Melanie Joy meint: Je stärker die Arbeiter desensibilisiert sind – je mehr sie also »nichts mehr dabei empfinden«, wenn sie töten –, desto mehr wächst ihre psychische Belastung. Die meisten Menschen ertragen Gewalt nur bis zu einem bestimmten Punkt, ohne davon traumatisiert zu werden. Studien mit Kriegsveteranen machen immer wieder deutlich, welch tief greifende Auswirkungen der Kontakt mit Gewalt auf die Psyche hat, besonders wenn man selbst an dieser Gewalt beteiligt gewesen ist. Traumatisierte Arbeiter werden zunehmend gewalttätig, sowohl gegenüber Tieren als auch Menschen, und entwickeln oft ein Suchtverhalten, mit dem sie ihren Stress zu betäuben versuchen.[360]

Traumatisierte Arbeiter, die ihrerseits wieder andere traumatisieren – so funktioniert das System der Tierindustrie. Gewalt erzeugt Gewalt. Einfach nur grauenhaft.

102.

Weil Tiere auch Gefühle haben

Wer selbst ein Haustier hat, weiß, dass so manches Tier mehr Gefühle hat und zeigen kann als der ein oder andere Mitmensch. Vor einiger Zeit ging ein Hund aus Bolivien durch die Medien, der seit fünf Jahren täglich an derselben Stelle auf sein Herrchen wartet, an dem dieses bei einem Motorradunfall ums Leben gekommen ist. Sämtliche Versuche, ihn zu »adoptieren« und ihn an ein neues Zuhause zu gewöhnen, scheiterten: Der Hund kehrt immer wieder an die Unfallstelle zurück und jault und bellt jedes Mal, wenn ein Motorrad vorbeifährt.[361]

Dass Tiere Emotionen und Gefühle haben, bestreitet kaum ein Wissenschaftler. Dennoch handelt es sich um ein Feld, auf das viele Forscher sich eher ungern wagen: Zu wenig messbar scheint die Qualität der Gefühlswelt, zu wenig belegbar durch harte Fakten, zu sehr verknüpft mit dem persönlichen Erleben. Doch es lassen sich durchaus Dinge erforschen. So etwa einige biochemische Abläufe, die grundlegende Gefühlsäußerungen begleiten. Ein Großteil der auch für den Menschen gültigen Erkenntnisse der Stress- und Suchtforschung wurde beispielsweise auch in Tierversuchen erbracht. Zustände wie Depression, Stress oder Angst lassen sich bei allen Säugetieren förmlich ablesen: an der Herzfrequenz, der Menge ausgeschütteter Stresshormone wie Cortisol oder anhand der Aktivierung von Teilen des sympathischen Nervensystems. Das limbische System, eine Gehirnstruktur, die beim Menschen für die Entstehung der Gefühle verantwortlich gemacht wird, ist im Tierreich weit verbreitet – man findet sie bei allen Säugetieren, Vögeln und sogar bei Reptilien. Je näher die Tiere mit uns verwandt sind, desto eher billigen ihnen die Forscher Gefühle zu. Über das Gefühlsleben von Primaten (»King Kong«), Elefanten (»Dumbo«) und Delfinen (»Flipper«) gibt es die meisten Geschichten, über die niederen Säuger schon weitaus weniger. Doch auch hier hat noch niemand den Gegenbeweis erbracht, dass keine Gefühle im Spiel sind.

Neben der eingangs erwähnten Geschichte vom trauernden Hund gibt es noch eine ganze Menge mehr, die uns deutlich machen, wie sehr die Tiere gefühlsmäßig mit uns mithalten können. Hier eine kleine Auswahl: Die Schimpansin Washoe erlernte als erstes nicht menschliches Lebewesen die Zeichensprache für Taubstumme. Als Mutter hingegen hatte sie wenig Glück. Ihr erstes Baby starb vier Stunden nach der Geburt an einem Herzfehler. Drei Jahre später erlag ihre Tochter Sequoyah im Alter von zwei Monaten einer Lungenentzündung. Washoe war untröstlich. Ihr besorgter Betreuer, der Verhaltensforscher Roger Fout, beschloss, der trauernden Schimpansin ein Adoptivkind zu besorgen. Washoe sollte den zehn Monate alten Loulis aufziehen. Als Fout 15 Tage nach Sequoyahs Tod in Washoes Gehege trat und ihr per Zeichensprache »ich habe Baby für dich« zu verstehen gab, geriet sie in helle Aufregung. Die Haare standen ihr zu Berge. Laut rufend lief sie durchs Gehege, stolzierte auf zwei Beinen und bildete wiederholt das Zeichen für »Baby«. Dann aber, erzählt Fout, »bildete sie die Zeichen für »mein Baby«, und wir wussten, es gibt Schwierigkeiten.« Prompt zeigte sich Washoe bei Loulis Ankunft enttäuscht. Sie weigerte sich, den Fremdling anzurühren, und wiederholte teilnahmslos »Baby, Baby«. Doch ihre Ablehnung währte nur kurz. Noch am gleichen Abend versuchte sie, Loulis wie früher Sequoyah in ihren Armen zu halten. Sie entpuppte sich als fürsorgliche Mutter und brachte ihrem Adoptivsohn die Zeichensprache bei. In ihrer Krise als Mutter durchschritt Washoe Höhen und Tiefen. Ihre Stimmungsschwankungen empfinden wir als nur allzu verständlich. Waren dabei auch Trauer und Freude? Hoffnung und Enttäuschung?[362] Bei Affen ist es inzwischen unstritten, dass sie Ausgelassenheit, Freude, Schuld, Reue, Verachtung, Ungläubigkeit, Scheu, Traurigkeit, Staunen, Zärtlichkeit, Treue, Ärger, Misstrauen und Liebe fühlen und zum Ausdruck bringen können. Auch haben sie eine extrem ausgeprägte soziale Intelligenz, reagieren auf Stimmungen und können scheinbar manchmal regelrecht Gedanken lesen.

Doch auch Gefühle wie Furcht oder Aggression haben sich im Verlauf der Evolution entwickelt, weil sie für das Überleben der Art wichtig sind. »Eine Spezies, die keine Angst kennt«, sagt Dietrich von Holst, Verhaltensforscher an der Universität Bayreuth, »ist schnell erledigt.« Ein Tier muss Furcht lernen, um Gefahren zu meiden. Um sich im Überlebenskampf zu behaupten, braucht es außerdem ein gewisses Maß an Aggression. Wer sich aggressiv verhält, kann sich erfolgreicher gegen Feinde wehren, sichert die reichsten Futterplätze und erwirbt viele Sexualpartner.[363]

Gefühle machen also Sinn. Jedoch erfüllen nicht alle einen klaren Zweck – bei Tieren genauso wenig wie beim Menschen. Trauer um die Verstorbenen zum Beispiel scheint aus evolutionsbiologischer Sicht eher zu schaden als zu nutzen. Und doch kennen Forscher Geschichten von Tieren, die auf den Verlust eines Sippenmitglieds mit allen Symptomen einer Depression reagieren. Elefantinnen beispielsweise tragen ein totes Kind tagelang mit sich herum und verzögern damit die Wanderungen der gesamten Familie. In Gefangenschaft gehaltene Delfine verlieren ihre Freude am Spiel und treten in den Hungerstreik, wenn ein Gefährte stirbt.

Oder der Schimpansenjunge Flint. Er ist gerade acht Jahre alt, als seine Mutter Flo stirbt. Stundenlang sitzt Flint neben Flos Leiche, zupft gelegentlich an ihrer Hand und schaut ins Leere. Von Tag zu Tag wird er lustloser. Einmal klettert er auf einen Baum und starrt auf das Schlafnest, das er mit seiner Mutter geteilt hat. Flint stirbt vier Wochen nach Flo. Vermutlich an einer Darminfektion. Die bekannte Verhaltensforscherin Jane Goodall hat den Ablauf der Tragödie verfolgt. In ihren wissenschaftlichen Berichten schreibt sie, dass Flint psychisch und körperlich geschwächt und deshalb anfälliger für Krankheiten geworden war. Zu einem Freund sagte sie: »Flint starb vor Gram.«

Die Gefühlswelt der meisten Tiere ist also mindestens so facettenreich wie unsere eigene. Auch innerhalb einer Spezies gibt es Unterschiede und Eigenheiten: Einige Katzen sind verschmust, andere zurückhaltend, es gibt schlauere und weniger intelligente Individuen, genauso wie liebenswürdigere und gemeinere. Genau wie Menschen werden Tiere von ihrer Umwelt geprägt und entwickeln eine entsprechende individuelle Persönlichkeit. Das gilt für die, die wir »Haustiere« nennen, genauso wie für die, die wir als »Nutztiere« klassifiziert haben.

Das große Problem der Tiere ist, dass sie sich uns nicht sprachlich mitteilen können. Es ist nicht das erste Mal, dass der Mensch daraus verheerende Schlüsse zieht: Mediziner waren bis vor gar nicht langer Zeit der Meinung, das menschliche Schmerzempfinden sei bei Säuglingen noch nicht ausgebildet, und verwendeten daher bei Operationen zu wenig Betäubungsmittel.

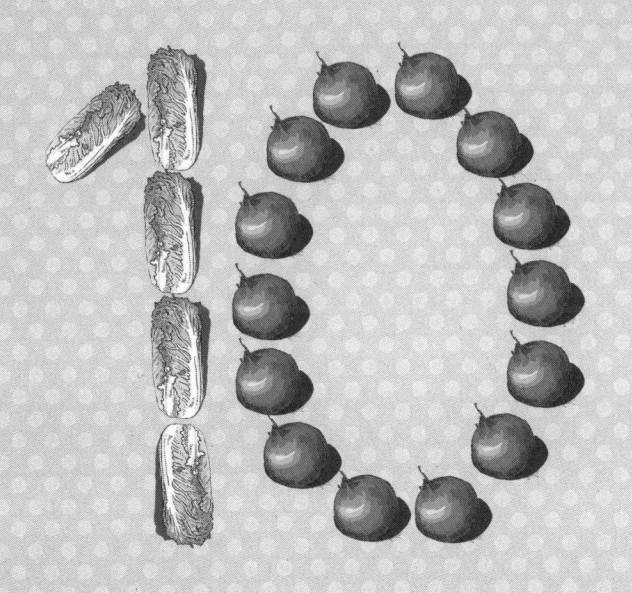

MONEY, MONEY, MONEY UND MEHR

103.

Weil man mit Vegetarismus Geld verdienen kann

Bei Vegetariern und Veganern denken viele ja an Gutmenschen und Weltverbesserer. Sicherlich stecken bei den meisten von ihnen auch hehre und ehrenwerte Gründe hinter ihrer Ernährungsweise. Jedoch ist es auch nicht von der Hand zu weisen, dass immer mehr Menschen gut mit und an dem boomenden Thema Vegetarismus und Veganismus verdienen. Besonders junge coole Männer schaffen es, sich und ihre Idee vom Vegetarismus oder Veganismus erfolgreich und profitabel ins Land zu tragen. Vegane Köche wie Björn Moschinski (Dreadlocks, Kopftuch, Koteletten) oder Attila Hildmann (Sixpack, Porsche-Fahrer, Provokateur) etwa kultivieren ihren Lifestyle gewinnbringend, schreiben ein Kochbuch nach dem anderen und verstehen es, die Klaviatur der Medien zu spielen. Kaum eine Zeitschrift, die in den letzten Monaten nicht einen der beiden einnehmenden Typen im Interview oder Porträt hatte. Während Hildmann die vegane Küche eher wegen ihrer positiven Auswirkungen auf Jugend, Schönheit und Fitness preist (und dafür in der oft sehr strengen veganen Szene von vielen missbilligt wird, bei den »Normalos« aber auf besonders offene Ohren stößt, denn jung, schön und fit möchte schließlich (fast) jeder sein), legt Moschinski mehr Wert auf die ethischen Aspekte des fleischfreien Lebens (und kommt damit in der Szene besser an) sowie auf das Kochen mit regionalen und saisonalen Lebensmitteln. Bei beiden kann man jedoch davon ausgehen, dass sich von ihrem Engagement sehr gut leben können.

Jan Bredack, ehemals Top-Manager bei Daimler, hatte 2008 nach einem Burn-out einen kompletten Sinnes- und Lebenswandel und betreibt heute die erste vegane Supermarktkette Deutschlands, »Veganz«, in der rund 6.000 rein pflanzliche Produkte angeboten werden und die inzwischen in vier deutschen Städten (zwei Mal in Berlin, Frankfurt, Hamburg und München) vertreten ist. Für den ehemals so erfolgsverwöhnten Bredack fühlte sich der vegane Neuanfang wie eine »Erlösung« und wie »ein zweites Leben« an, erzählte er der FAZ.[364] Doch macht der Ex-Manager auch keinen Hehl daraus, dass es nicht nur der Drang zur Weltverbesserung ist, der ihn antreibt. Sein Unternehmen soll profitabel und wirtschaftlich sein – und auch, wenn er bisher zwar nicht so viel verdient wie damals in der Automobilindustrie, wo er verantwortlich für einen Milliardenumsatz war, floriert das Geschäft und Bredack kann gut davon leben und seine Familie (drei Kinder) ernähren. Er kümmert sich um Expansion und Marketing, verhandelt mit Banken und Investoren. Das fühle sich manchmal tatsächlich so an wie »das alte Leben in neuem Umfeld«, gesteht der Mittvierziger.

Doch abgesehen von diesen dreien gibt es noch eine Vielzahl anderer Männer und Frauen, die – auch wenn sie nicht in diesem Ausmaß in den Medien präsent sind – vom Trend Vegetarismus und Veganismus profitieren, indem sie ein Restaurant eröffnen (es gibt Hunderte von vegetarischen Restaurants in Deutschland, die Zahl der veganen wächst stetig), ein veganes Hochzeitstorten-Catering betreiben (Kim Wonderland auf www.vegan-wondercake.de), erfolgreiche Blogs unterhalten (etwa Isa Moskowitz auf www.theppk.com oder Celine Stehen auf havecakewilltravel.com) oder einen Bestseller schreiben (etwa Andreas Grabolle mit *Kein Fleisch macht glücklich* oder Karen Duve mit *Anständig essen*). Wer noch nach einer guten Geschäftsidee sucht, wird also sicher auf dem Veggie-Sektor fündig.

104.

Weil es Arbeitsplätze schafft und die Wirtschaft ankurbelt

Dass das Lebensmodell »Veggie« inzwischen auch wirtschaftlich attraktiv und rentabel ist, zeigt nicht zuletzt die Tatsache, dass es eine

Unternehmensberatung gibt, die sich ganz auf den vegetarischen/ veganen Markt spezialisiert hat. VEBU Business unterstützt »jeden, der mit einem Produkt oder einer Dienstleistung den Veggie-Markt erobern möchte, ob Start-up oder DAX-Konzern«.[365] Unter den Kunden sind dann allerdings tatsächlich eher die großen Namen wie Nestlé und Siemens zu finden, die den wachsenden Veggie-Markt natürlich erkannt haben und ihren Teil vom Kuchen abhaben wollen. Dass hier Gewinne eingefahren werden, ist klar, doch interessanter sind die vielen (noch) kleinen Firmen und das Potenzial, das für die Wirtschaft und Landwirtschft im Vegetarismus steckt.

So gibt es zum Beispiel die Firma Taifun. Das Unternehmen aus Freiburg, das in den 1980er-Jahren ganz klein begann, kommt mit der Produktion von Tofu derzeit kaum hinterher. Die Nachfrage steigt schnell, allein im vergangenen Jahr wuchs der Umsatz um 13 Prozent auf insgesamt 21 Millionen Euro. Taifun beschäftigt 200 Mitarbeiter und ist damit nach eigenen Angaben der größte Hersteller von Bio-Tofu in Europa.[366]

Ein ausbaufähiger Wirtschaftszweig könnte in Deutschland der Anbau von gentechnikfreiem Soja sein. Denn der vegetarische oder vegane Verbraucher wünscht sich meist keine Gentechnik in seinem Lebensmittel. Dennoch ist der Großteil der Bohnen gentechnisch verändert. Vor allem Großbauern nutzen Gen-Soja, weil es sich unkomplizierter anbauen lässt und höhere Erträge bringt. Allein in Brasilien gelten nach Angaben des Zertifizierungsspezialisten Cert-ID mehr als drei Viertel der angebauten Mengen als gentechnisch verändert. Der Tofu-Spezialist Taifun hat deswegen inzwischen rund 100 Landwirte unter Vertrag, die exklusiv für ihn Soja in Deutschland, Österreich und Frankreich anbauen. Wenn das nicht reicht, importiert Taifun Bio-Soja aus den wenigen gentechnikfreien Regionen Brasiliens und Kanadas. Dafür ist er dann auch bereit, kräftig zu zahlen. Allein in den vergangenen zwei Jahren sind die Preise um zehn Prozent gestiegen, inzwischen werden für eine Tonne Bio-Soja rund 600 Euro gezahlt. Da sollten

Landwirte hierzulande hellhörig werden. Denn die Nachfrage nach heimischem gentechnikfreien Soja wächst stark – für Landwirte könnte Soja also eine gute Alternative sein, Geld zu verdienen, besonders bei den hohen Preisen, die derzeit gezahlt werden, und im Hinblick darauf, dass es ein wachsender Markt ist. Sogar die Bundesregierung fördert inzwischen den heimischen Soja-Anbau, der trotzdem noch ganz am Anfang steht. Wollte man allein den heimischen Bedarf decken, so müssten auf rund 2,6 Millionen Hektar Acker in Deutschland Sojabohnen wachsen, schätzt das Forschungsinstitut für biologischen Anbau FiBL. Im Moment sind es erst 6.500 Hektar – das entspricht nur 0,05 Prozent der deutschen Ackerfläche.[367] Das Potenzial ist enorm!

Jan Bredack expandiert stetig mit seinem Geschäft und sucht mittlerweile auch für andere deutsche und europäische Städte »motivierte Unternehmer/innen«, die in einem Lizenzmodell einen neuen veganz-Markt eröffnen.[368] Darüber hinaus werden derzeit »ein/e Kooperations- & EventmanagerIn«, »ein/e International Key Account Manager/in« und »ein/e Junior Category Manager/in« in Vollzeit gesucht.[369]

105.

Weil man damit Geld sparen kann

»Eine vierköpfige Familie mit zwei Kindern kann beim Ersatz von Hack- durch Sojafleisch jährlich 140 Euro sparen«, sagt Sebastian Zösch, Geschäftsführer des Vegetarierbunds Deutschland.[370] So wurde die Einsparung errechnet: Jeder Bundesbürger isst durchschnittlich etwa 60 Kilogramm Fleisch pro Jahr. Ein Fünftel davon – also zwölf Kilogramm – sind Hackfleisch. Im Einzelhandel kostet ein Kilo Hack im Schnitt mit rund 4,50 Euro fast dreimal so viel wie die pflanzliche Alternative aus Soja (1,60 Euro pro Kilogramm

Feuchtmasse aus Sojagranulat). Pro Kilo spart man also 2,90 Euro. Das summiert sich im Jahr auf 35 Euro pro Person.

Aber nicht nur preislich ist die Soja-Alternative von Vorteil, auch geschmacklich steht sie ihrem tierischen Pendant in nichts nach. Im Fernsehen wird das immer wieder gern getestet. Für die ARD-Themenwoche »Essen ist Leben« kochte der Vegan-Koch Björn Moschinski 2010 in der Mensa der Universität Bochum ein Soja-Gulasch. Von den 300 befragten Essern merkten nur zwölf Prozent, dass sie nicht das übliche Rindergulasch auf dem Teller hatten (siehe Grund 70: »Weil man Nicht-Vegetarier so gut überraschen kann«).

Das Max Rubner-Institut für Ernährung und Lebensmittel in Karlsruhe hat herausgefunden, dass Mischköstler pro Monat durchschnittlich 260 Euro für Essen ausgeben – und Vegetarier nur 215 Euro. Im Auftrag des Bundesministeriums für Ernährung, Landwirtschaft und Verbraucherschutz führte das Institut von 2005 bis 2006 die zweite Nationale Verzehrstudie durch und befragte 20.000 Deutsche unter anderem zu ihren Einkaufs- und Essgewohnheiten. Das überraschende Ergebnis: Gesundheit und Saisonalität sind unter den Top 5 der wichtigsten Kriterien beim Einkauf. Obwohl man uns Deutschen ja immer nachsagt, dass wir im europäischen Vergleich bei Essen ziemlich geizig sind, war es den in der Studie Befragten nicht besonders wichtig, was ein Lebensmittel kostet: Ein geringer Preis als Kaufentscheidung war nur 56 Prozent der Befragten wichtig – und liegt damit auf Platz 12 im Mittelfeld der Rangliste. Auch ein Trend, der Hoffnung macht: Für 39 Prozent der Befragten sind eine ökologische Erzeugung, Bioprodukte und ein Biosiegel ein wichtiger Punkt bei der Einkaufsentscheidung. Mehr als jeder dritte Befragte (36 Prozent) kauft bereits Bioprodukte.[371]

Auch für Kochbuchautorin Clea steht fest: Vegetarisch leben ist günstiger. »Denn wer sich für weniger Fleisch entscheidet, kauft mehr Getreide, Hülsen- und Ölfrüchte.«[372] Und das ist günstiger als Fleisch und Wurst und hält länger. Frisches Obst und Gemüse ist natürlich kein Billigprodukt. Denn: Gutes hat eben seinen Preis. Aber wer saisonale Produkte der Region auf dem Wochenmarkt kauft, zahlt nicht so viel, wie man vielleicht denkt.

Auch eine nachhaltige Einkaufsidee, die vor allem für Paare und Familien interessant ist, ist die Ökokiste.[373] Man bekommt jede Woche eine Kiste mit Obst und Gemüse von einem Bauern aus der Region direkt an die Wohnungstür geliefert. So tut man nicht nur was für die heimische Wirtschaft, sondern weiß auch, woher sein Essen kommt, und kann gut schlafen, weil das Essen nur dann eine noch bessere CO_2-Bilanz hätte, wenn man es im eigenen Garten oder auf dem eigenen Balkon ernten würde.

Veggie-Essen ist auch im Restaurant oft preiswerter als die Gerichte mit Fleisch. Wer jetzt argumentiert, dass man aber nirgends ein günstigeres Mittagessen bekommt als ein Fast-Food-Menü aus Burger, Pommes und Cola für je einen Euro, der hat natürlich recht. Aber der hat auch sehr, sehr kurz gedacht. Denn mal abgesehen davon, dass eine Form-Bulette in einem Burger für einen Euro niemals von »glücklichen« Tieren stammen kann, ist so ein Mittagessen auch ziemlich ungesund: Es ist fettig, hat keine Vitamine und enthält viel Zucker. Wer beim Essen spart, zahlt später für die Gesundheit drauf. Denn langfristig fördert stark verarbeitetes Fast Food Krankheiten wie Adipositas (Fettleibigkeit), Herzkrankheiten und die Zuckerkrankheit (Typ-2-Diabetes).

Ein erschreckendes Beispiel aus den USA zeigt die Reportage *Food, Inc.*[374] Darin wird eine amerikanische Durchschnittsfamilie beim Einkaufen begleitet. Obst und Gemüse kommen nicht in den Einkaufswagen – zu teuer! Stattdessen gibt es Burger für alle beim Drive-In. Die Mutter erklärt: »Wir können entweder die Medikamente für meinen Mann bezahlen oder Gemüse kaufen, um gesund zu sein.« Der Vater ist Diabetiker (Typ 2), seine Tabletten sind teuer. Dass die ungesunde Ernährung damit zu tun hat, war der Familie lange nicht klar. »Wir haben uns nie Gedanken über gesundes Essen gemacht«, sagt die Mutter. »Wir dachten, alles sei gesund. Jetzt, wo ich weiß, dass es so ungesund ist, fühle ich mich schuldig, dass ich es den Kindern gebe.« Sie schluckt hilflos, aber fühlt sich im Teufelskreis gefangen. Die Situation scheint ausweglos: Die jüngere Tochter ist stark übergewichtig und auch Diabetikerin. Schätzungen zufolge wird in den USA jeder Dritte, der nach 2000 geboren wurde, sehr früh Typ-2-Diabetes entwickeln. Die billigen Kalorien aus Burgern, Pommes und Coke zahlen sich also nicht aus – sondern sorgen lediglich für hohe Arztrechnungen.

106.
Weil es dem Steuerzahler viele Milliarden ersparen würde

Nämlich mindestens 50 Milliarden Euro pro Jahr. Noch mal zum Mitschreiben: 50.000.000.000 Euro. Kann nicht sein, oder? Doch! Denn nach Schätzungen des Bundesgesundheitsministeriums verursachen ernährungsbedingte Krankheiten – sogenannte Zivilisationskrankheiten wie Fettleibigkeit, Diabetes Typ 2 und Herz-Kreislauf-Erkrankungen – ein Drittel aller Kosten im Gesundheitswesen. Im Jahr 2011 wurden für Gesundheit in Deutschland insgesamt 293,8 Milliarden Euro ausgegeben. Ein Drittel davon für die Behandlung von Krankheiten, die mit einer gesunden Lebensweise hätten verhindert werden können. Gut die Hälfte davon – so schätzen Experten[375] – könnte durch eine vernünftige Ernährungsweise gespart werden, mit einer vegetarischen Ernährung noch mehr. Besonders beunruhigend: Die Ausgaben für die Behandlung der Zivilisationskrankheiten nehmen von Jahr zu Jahr zu. 1995 wurden »nur« 187 Milliarden Euro ausgegeben, im Jahr 2000 waren es bereits 212 Milliarden, fünf Jahre später 240 Milliarden.[376]

Aufgrund dieser astronomischen Summen steht für das Bundesministerium für Forschung und Bildung fest: »Die Ernährungsforschung avanciert zu einer der wichtigsten Herausforderungen der modernen Gesundheitsforschung.« Auch die Politik hat endlich erkannt, dass die Deutschen »zu viel Fleisch, zu viel Fettiges und viel zu viel Süßes« essen.[377] Trotzdem muss man aber auch mal lobend erwähnen: Statistisch gesehen, zählen die Deutschen zu den Veggie-Vorreitern! Denn während der Fleischkonsum in vielen Ländern steigt (Spitzenreiter ist China)[378], ist er in Deutschland gesunken. Dennoch isst jeder Deutsche im Durchschnitt noch doppelt so viel Fleisch und Wurst wie vom Bundesministerium empfohlen wird. Die Experten raten zu höchstens 300 bis 600 Gramm Fleisch oder Wurstwaren pro Woche.

Aber wie bekommt man mündige Bürger dazu, gesünder zu leben? Darüber haben sich das Bundesministerium für Ernährung, Landwirtschaft und Verbraucherschutz und das Bundesministerium für Gesundheit den Kopf zerbrochen. Herausgekommen ist die Initiative »In Form«, ein nationaler Aktionsplan »zur Prävention von Fehlernährung, Bewegungsmangel, Übergewicht und damit zusammenhängenden Krankheiten«. Denn: »Für jede Bürgerin und jeden Bürger ist es in Deutschland grundsätzlich möglich, gesund zu leben, sich insbesondere eigenverantwortlich gesund zu ernähren und ausreichend zu bewegen.«[379] Die Realität sieht aber ganz anders aus: Krankheiten, die durch eine unausgewogene Ernährung und wenig Bewegung begünstigt werden, nehmen permanent zu. Die Initiative will »nicht belehren und erst recht nicht diskriminieren«. Viel mehr will sie motivieren, gesünder zu leben. Denn für den Bund ist die Gesundheit der Bürger Wirtschaftsfaktor, die Voraussetzung für die Einhaltung des Generationenvertrags und ein Beitrag zur sozialen Gerechtigkeit. Denn die persönliche Gesundheit ist eben nur so lange Privatsache, wie man gesund bleibt.

107.

Weil es nur ein kleiner Sprung zum Veganer ist – die Sache mit der Milch

Viele Vegetarier, die aus ethischen Gründen auf Fleisch verzichten, kommen bald an einen Punkt, wo ihnen auch das Trinken von Milch und das Essen von sämtlichen Milchprodukten wie Käse und Eier nicht mehr verantwortbar scheinen.

Der Kuhmilchkonsum bedeutet nämlich ebenfalls sehr großes Tierleid. Aufgrund der Profitgier des Menschen hat man aus den Kühen »Hochleistungsmaschinen« gemacht, deren jährliche Milchleistung man in den letzten Jahrzehnten von natürlicherweise 1.500 Litern (1950) auf bis über 10.000 Liter pro Jahr hochgezüchtet hat. Spitzenkühe schaffen sogar zeitweilig bis zu 16.000 Liter. Die Fütterung mit Kunstnahrung, die Selektionszucht, Produkte aus der Pharmaindustrie und das ständige unnatürliche Aufrechterhalten des Milchflusses der Kühe machen das möglich. Viele Menschen vergessen bei ihrem Milchkonsum, dass eine Kuh – wie der Mensch – nur dann Milch gibt, wenn sie ein Kind zur Welt bringt. Eine Schwangerschaft dauert wie beim Menschen neun Monate, danach würde eine Kuh ihr Kalb natürlicherweise etwa zehn Monate stillen – die Beziehung zwischen Mutter und Kalb ist also sehr innig.

Da die Milchwirtschaft die Kuhmilch aber für den Menschen besitzen möchte, greift sie auf unnatürliche und äußerst Leid bringende Weise ein: Die Kühe werden jährlich – meist künstlich – besamt, teilweise mit vorhergehender Hormonbehandlung, damit die Befruchtung auch ganz sicher klappt. Kommt das Kälbchen dann zur Welt, wird es innerhalb weniger Tage, oft auch schon ein paar Stunden nach der Geburt, der Mutter weggenommen. Für Mutter und Kind ist das ein schreckliches, traumatisierendes Erlebnis: Das Junge ist verängstigt, der Mutterliebe, Fürsorge und Wärme entrissen, die Mutter ruft tagelang, manchmal wochenlang nach ihrem

Kind. Die Kälbchen enthalten nun statt ihrer natürlichen Nahrung ein künstlich hergestelltes Milchaustauschgetränk. Auch ihr weiteres Schicksal gleicht einer Höllenfahrt. Weibliche Kälbchen werden selbst zu Milchkühen gemacht, die männlichen werden im Alter von drei bis vier Monaten zu Kalbfleisch verarbeitet, verbrannt oder zu Tiermehl zermahlen. Die getöteten Kälbchen dienen im Übrigen auch zur Herstellung von Käse, denn aus ihren Mägen wird das Enzym Lab entnommen, das für die Käseherstellung verwendet wird. So isst der Mensch sogar mit dem Käse Teile einer Tierkinderleiche mit – ein Grund, warum der Veganer auch den Käse verschmäht.

Die Kuh, die ihr Kind verloren hat, wird nun zweimal täglich auf äußerst unsensible Weise an die Melkmaschine angeschlossen, damit der Milchfluss nicht versiegt. Schon das Jahr darauf folgt die nächste künstliche Besamung. Die Kuh wird bis zum siebten Monat ihrer Schwangerschaft intensiv gemolken, in den letzten beiden Monaten ist die Milchproduktion unterbrochen, was auch als »Trockenstehzeit« bezeichnet wird. Erblickt das zweite Kälbchen das Licht der Welt, geht dasselbe Spiel von vorne los. Die Tiere leiden durch das ständige Melken an Krankheiten wie Euterentzündungen, Lähmungserscheinungen und Klauen- und Gelenkserkrankungen, wodurch der Einsatz von Antibiotika und anderen Medikamenten notwendig wird (was der Mensch durch das Trinken der Milch natürlich ebenfalls mit aufnimmt). Nach etwa drei Schwangerschaften ist die Kuh psychisch und physisch so ausgelaugt und krank, dass sie ihre Effizienz als Milchmaschine verliert und beim Schlachter endet. Ihr geschundener, mit Medikamenten vollgepumpter Körper landet dann auf dem Teller des Menschen oder im Tierfutternapf.

Erwähnenswert ist außerdem, dass der Großteil der Milchkühe ein Leben lang in ständiger kurzer Anbindehaltung verbringt, wo Hinlegen und Aufstehen die einzigen Bewegungen sind, die die Kette erlaubt. Auch Biomilch ist hier keine Alternative: Zwar erhalten die Kühe biologisches, artgerechtes Futter, zum Teil einen Weidegang im Sommer oder einen direkten Zugang zu einem Laufhof.

Auch ist die prophylaktische Gabe von Medikamenten verboten. Doch auch die Biokühe sind hochgezüchtet und müssen heutzutage eine Milchleistung von bis zu 9.000 Litern pro Jahr erbringen – also ein Vielfaches von dem, was eine Kuh in Freiheit und auf natürlichem Weg geben würde. Die Vorstellung von den glücklichen Kühen, die gemeinsam mit ihren Kälbchen auf der Weide spazieren, kann uns also auch die Bio-Milchwirtschaft nicht erfüllen. Auch hier darf das Kälbchen nur kurze Zeit bei seiner Mutter bleiben. Die gemeinsame Haltung von Kühen mit ihren Kälbern gibt es nur, wenn die Fleischproduktion im Vordergrund steht, und auch da ist sie ein sehr seltener Ausnahmefall. In der Milchwirtschaft gilt sie als unrentabel und wird daher nicht praktiziert. Das heißt, für Milch haben Kühe und ihre Kälber IMMER gelitten.

Das Perfide: All diese Qualen sind für ein Produkt, das für den Menschen nicht einmal gesund ist. Dass immer noch viele Menschen glauben, Milch oder Milchprodukte seien unverzichtbar für unsere Gesundheit, ist der jahrzehntelangen Propaganda der Milchlobby zu »verdanken«. Denn nichts ist weiter von der Wahrheit entfernt. »Es gibt keinen Grund, Kuhmilch in irgendeinem Lebensalter zu trinken. Sie ist für Kälbchen gedacht, nicht für Menschen, und wir sollten alle aufhören, sie zu trinken, noch heute Nachmittag«, sagt Dr. Frank Oski, ehemaliger Direktor der Kinderabteilung an der John Hopkins University (USA).[380] Man muss sich einmal rational überlegen, wobei es sich bei Kuhmilch handelt: die Muttermilch eines Säugetiers, die einzig und allein dazu dienen sollte, das Kalb der Kuh zu versorgen. Stattdessen trinkt der Mensch im Erwachsenenalter oft literweise diese für ihn artfremde Muttermilch, die randvoll mit Wachstumshormonen und Cholesterin ist – für das Kälbchen, das schnell wächst (es muss innerhalb von 47 Tagen sein Gewicht verdoppeln und innerhalb eines Jahres mehrere Hundert Kilo schwer sein), perfekt, für den Menschen alles andere als gesund. Kuhmilch hemmt die Eisenaufnahme und kann die Kalziumausscheidung fördern, was wiederum zu Osteoporose führen kann.

Außerdem steht sie unter Verdacht, Allergien, Hauterkrankungen wie Neurodermitis und Krebserkrankungen zu begünstigen.

Es verwundert auch kaum, dass viele Menschen an einer Laktose (Milchzucker)-Intoleranz leiden. Die Verwendung von Kuhmilch begann in Mitteleuropa vor etwa 6.000 Jahren. Etwa die Hälfte der Weltbevölkerung hat Schwierigkeiten, Milch zu verdauen, und reagiert beim Konsum von Milchprodukten beispielsweise mit akuten Verdauungsbeschwerden wie Bauchschmerzen, Blähungen, Durchfällen oder Erbrechen. Grund: Die Laktase, das Enzym zum Abbau der Laktose, wird bei diesen Menschen nach dem Säuglingsalter nicht mehr synthetisiert. Die vermeintliche Unverträglichkeit von Laktose nach dem Säuglingsalter ist, evolutionär gesehen, der Normalzustand. Es ist also keineswegs eine Krankheit, sondern eine sinnvolle Reaktion des Körpers, die uns darauf hinweist, dass wir weder ein Baby noch ein Kalb sind. Menschen bekommen als Säuglinge die Milch der Mutter und brauchen danach keine mehr. Für einen Erwachsenen ist die Brust keine geeignete Nahrungsquelle mehr, und weder die Kuh noch ein anderes Tier kann als Ersatzmutter herhalten. Es gibt im Übrigen keine andere Spezies auf der Welt, die auf die Idee kommt, Muttermilch einer anderen Tierart zu trinken. Auch wir Menschen würden, wenn wir über eine Weide spazieren, nie auf den Gedanken kommen, zu einer Kuh zu gehen und an ihren Eutern zu nuckeln, um unseren täglichen Eiweiß- und Kalziumhaushalt abzudecken. Der Milchindustrie ist es natürlich wichtig, dass ihre Milch trotz allem in Massen verkauft wird. Als Lösung bietet sie nun auch laktosefreie Milch und Milchprodukte an. Doch es ist fraglich, ob die nicht artgerechte und altersgemäße Nahrung durch ihre massive Bearbeitung zu einem gesunden Lebensmittel für den Menschen werden kann.[381]

Doch auch bei der »normalen« Milch stimmen die Behandlungsmethoden nachdenklich. Denn in unseren Supermärkten bekommen wir keine natürliche Rohmilch angeboten, sondern nur pasteurisierte und homogenisierte Milch. Dadurch wird die Struktur der

Milchbestandteile auf unnatürliche Weise verändert und zahlreiche Enzyme, die für die Aufschließung von Milchprodukten notwendig sind, werden zerstört. Ein Kälbchen, das Milch von der eigenen Mutter in pasteurisierter Form bekommt, stirbt spätestens innerhalb eines halben Jahres, manchmal sogar nach einigen Tagen. Wie kann nun ein und dieselbe Milch einerseits ein Kalb töten, für das diese Milch von Natur aus geschaffen wurde, und andererseits dem Menschen, also einer völlig anderen Art, Gesundheit schenken? Hat sich die Natur geirrt und einen Fehler begangen? Wohl kaum.

Es gibt also mehr als genug Gründe, die gegen die Milch sprechen, und eigentlich keinen einzigen dafür. Wenn es Ihnen komisch vorkommt, wie es sein kann, dass Milch als eines der gesündesten Lebensmittel überhaupt gehandelt wird, dann bedenken Sie diese Tatsache: Die Milchindustrie hat hierzulande die Nahrungsmittelindustrie fest im Griff. Sie bezahlt eine riesige Anzahl von Ernährungsexperten, Ärzten und Forschern dafür, dass sie für Milchprodukte werben – im Jahr 2010 gab sie in Deutschland für das Bewerben von Molkereiprodukten 513,7 Millionen Euro aus. Nur Süßigkeiten werden mit 722,2 Millionen Euro noch stärker beworben.

Zusätzlich gibt es da natürlich noch die schöne, alte Gewohnheit. Aber hier können wir alle, die Angst haben, auf ihren geliebten täglichen Latte Macchiato oder Cappuccino verzichten zu müssen, beruhigen: Es gibt eine Vielzahl leckerer Alternativen. Zum Beispiel Soja-, Dinkel-, Mandel-, Reis- oder Hafermilch. Alle garantiert Tierleid-frei. Und gesund! Kleiner Tipp: Soja- und Mandelmilch lassen sich besonders gut aufschäumen.

108.

Weil es nur ein kleiner Sprung zum Veganer ist – die Sache mit den Eiern

Auch beim Ei handelt es sich – ähnlich wie bei der Milch – nicht nur um ein Lebensmittel, das sehr viel Leid für die Tiere bedeutet, sondern auch um eines, das nicht gerade gesund für den Menschen ist. Beginnen wir mit den Unmengen an Eiern, die wir konsumieren (im Schnitt isst jeder Deutsche 217 Eier pro Jahr). Zunächst einmal: Hühner sind sehr lebensfrohe, neugierige und gesellige Tiere, die in der freien Natur in kleinen Gruppen mit einer sozialen Hierarchie leben und die oft untereinander enge Freundschaften entwickeln. Viele von ihnen bleiben ihr ganzes Leben lang mit demselben Partner zusammen. Wegen ihres im Vergleich zu dem von Säugetieren scheinbar einfacher aufgebauten Gehirns wurde die Intelligenz von Hühnern lange Zeit von den Menschen unterschätzt. Heute ist bekannt, dass die Tiere ein hoch entwickeltes Denkvermögen haben, vorausdenken, voneinander lernen und ihr Wissen gezielt an ihre Nachkommen weitergeben können. Die Kleinen brauchen einige Jahre, bis sie ganz ausgewachsen sind. Dann würden sie natürlicherweise sechs bis zwölf Eier pro Jahr legen – in den Tierfabriken werden von einem Huhn bis zu 300 Eier pro Jahr verlangt. Damit kommen wir zum Grauen, das den Hühnern wegen der menschlichen Lust auf Eier angetan wird. Die wenigsten von ihnen leben in Freilandhaltung (das Bild vom glücklich eierlegenden Huhn, das viele vor Augen haben, gibt es übrigens auch bei Bio-Eiern nicht). Der Großteil wird vielmehr unter schlimmsten Bedingungen in Mastbetrieben gezüchtet und gehalten. Sämtliche Küken werden dort maschinell ausgebrütet und können ihr natürliches Sozialverhalten niemals ausleben. Weibliche Küken werden in Lege- und Masthühner eingeteilt. Männliche Küken hingegen haben in der Legeindustrie kein Lebensrecht, weil sie keine Eier legen können, und auch als Masthähnchen sind sie ungeeignet, weil sie weniger schnell Fett ansetzen als ihre weiblichen Artgenossen und es somit unwirtschaftlich wäre, sie zu mästen. Damit sind wir bei einem der perversesten und unbegreiflichsten Vorgänge der an unbegreiflichen Vorgängen nicht armen Tierindustrie: Die männlichen Küken werden kurze Zeit nach dem Schlüpfen von Menschenhand aussortiert und dann bei lebendigem Leibe geschreddert, vergast oder erstickt. In Deutschland sind das sage und schreibe 40 Millionen Küken jedes Jahr. Sie werden dann zu blutigem Mus verarbeitet, das später als Hunde- oder Katzenfutter verkauft wird.

Ihren weiblichen Artgenossen geht es nicht viel besser. In Deutschland ist seit 2010 zwar konventionelle Käfighaltung verboten. Aber auch die Bodenhaltung bedeutet für die Legehühner eine Qual. Meistens müssen sie ihr Leben in einer riesigen, fensterlosen Halle verbringen, in der die Anzahl der Hennen so groß ist, dass sie kaum mehr Platz haben als in der Käfighaltung. Häufig werden Zehntausende Vögel in nur einen Raum eingesperrt. Laut Gesetz dürfen bis zu sieben Tiere pro Quadratmeter gehalten werden, doch das wird nicht immer eingehalten. Die Tiere haben so kaum eine Möglichkeit, ihre Flügel auszubreiten und herumzulaufen. Keine Gelegenheit zum Nestbau, zum Scharren, Picken und zum Leben-Erforschen. Sie erblicken niemals das Sonnenlicht. Als Futter erhalten sie oft ihre verstorbenen Artgenossen, gemischt mit Tiermehl, Zement, Antibiotika und anderen Medikamenten. Bis zu 20 Stunden pro Tag werden die Legehennen mit künstlichem Licht bestrahlt, damit sie mehr Eier legen. In Folge dieser schrecklichen Umstände weisen die Hühner häufig Verhaltensstörungen auf und beginnen, sich gegenseitig zu bepicken. Um dem vorzubeugen, schneidet man ihnen ohne Betäubung einfach die Schnäbel ab. Nicht jedes Tier überlebt dieses grauenvolle Dasein und stirbt vorzeitig an Stress, Verletzung oder Krankheit. Die, die überleben, landen nach etwa 15 Monaten intensivstem Eierlegen als Suppenhuhn in den Kühlregalen oder im Haustierfutter.

All diese Grausamkeiten für ein Lebensmittel, das für den Menschen absolut nicht notwendig ist. Im Gegenteil: Eier haben einen enorm hohen Cholesteringehalt – 250 Milligramm. Außerdem stammen 64 Prozent der Kalorien eines Eis von Fett. Was den Nährwert von Hühnern angeht, so hängt dieser wesentlich davon ab, wie die Hennen ernährt wurden, ob sie z. B. neben Körnern auch Gras, Insekten und Würmer zu fressen bekommen haben. In den industriellen Legebatterien ist das nie der Fall. Vielmehr erden auch hier sehr häufig Antibiotika (siehe Grund 50: »Weil man keine Antibiotika im Essen hat«) eingesetzt, damit sich unter den Tausenden Tieren keine Krankheiten ausbreiten, und zu fressen bekommen die Tiere, wie oben bereits erwähnt, oft ihre grausam getöteten männlichen Artgenossen. Neben den Nährstoffen, die Eier enthalten – vor allem Eiweiß, das der Körper gut verwerten kann, Vitamin A, D, E und K, B-Vitamine und Mineralstoffe wie Kalzium und Eisen –, wird also eine Menge anderer, ziemlich ekliger Dinge mitgegessen. Die Nährstoffe können allesamt gut auf anderem Wege aufgenommen werden.

Wer jetzt Angst um sein Rührei hat oder denkt, er kann bald nicht mehr backen, der kann beruhigt sein. Statt Rührei gibt es sehr leckeren Rührtofu (Rezepte gibt es in allen einschlägigen veganen Kochbüchern). Auch wenn es um das Ersetzen von Eiern beim Backen geht, ist die Vielfalt an Alternativen erstaunlich groß: Soja-, Lupinen-, Pfeilwurzel-, Johannisbrotkern-, Kartoffel- oder Maisstärkemehl mit etwas Wasser, sowie zerdrückte Bananen oder Apfelmus sorgen für die nötige Bindung oder Lockerung des Teigs. Ich habe erst kürzlich auf einer Geburtstagsfeier den besten Kuchen meines Lebens gegessen – er war vegan.

Vielleicht wird es in nicht allzu ferner Zukunft sogar einen Tier(leid)freien Ei-Ersatz geben, der dem Original in Sachen Geschmack in nichts nachsteht, ihm in Sachen Gesundheit aber weit voraus (mit genauso vielen Vitaminen, aber ohne Cholesterin) ist. Der Amerikaner Joshua Tetrick gründete 2011 mit seinem besten Freund Josh Balk die Firma Creek Foods, die im Herbst 2013 ihr veganes Ei »Beyond Egg« auf den amerikanischen Markt brachte. Bill Gates und zahlreiche andere ebenso reiche wie weitsichtige Menschen sind bereits Feuer und Flamme und investieren viel Geld, die 55,5 Milliarden schwere Eierindustrie hingegen ist alarmiert. Der Interessenverband American Egg Board kauft hektisch Google-Werbung. So kommt es, dass, wer nach Beyond Egg sucht, auf Anzeigen, die für Hühnereier werben, stößt.[382] Jemand, der überzeugt von seinem Tun und seinem Produkt ist, wäre wohl gelassener …

109.
Weil jeder Einzelne einen Unterschied macht

Uns die Zusammenhänge von Fleischkonsum und Tierhaltung und -tötung bewusst zu machen, erfordert ein Ansehen und Erkennen von Verbindungen, das nicht immer bequem ist. Es ist ein Perspektivenwechsel, bei dem man sich trauen muss, aus der Ichbezogenheit rauszugehen und im wahrsten Sinne des Wortes über den Tellerrand hinauszuschauen. Man beginnt dann zu begreifen, dass wir alle miteinander verbunden sind und dass egoistisches Verhalten auf Dauer nicht zu Glück und Zufriedenheit – weder für uns selbst, noch für andere – führen kann. Denn es ist leicht zu sagen: »Es ist doch sowieso genug davon da« oder »Wenn ich das jetzt nicht esse, dann isst es jemand anderes« oder »Das Tier ist doch eh schon tot«. So leicht ist es aber nicht. Denn natürlich kann keiner von uns von heute auf morgen das ganze Leid der Tiere stoppen oder die (Um-)Welt retten – aber jeder kann das tun, was er kann: sich informieren, nicht wegschauen, die Tatsachen, so wie sie sind, begreifen. Um dann eine bewusste Entscheidung beim Einkauf oder bei der Wahl des Gerichts im Restaurant zu treffen.

Dass der Einzelne keinen Unterschied macht, stimmt so auch nicht. Im Gegenteil: Die Produktion von einem Kilo Rindfleisch benötigt rund 15.000 Liter Wasser[383] und 13 Kilo Futterpflanzen. Das bedeutet also eine Einsparung von 1.600 Liter Wasser und 1,5 Kilo Futterpflanzen beim »Verzicht« auf nur eine einzige Portion Rindfleisch. Das heißt, es macht sogar einen Unterschied, wenn der angehende Vegetarier erst einmal an nur einem oder zwei Tagen die Woche ein Fleischgericht gegen ein Veggie-Gericht tauscht. Die Sendung *Odysso* im SWR hat ein spannendes Gedanken-Experiment gemacht: Was würde passieren, wenn jeder Einzelne statt 1.000 Gramm Fleisch (das ist der derzeitige Durchschnitt) nur 200 Gramm pro Woche essen würde. Dabei kommt Erstaunliches heraus: Jeder Deutsche verspeist im Laufe seines Lebens im Durchschnitt 1.094 Tiere. Bei einer Lebenserwartung von 80 Jahren sind das 14 Rinder, Schweine und Hühner pro Jahr. Würden Deutsche ihren Fleischkonsum um 80 Prozent senken, also nur noch 200 statt 1.000 Gramm pro Woche essen, dann müssten 896 Millionen Tiere pro Jahr weniger getötet werden! Bemerkenswert auch, was mit den Agrarflächen passieren würde: Mehr als die Hälfte der 35 Millionen Hektar Fläche, die Deutschland insgesamt hat, wird landwirtschaftlich genutzt. Wenn wir unseren Fleischhunger mit deutschen Flächen stillen wollten, würde die Hälfte davon für Futtermittel gebraucht. Doch das meiste Tierfutter wird derzeit importiert – 4,6 Millionen Tonnen Sojamehl pro Jahr aus Südamerika. Dort beanspruchen wir eine Fläche so groß wie Mecklenburg-Vorpommern. Würden wir unseren Fleischkonsum um 80 Prozent reduzieren, würde nicht nur in Deutschland Platz frei. Allein in Brasilien würden 1,3 Millionen Hektar zurückgewonnen. Das würde den Regenwald und die Artenvielfalt enorm schützen. Auch das Klima würde sehr profitieren: Die Tierställe produzieren mehr Klimagase als sämtliche Auspuffrohre zusammen. Fast 70 Prozent der landwirtschaftlichen Treibhausgasemissionen entstehen durch Viehzucht. Legt man diese Annahmen auf Zahlen des WWF um, dann könnten jährlich allein in Deutschland 18 Millionen Tonnen an Treibhausgasemissionen eingespart werden. Das entspräche umgerechnet über 150 Milliarden Pkw-

Kilometern. Dafür könnten alle deutschen Autobesitzer einmal von Hamburg nach Rom und wieder zurückfahren. Und last but not least würden sich die Schadstoffe, die in den Nahrungskreislauf gelangen, eklatant verringern. Denn aktuell landen pro Jahr über 43.000 Tonnen Pestizide auf deutschen Feldern – schätzungsweise die Hälfte davon für den Anbau von Futtermitteln. In der Schweinezucht werden zusätzlich noch Sexualhormone gespritzt, die im Verdacht stehen, Krebs zu verursachen. Deutsche Tierzüchter gehören außerdem zu den größten Antibiotika-Verbrauchern weltweit. 1.600 Tonnen werden jährlich dem Tierfutter beigemischt. Mit schwerwiegenden Folgen. Es bilden sich immer mehr resistente Bakterien, die für die Gesundheit des Menschen gefährlich sind. Wenn wir nun statt 1.000 nur 200 Gramm Fleisch pro Woche essen, könnten 1.300 Tonnen Antibiotika eingespart werden.[384] Da sage noch einmal jemand, dass EINER keinen Unterschied macht!

Der Wahnsinn, der mit den Tieren veranstaltet wird, wird nur dann kleiner werden oder gar ganz aufhören, wenn die Nachfrage nach (billigem) Fleisch nachlässt – und das hat nur der Konsument in der Hand. Jeder Einzelne, jeden Tag. Von den schönen Nebeneffekten, die jede bewusste Abkehr von Fleisch mit sich bringt, können aber nicht nur die Tiere und die Umwelt profitieren, sondern schon nach kurzer Zeit auch der Einzelne: Denn schon sehr bald wird der größte Fleischliebhaber merken, dass er sich körperlich besser fühlt und das Ganze mit Verzicht nichts zu tun haben muss, sich ihm im Gegenteil völlig neue Genüsse erschließen. Bei den Ressourceneinsparungen, die nur ein einziges Gericht mit sich bringt, mag man sich kaum ausmalen, was passieren könnte, wenn immer mehr Menschen sich entschließen, Fleisch mehr und mehr von ihrem Speiseplan zu streichen.

Genauso lange wie es gedauert hat, bis der Mensch erkannt hat, dass *jeder* Mensch das gleiche Recht auf Leben hat, bleibt zu hoffen, dass irgendwann die Zeit gekommen ist, diese Erkenntnis auch auf unsere Mitgeschöpfe, die Tiere, auszudehnen. Jedes einzelne

Tier ist als Individuum wertvoll und einzigartig – deswegen macht auch jedes Tier, das nicht für den Menschen sterben musste, einen Unterschied. Wer sich einer Änderung, die bei ihm selbst anfängt, verwehrt, steht auf der Seite derer, die unseren Nachkommen eine zerstörte Welt hinterlassen. Stellen Sie sich doch einmal die Frage: Werden meine Kinder und Enkelkinder stolz auf mich sein können, oder werde ich mich schämen müssen, wenn sie später einmal fragen: »Mama/Papa/Oma/Opa, was hast du damals gegen das Verbrechen der Massentierhaltung und gegen die Zerstörung der Umwelt und des Klimas getan?«

110.

Weil Vegetarierdörfer einen Versuch und eine Reise wert sind

So könnte das Vegetarier-Paradies auf Erden aussehen: Ein komplett fleischfreies Dorf, ohne Massentierhaltung und Umweltzerstörung, dafür mit großem ökologischen, gesunden und nachhaltigen Bewusstsein. In der Realität gibt es einen solchen Fleck auf der Erde, nämlich in Israel, genauer gesagt in Amirim. Holocaust-Überlebende gründeten das Dorf 1958, zehn Jahre nach der Staatsgründung Israels. Inmitten beeindruckender Landschaft und mit Blick über die Berge von Galiläa und den See Genezareth leben hier heute 160 Familien – ohne Fleisch und Fisch (viele auch ohne Milch, Eier und Honig), dafür mit viel selbst angebautem Gemüse und Obst.

Doch wen jetzt gleich Auswandererträume befallen: Es ist nicht ganz leicht, Mitglied dieses tierleidfreien Ortes zu werden. Denn als fester und vollwertiger Einwohner gilt nur derjenige, der ein Stück Land in dem Dorf besitzt – und die gibt es inzwischen kaum mehr, und wenn doch, dann kostet es gerne mal bis zu eine Million Dollar. Auch die Aufnahmekriterien sind streng: Bis vor Kurzem mussten sich neue Mitglieder noch einem Handschriftentest unterziehen, ein Experte hat dann aus der Schrift gedeutet, ob der Bewerber ein ehrlicher Vegetarier ist – oder ob er nicht doch ab und zu bei einem Würstchen schwach wird. Wie gut, dass man auch einfach als Tourist nach Amirim kommen kann. Die Bewohner leben von den Besuchern, und so gibt es zahlreiche Bed & Breakfast-Unterkünfte, in denen sogenannte »Zimmerim« vermietet werden. Drahtloses Internet gibt es nicht – die Strahlung ist den Leuten nicht geheuer. Dafür fehlt es ansonsten an keinem Komfort, es gibt Yoga, Shiatsu, Reiki, Reflexzonenmassagen, Akupunktur und, und, und. Außerdem eine Landschaft, die schöner nicht sein könnte. Verschiedene Blogger und (selbst ernannte) Food-Experten zeigten sich allerdings enttäuscht von den Gerichten der vegetarischen Restaurants. So schreibt Bloggerin Katharina Borgerding auf www.eatsmarter. de über eines der berühmtesten Restaurants von Amirim, das Dalia's: »Leider sind diese (die Gerichte, Anm. der Autorin), wie in den meisten anderen Restaurants im Vegetarier-Dorf, nicht außergewöhnlich gut – wie man es eigentlich erwarten würde.« Nicht einmal Tempeh sei auf der Karte zu finden, zeigt sich Borgerding enttäuscht.[385] Kleines Trostpflaster: Dafür kann es einem passieren, dass man Natalie Portman als Tischnachbarin hat. Die vegane und in Jerusalem geborene Hollywood-Schauspielerin kommt nämlich immer wieder zum Ausspannen nach Amirim.[386]

Kein dauerhaft vegetarisch lebendes Dorf, dafür weniger streng und mit Wiederholungs- und Nachahmungs-Potenzial, ist das bayerische Thannhausen. Die kleine Gemeinde südwestlich von Augsburg lebte 2013 in der Fastenzeit 30 Tage lang vegan – zumindest 116 Thannhauser. Und die hatten hauptsächlich das Ziel, abzuspecken. Gestartet hatte die Aktion der örtliche Bioladen, begleitet wurde sie von einem Fernsehteam und dem Vegan-Star Attila Hildmann. Die örtliche Presse resümierte nach etwa der Hälfte des Experiments fast ein wenig überrascht: »Die Teilnehmer fühlen sich fit und gut gelaunt« – und begeht im Untertitel gleich einen bösen

Anfängerfehler, indem sie vom »veganischen Ernährungsexperiment« schreibt.[387] Aber Schwamm drüber! Für ein bayerisches Dorf, das ansonsten fest in Fleischeshand ist, ist die Aktion durchaus eine fortschrittliche Sache. Die übrigens bei einigen Teilnehmern positive Spuren hinterlassen hat: Die Teilnehmer gaben an, entweder ganz bei veganer Ernährung bleiben zu wollen oder ein paar vegane Tage in ihren Speiseplan zu integrieren. Es gibt also durchaus noch Entwicklungspotenzial, aber Luft nach oben ist ja immer gut.

111.
Weil es die Zukunft ist

Vegetarismus ist die Ernährungsform der Zukunft. Das ist spätestens seit *Raumschiff Enterprise* klar. Denn alle Vulkanier und jeder, der sonst was auf sich hält im Sonnensystem, ist Vegetarier. Wenn man dabei noch so mühelos wie Mr. Spock und Captain Kirk in *Star Trek* dreidimensionales Schach spielen kann, deutet das schon ziemlich klar darauf hin, dass Vegetarismus definitiv nicht dem Geist schadet (siehe Grund 44: »Weil sich Vegetarier besonders gut konzentrieren können«).[388]

In der Episode *Portal in die Vergangenheit* erfahren Trekkies, dass alle Vulkanier Veggies sind und warum: Weil sie sich nämlich früher, als sie noch Fleischesser waren, in Kriegen fast vernichtet hätten. Rückblickend schämt sich Spock sogar dafür, dass er Fleisch gegessen und es ihm geschmeckt hat. Die neue, moderne Philosophie der Vulkanier beruht auf Vernunft und Gewaltlosigkeit. Wichtige Regeln: Niemandem Schaden zufügen. Denn: »Dadurch beschleunigt sich der Hitze-Tod des Universums und letztendlich auch dein eigener.« Niemanden ermorden. Denn: »Der Speer im Herzen des anderen ist der Speer in deinem eigenen; du bist er.« Gewaltlos leben. Denn: »Gewalt kehrt zurück. Wer einen anderen ermordet, bringt seine eigene Freude um, für immer. Töte nicht, wenn es sich vermeiden läßt.«[389] Ziemlich schlau, diese Vulkanier.

Aber man muss gar nicht Science-Fiction-Autor sein, um sich eine vegetarische Zukunft vorzustellen. Schon im 19. Jahrhundert, knapp 100 Jahre bevor die *Star Trek*-Geschichten geschrieben wurden, prognostizierte die französische Schriftstellerin George Sand, dass »alles auf unserem Planeten möglich« sein werde, »wenn wir Früchteesser werden und die Fleischesser von der Erde verschwinden«.[390] Auch der US-Schriftsteller Jonathan Safran Foer ist sicher, dass sich das Verhältnis von Gerichten mit Fleisch und jenen ohne Fleisch in den nächsten zehn Jahren auf den Menükarten umkehren wird: »Es wird in der nicht allzu weit entfernten Zukunft eine Zeit geben, in der wir über Fleisch so denken werden wie heute über Zigaretten. Die Leute werden sich ein wenig schämen, wenn sie Fleisch essen, und sich vielleicht ein wenig ekeln.«[391]

Zumindest, wenn man einen Blick in die Fußballstadien dieses Landes wirft, scheint die Prognose richtig zu sein. Denn in den Stadien der 1. und 2. Fußballbundesliga gibt's schon lange nicht mehr nur Bier und Bratwurst. Die Tierrechtsorganisation PETA sucht seit einigen Jahren das Veggie-freundlichste Stadion im Land. Gewinner 2014 wurde die Veltins-Arena in Gelsenkirchen. Zumindest kulinarisch kommt man hier auf jeden Fall auf seine Kosten. Auf der Karte stehen: Kartoffelspiralen, gemischte Salatschale mit italienischem Dressing und Gemüsefrikadelle mit Currysoße. In der 2. Bundesliga spielt der FC St. Pauli kulinarisch ganz weit oben mit. Im Millerntor-Stadion stehen Grünkernfrikadellen, Kartoffeltaschen mit Aubergine und Zucchini, Gemüserollen, Apfel-Karotten-Granatapfel-Salat oder Soja-Joghurt mit Minze auf der Karte.

Auch die wissenschaftlichen Fakten und die Erkenntnisse vieler Studien sprechen dafür, dass eine vegetarische Ernährungsweise – vor allem in den sogenannten Wohlstandsländern – absolut sinnvoll und notwendig ist. Und zwar aus gesundheitlichen, ökologischen, gesellschaftspolitischen und ethischen Gründen. Unsere Energie-

und Trinkwasservorräte sind begrenzt – bei der Herstellung von Fleisch werden allerdings beide Ressourcen ausgiebig verschwendet. Außerdem sorgt eine fleischreiche Ernährung in der »Ersten Welt« für Hunger in ärmeren Ländern, da »unser Fleisch« den Lebensraum und die Ackerfrüchte der Menschen dort verschlingt. Schon heute gibt es in vielen Ländern Auseinandersetzungen um die Nutzungsrechte der vorhandenen Wasservorräte. Zukunftsforscher sehen in dieser Ressourcenbegrenztheit die Ursache für Bürgerkriege. Untersuchungen zeigen, dass Fleischkonsum viele Zivilisationskrankheiten fördert. Hinzu kommen die Hormone und Antibiotika, die über die Tiere ins menschliche System und ins Trinkwasser gelangen. Die Gesundheitskosten erreichen Jahr für Jahr astronomische Rekordsummen, weil die ernährungsbedingten Zivilisationskrankheiten (z. B. Diabetes, Herz-Kreislauf-Erkrankungen, Übergewicht) zunehmen. Auch die Klimabelastung durch die Fleischindustrie ist enorm: Heute werden bei der Fleischproduktion so viele Treibhausgase freigesetzt wie im globalen Verkehrssektor.[392]

Eine Version davon, wie die Welt aussehen könnte, wenn sich nichts ändert, und wir weiter egoistischen Raubbau betreiben, zeigt der Film *Elysium* mit Matt Damon. Die Geschichte spielt im Jahr 2154: Unser blauer Planet ist ausgebeutet und jeder kämpft ums Überleben. Die Reichen haben die Erde verlassen und leben auf einer paradiesischen Raumstation. Dass das keine langfristig funktionierende Lösung sein kann, ist jedem klar. Deshalb ist der Film zwar nicht besonders spannend, stimmt aber umso nachdenklicher. Denn so viel Platz ist da schon heute nicht mehr zwischen unserem Alltag und Science Fiction made in Hollywood. Schon heute verbrauchen 20 Prozent der Menschen 80 Prozent aller Ressourcen.[393] Fast drei Viertel von allem Trinkwasser wird für die Landwirtschaft gebraucht.[394] Aber wenn wir so weiteressen wie bisher, müsste sich die Produktion von Futtermitteln bis 2050 verdoppeln.[395] Selbst, wenn man nicht der Mathe-Überflieger ist, ist klar: Diese Rechnung geht nicht auf.

LITERATURVERZEICHNIS

BÜCHER

Bartolf, Christian (Hrsg.): *Die erste Stufe: Tolstoi, Gandhi und die Ethik der vegetarischen Ernährung: [ein Beitrag zur praktischen Philosophie]*. Gandhi-Informations-Zentrum, 1996.

Béliveau, Richard & Denis Gingras: *Krebszellen mögen keine Himbeeren. Nahrungsmittel gegen Krebs. Das Immunsystem stärken und gezielt vorbeugen*. Goldmann, 2010.

Bohlmann, Friedrich & Marcela Ullmann: *Essen als Medizin. 140 Lebensmittel für mehr Gesundheit*. GU, 2013.

Bolk, Patrick (Hrsg.): *Ab heute vegan. So klappt dein Umstieg. Ein Wegweiser durch den veganen Alltag*. Ventil Verlag, 2013.

Botta, Marianne: *Krebs vorbeugen und therapieren: Wie Ernährung helfen kann. So essen Sie, was Körper und Seele gut tut*. Edition der BILD am SONNTAG, 2013.

Bruns, Annette; Beate Lakotta; Dietmar Pieper (Hrsg.): *Demenz – Was wir darüber wissen, wie wir damit leben*. DVA, 2010.

Campbell, T. Colin & Thomas M. Campbell: *China Study: Die wissenschaftliche Begründung für eine vegane Ernährungsweise*. Systemische Medizin AG, 2011.

Clea: *Veggie – Französisch vegetarisch*. Stiftung Warentest, 2014.

Cronberg, Marsili: *Wie ich verlernte, Tiere zu essen*. Echo-Verlag, Göttingen, 2012.

Dahlke, Ruediger: *Peacefood. Wie der Verzicht auf Fleisch und Milch Körper und Seele heilt*. GU, 2011.

Deutsches Zusatzstoffmuseum (Hrsg.): *Zusatzstoffe von A-Z. Zusammengestellt und bewertet von Udo Pollmer*. Hamburg, 2010.

Deutsche Gesellschaft für Ernährung (Hrsg.): *Referenzwerte für die Nährstoffzufuhr*. Neuer Umschau-Buchverlag, Neustadt a.d. Weinstraße 2008.

Duane, Diane: *Spocks Welt*. Heyne, 1997.

Duve, Karen: *Anständig essen – ein Selbstversuch*. Goldmann, 2012.

Erckenbrecht, Irmela: *Das Wechseljahre-Kochbuch. Gesund essen, gesund bleiben*. pala-Verlag, 2005.

Fleming, Ian: *James Bond – Casino Royale*. Scherz, 1992.

Foer, Jonathan Safran: *Tiere essen*. Fischer Taschenbuch Verlag, 2012.

Geller, Uri: *Die Macht des Geistes*. Allegria-Verlag, 2007.

Grabolle, Andreas: *Kein Fleisch macht glücklich: Mit gutem Gefühl essen und genießen*. Goldmann, 2012.

Gutjahr, Ilse: *Die vitalstoffreiche Vollwertkost nach Dr. M. O. Bruker*. Goldmann, 1992.

Halser, Marlene (Hrsg.): *Go vegan! Warum wir ohne tierische Produkte besser und glücklicher leben*. Riva Verlag, 2013.

Hildmann, Attila: *Vegan for Fit*. Becker Joest Volk Verlag, 2013.

Holst, Susanne & Ulrike Preußinger-Meiser: *Diabetes Typ 1 und 2 – Mit Diabetes leben – Sport, Kinder, Partnerschaft*. Südwest Verlag, 2001.

Joy, Melanie: *Warum wir Hunde lieben, Schweine essen und Kühe anziehen: Karnismus – eine Einführung*. Compassion Media, 2013.

Kaplan, Helmut F.: *Warum Vegetarier?: Grundlagen einer universalen Ethik*. Lang, 1989.

Klaus, Birgit: *Tier zuliebe. Vegetarisch leben – eine Kostprobe*. Diederichs, 2011.

Leitzmann, Claus: *Vegetarismus – Grundlagen, Vorteile, Risiken*. C.H.Beck, 2009.

Leitzmann, Claus & Markus Keller: *Vegetarische Ernährung*. UTB, 2013.

Leon, Donna: *Tierische Profite*. Diogenes, 2013.

Linnemann, Manuela & Claudia Schorcht (Hrsg.): *Vegetarismus. Zur Geschichte und Zukunft einer Lebensweise*. Harald Fischer Verlag, 2001.

Lüscher, Max: Der Lüscher-Test. *Persönlichkeitsbeurteilung durch Farbwahl*. Rowohlt, Reinbek 1971.

Masson, Jeffrey & Susan McCarthy: *Wenn die Tiere weinen*. Rowohlt, Reinbek 1996.

Messinger, Nina: *Du sollst nicht töten! Plädoyer für eine gewaltfreie Ernährung*. Smaragd Verlag, 2012.

Meindertsma, Christien: *PIG 05049*. FLOCKS, 2011.

Meyer, Axel: *Fleisch ade! Was Sie schon immer über Risiken und Nebenwirkungen eingefleischter Essgewohnheiten wissen wollten*. Goldmann, 2001.

Moschinski, Björn: *Vegan kochen für alle*. Südwest-Verlag, München 2011.

Münzing-Ruef, Ingeborg: *Kursbuch gesunde Ernährung. Die Küche als Apotheke der Natur*. Heyne, 2013.

Muths, Christa: *Farbtherapie: Mit Farben heilen – Der sanfte Weg zur Gesundheit*. Heyne, 2000.

Oski, Frank A.: *Don't drink your milk*. Teach Services Inc., 1992.

Patanjali: *Das Yogasutra. Von der Erkenntnis zur Befreiung*. Theseus Verlag, Bielefeld 2006.

Peta (Hrsg.): *Vegan! Einfach lecker und gesund*. Rowohlt, 2014.

Pietrzik, Klaus, Ines Golly & Dieter Loew: *Handbuch Vitamine*. Urban & Fischer, München 2008.

Preece, Rod: *Sins of the flesh: a history of ethical vegetarian thought*. UBC Press, Vancouver 2008.

Risi, Armin & Ronald Zürrer: *Vegetarisch leben. Vorteile einer fleischlosen Ernährung*. Govinda-Verlag, 2012.

Ruge, Nina & Stefan Duve: *Das Geheimnis schöner und gesunder Haut*. Gräfe & Unzer, 2008.

Schocke, Sarah: *Kleine Veganer-Bibel*. Goldmann, 2014.

Singer, Isaac B.: *Feinde, die Geschichte einer Liebe*. dtv, 1985.

Spitz, Jörg: *Superhormon Vitamin D. So aktivieren Sie Ihren Schutzschild gegen chronische Erkrankungen*. Gräfe & Unzer, München 2011.

Straubinger, Hermann: *Übersäuerung. Die besten Tipps für ein harmonisches Säure-Basen-Gleichgewicht Ihres Körpers*. Mankau-Verlag, Murnau 2013.

Strunk, Heinz: *Fleisch ist mein Gemüse*. Rowohlt, 2004.

Tronniker, Tanja: *Happy vegetarisch: genussvoll & unkompliziert*. Herbig, 2006.

ZEITUNGEN & ZEITSCHRIFTEN (PRINT & ONLINE)

Abendzeitung München online: www.abendzeitung-muenchen.de

American Journal of Clinical Nutrition, 70/1999

Augsburger Allgemeine Zeitung: www.augsburger-allgemeine.de

Berliner Woche: www.berliner-woche.de

Brigitte Woman, 8/2012

Deutsches Ärzteblatt online: www.aerzteblatt.de

Deutsche Medizinische Wochenschrift 39/2013

Diabetes Research and Clinical Practice, 87/2010

EatSmarter online: www.eatsmarter.de

Essen & Trinken: www.essen-und-trinken.de

European Journal of Clinical Nutrition, 8/2013

The Financial Times online: www.ft.com

Focus online: www.focus.de

Frankfurter Allgemeine Zeitung online: www.faz.net

GEO online: www.geo.de

greenpeace magazin, 4/2010

The Guardian online: www.guardian.com

Hamburg Magazin: www.hamburg-magazin.de

Journal of the American Dietetic Association, 7/2009

Maxim online: www.maxim.com

Mayo Clinic Proceedings, 86/2011

MeinPaket, 02/2012

Men's Health online: www.menshealth.de

Modern Dog Magazine online: www.moderndogmagazine.com

Myself online: www.myself.de

National Geographic, 1/2014

National Geographic, 5/2011

The New York Times online: www.nytimes.com

Nordkurier online: www.nordkurier.de

People Magazine online: wwww.people.com
Rheinische Post online: www.rp-online.de
Shape online: www.shape.de
Der Spiegel, 47/2001
Der Spiegel, 43/2013
Spiegel Online: www.spiegel.de
Spiegel der Forschung, 3-4/1988
Spiegel der Forschung, 1/2011
Sports Illustrated online: www.sportsillustrated.com
Der Standard online: www.derstandard.at
Stern online: www.stern.de
Süddeutsche Zeitung online: www.sueddeutsche.de
Süddeutsche Zeitung, 26/2014
Taz online: www.taz.de
The Telegraph online: wwww.telegraph.co.uk
Veggie Journal, 1/2014
Die Welt online: www.welt.de
Die Zeit online: www.zeit.de
Zeitschrift für Komplementärmedizin (ZKM), 5/2013
02elf Düsseldorfer Abendblatt: www.02elf.net

WEBSITES

The Academy of Nutrition and Dietetics: www.eatright.org
Albert Schweitzer Stiftung für unsere Mitwelt: albert-schweitzer-stiftung.de
Arbeitsgemeinschaft Zahngesundheit: www.agz-rnk.de
Arte: www.arte.tv
Bayerischer Rundfunk: www.br.de
Bioverlag GmbH: www.naturkost.de
Brot für die Welt: www.fussabdruck.de
Bundesministerium für Ernährung, Landwirtschaft und Verbraucherschutz: www.bmel.de
Bundesministerium für Gesundheit: www.bmg.bund.de
Bundesministerium für Umwelt, Naturschutz, Bau und Reaktorsicherheit: www.bmub.bund.de
Bundeszentrale für politische Bildung: www.bpb.de
Bund für Umwelt und Naturschutz Deutschland: www.bund.net

Cult of Mac Blog: www.cultofmac.com
Deutsche Alzheimergesellschaft e.V.: www.deutsche-alzheimer.de
Deutsche Gesellschaft für Ernährung: www.dge.de
Deutsche Krebshilfe: www.krebshilfe.de
Deutsche Rheuma-Liga Bundesverband e.V.: www.rheuma-liga.de
Deutsches Krebsforschungsinstitut: www.dkfz.de
Deutsches Zentrum für Diabetesforschung: www.dzd-ev.de
Europäische Kommission: ec.europa.eu
Europäische Vegetarier Union: www.euroveg.eu
Food and Agriculture Organization of the United Nations: www.fao.org
Foodwatch: www.foodwatch.org
Gemüsekiste – Portal für den Naturkostlieferservice: www.gemuesekiste.de
The George Washington University: www.facethefactsusa.org
Georg Fischer AG Stiftung Clean Water: www.georgfischer.com
Georg Thieme Verlag KG: www.thieme.de
Gleichklang limited: www.vegan.eu
Hiltl Homepage: www.hiltl.ch
Informationsportal Gesundheitswissen: www.fid-gesundheitswissen.de
Informationszentrum für die Landwirtschaft proplanta: www.proplanta.de
Initiative »Faszination Regenwald«: www.faszination-regenwald.de
Institut für alternative und nachhaltige Ernährung: ifane.org/
Interbrand: www.interbrand.com
International Agency for Research on Cancer: epic.iarc.fr/
International Monetary Fund: www.imf.org
Klassik Stiftung Weimar: www.klassik-stiftung.de
Laufen gegen Leiden: www.laufengegenleiden.de
Max Rubner-Institut: www.mri.bund.de
Netzwerk-Osteoporose e.V.: www.netzwerk-osteoporose.de
PETA: www.peta.de

Physicians Committee for Responsible Medicine: www.pcrm.org
Planet Wissen: www.planet-wissen.de
pro iure animalis: www.pro-iure-animalis.de
Robert Koch Institut: www.rki.de
Sauerland Event GmbH: www.boxen.com
Schweizer Forschungsinstitut für biologischen Landbau (Fibl): www.fibl.org
Schweizerische Vereinigung für Vegetarismus: www.vegetarismus.ch
Sebastian Copien Homepage: www.sebastiancopien.de
SkinIdent AG: www.dr-baumann.com
Statista: www.statista.com
Stiftung Warentest: www.test.de
Südwestrundfunk: www.swr.de
Thomas D Homepage: www.thomasd.net
UNICEF: www.unicef.org
UN United Nations: www.un.org
UN World Food Programme: de.wfp.org
United Nations Conference on Sustainable Development: www.uncsd2012.org/
Universität Bonn, Institut für organischen Landbau: www.iol.uni-bonn.de
Universität Hamburg, Arbeitsgemeinschaft Kriegsursachenforschung: www.wiso.uni-hamburg.de
Universität Hohenheim: www.uni-hohenheim.de
Universität Jena: www.vegetarierstudie.uni-jena.de
Universitätsklinikum Münster: www.klinikum.uni-muenster.de/
Veganz: www.veganz.de
Vegetarier-Blog von Carsten Rau: www.vegetarier.net

Vegetarierbund Deutschland: www. vebu.de
The Vegetarian Butcher: www.vegetarianbutcher.com
Veggie-Expo: www.veggieexpo.de
Veggy-Post-Blog von Guido Barth: veggypost.de
Vegucation Homepage: www.vegucation.eu
Verband für unabhängige Gesundheitsberatung e.V.: www.ugb.de
Verbraucherservice Bayern: www.verbraucherservice-bayern.de
Vereinigung Deutscher Gewässerschutz e.V.: vituelles-wasser.de
WasserStiftung: www.wasserstiftung.de
Weltgesundheitsorganisation (WHO): www.who.int
Weingut & Biohotel Gänz: www.gaenz.com
World Centric: www.worldcentric.org
Worldwatch Institute: www.worldwatch.org
WWF Deutschland: www.wwf.de & www.fleischfrage.wwf.de
Yelp Ireland Ltd.: www.yelp.de
YouTube: www.youtube.com
3sat: www.3sat.de

FILME / DOKUMENTATIONEN / SENDUNGEN

Diverse Sendungen auf youtube.com, RBB, SWR, 3sat, arte, Das Erste, BR, WDR
Dürfen wir Tiere essen?, Arte Edition, puls entertainment, 2013.
Food, Inc. Was essen wir wirklich?, Tiberius Film GmbH, 2010.
Harry & Sally, 20th Century Fox, 2006.
Star Trek IV: Zurück in die Gegenwart, Paramount Home Entertainment, 2013.
Wasser ist Leben, Tiberius Film GmbH, 2012.

AUTORENVERZEICHNIS

Anne Lehwald schrieb die Gründe:
1, 2, 4, 5, 6, 8, 9, 10, 11, 14, 15, 16, 18, 19, 20, 21, 22, 23, 24, 29, 30, 37, 38, 39, 40, 41, 42, 43, 44, 45, 46, 47, 57, 59, 60, 61, 62, 64, 65, 66, 67, 68, 71, 72, 73, 74, 75, 76, 79, 80, 88, 89, 90, 105, 106, 111

Simone Ullmann schrieb die Gründe:
3, 7, 12, 13, 17, 25, 26, 27, 28, 31, 32, 33, 34, 35, 36, 48, 49, 50, 51, 52, 53, 54, 55, 56, 58, 63, 69, 70, 77, 78, 81, 82, 83, 84, 85, 86, 87, 91, 92, 93, 94, 95, 96, 97, 98, 99, 100, 101, 102, 103, 104, 107, 108, 109, 110

ANMERKUNGEN

1 Proplanta – Das Informationszentrum für die Landwirtschaft: »Metzger ernähren sich zunehmend vegetarisch«; auf: www.proplanta.de/Agrar-Nachrichten/ Verbraucher/Metzger-ernaehren-sich-zunehmend-vegetarisch_article1390563056.html; veröffentlicht am 24.1.2014.

2 Vegetarierbund Deutschland: »Anzahl der Vegetarier in Deutschland«; auf: vebu.de/lifestyle/anzahl-der-vegetarierinnen; aufgerufen am 25.3.2014.

3 Zitiert nach Armin Risi & Ronald Zürrer: *Vegetarisch leben. Vorteile einer fleischlosen Ernährung*. Govinda, 2012, S. 9.

4 Vegetarierbund Deutschland: »Bald jeder Dritter Vegetarier?«, auf: www.vebu.de/aktuelles/news/293-bald-jeder-dritte-vegetarier-aktuelle-zahlen-und-fakten; aufgerufen am 25.3.2014.

5 Planet Wissen: »Vegetarier« von Gabi Strobel; auf: www.planet-wissen.de/alltag_gesundheit/essen/vegetarier/index.jsp; aufgerufen am 9.3.2014.

6 Stiftung Warentest: »Französisch vegetarisch kochen«; auf: www.test.de/presse/pressemitteilungen/Veggie-Franzoesisch-vegetarisch-kochen-4678100-0/; aufgerufen am 10.3.2014.

7 Europäische Vegetarier Union; auf: www.euroveg.eu/lang/de/info/howmany.php; aufgerufen am 9.3.2014.

8 »Fleischatlas 2014 – Daten und Fakten über Tiere als Nahrungsmittel«, herausgegeben von Heinrich-Böll-Stiftung, Bund für Umwelt- und Naturschutz Deutschland und Le Monde diplomatique; auf: www.bund.net/fileadmin/bundnet/publikationen/landwirtschaft/140108_bund_landwirtschaft_fleischatlas_2014.pdf

9 Deutsches Ärzteblatt: »Zahl der Vegetarier verdoppelt sich«; auf: www.aerzteblatt.de/nachrichten/55248/Zahl-der-Vegetarier-in-Deutschland-hat-sich-verdoppelt; aufgerufen am 25.3.2014.

10 Universität Hohenheim: »Fleischkonsum in Deutschland«; auf: www.uni-hohenheim.de/news/fleischkonsum-in-deutschland-zahl-der-vegetarier-verdoppelt-sich-genereller-trend-zu-weniger-fleisch; aufgerufen am 25.3.2014.

11 Zitiert nach: Armin Risi & Ronald Zürrer: *Vegetarisch leben. Vorteile einer fleischlosen Ernährung*. Govinda, 2012, S. 9.

12 Zitiert nach: Armin Risi & Ronald Zürrer: *Vegetarisch leben. Vorteile einer fleischlosen Ernährung*. Govinda, 2012, S. 75.

13 Zitiert nach: Armin Risi & Ronald Zürrer: *Vegetarisch leben. Vorteile einer fleischlosen Ernährung*. Govinda, 2012, S. 139.

14 Welt Online: »Naomi Campbell ernährt sich neuerdings vegetarisch«; auf: www.welt.de/newsticker/news2/article125670723/Naomi-Campbell-ernaehrt-sich-neuerdings-vegetarisch.html; eingestellt am 11.3.2014; aufgerufen am 30.5.2014.

15 Siehe: https://www.vebu.de/einstieg/vegetarische-ernaehrungsformen; aufgerufen am 14.7.14.

16 Claus Leitzmann & Markus Keller: *Vegetarische Ernährung*. Verlag Eugen Ulmer, Stuttgart 2013, S. 21f.

17 Frank Joung: »Die meisten denken, dass man nur Salat essen kann«; auf: www.spiegel.de/gesundheit/ernaehrung/rohkost-boris-lauser-ueber-veganes-kochen-ohne-herd-a-908102.html; veröffentlicht am 27.6.2013; aufgerufen am 24.3.2014.

18 Frank Odenthal: »Rohe Revolution«; auf: www.faz.net/aktuell/gesellschaft/genuss/szenetrend-rohkost-rohe-revolution-12156596.html; veröffentlicht am 25.4.2013; aufgerufen am 24.3.2014.

19 Claus Leitzmann in *Planet Wissen* –

Vegetarisch leben; auf: www.youtube.com/watch?v=zA5SpOpA0E0; aufgerufen am 7.4.2014.

[20] Mareike Potjans & Gabi Strobel: »Tipps zur Ernährungsumstellung«; für *Planet Wissen – Vegetarisch leben – weit mehr als nur ein Fleischverzicht*, ausgestrahlt am 23.10.2013; Hintergrundinformation auf: www.planet-wissen.de/alltag_gesundheit/essen/vegetarier/ernaehrungsumstellung.jsp; aufgerufen am 19.4.2014.

[21] Armin Risi & Ronald Zürrer: *Vegetarisch leben. Vorteile einer fleischlosen Ernährung*. Govinda, 2012, S. 41.

[22] Georg Fischer Stiftung Clean Water, auf: www.georgfischer.com/content/gf/com/de/UeberGeorgFischer/stiftung-clean-water.html; aufgerufen am 28.5.2014.

[23] Axel Meyer: *Fleisch ade!*, 2001, S. 31.

[24] Fleischatlas 2014; auf: www.bund.net/fileadmin/bundnet/publikationen/landwirtschaft/140108_bund_landwirtschaft_fleischatlas_2014.pdf

[25] WWF, »Die Fleischfrage«; auf: fleischfrage.wwf.de/worum-gehts/fleisch-klima/; aufgerufen am 28.5.2014.

[26] August Wilhelm Schlegel & Friedrich Schlegel (Hrsg): *Athenaeum*, Verlag Meyer & Jessen, München, 1924, S. 73.

[27] Stand: Januar 2014; auf: www.peta.de/restaurants#.U3HSWijRNmg

[28] http://www.yelp.de/biz/chay-village-berlin-2?hrid=WzjAd6r1ukgIUqQN3dJS5w; aufgerufen am 25.7.2014.

[29] http://www.yelp.de/biz/royal-kebabhaus-m%C3%BCnchen?hrid=XwsUcpLfDCNwihZfQfUD9g; aufgerufen am 25.7.2014.

[30] http://www.yelp.de/biz/restaurant-zest-leipzig?hrid=VL3gE4FCQhw8ZBq2EKtaGA; aufgerufen am 25.7.2014.

[31] http://www.yelp.de/biz/gut-tut-dortmund?hrid=UP6bCIodGsrODzqoMCJ8hw; aufgerufen am 25.7.2014.

[32] Elisabeth Raether: »Vorurteilsfrei Müsli knuspern«; auf: www.zeit.de/2014/11/wochenmarkt-granola-muesli; veröffentlicht am 9.3.2014; aufgerufen am 24.3.2014.

[33] Joss Stone in: Armin Risi & Ronald Zürrer: *Vegetarisch leben. Vorteile einer fleischlosen Ernährung*. Govinda-Verlag, 2012, S. 105.

[34] Friedrich-Schiller-Universität Jena: Ergebnisse der Vegetarierstudie; auf: www.vegetarierstudie.uni-jena.de/; aufgerufen am 15.5.2014.

[35] Jonathan Safran Foer: *Tiere essen*. Fischer Taschenbuch Verlag, 2012, S.18.

[36] Jonathan Safran Foer: *Tiere essen*. Fischer Taschenbuch Verlag, 2012, S.300.

[37] Derik Meinköhn: Vegan selbst versucht – 60 Tage »Vegan for Youth«; auf: www.stern.de/genuss/trends/vegan-selbst-versucht-60-tage-vegan-for-youth-2096063.html; aufgerufen am 20.5.2014.

[38] Rezepte aus: Clea: *Veggie – Französisch vegetarisch*. Stiftung Warentest, 2014; Sarah Schocke: *Kleine Veganer-Bibel*. Goldmann, 2014; PETA Deutschland e.V. (Hrsg.): *Vegan! Einfach lecker und gesund*. Rowohlt, 2014.

[39] Clea: *Veggie – Französisch vegetarisch*. Stiftung Warentest, 2014, S. 67.

[40] Website Sebastian Copien: www.sebastian-copien.de; aufgerufen am 30.5.2014.

[41] Gutjahr, Ilse: *Die vitalstoffreiche Vollwertkost nach Dr. M.O.Bruker*. Goldmann, 1992, S.44.

[42] Vegetarierbund Deutschland: »Vegetarische Ernährung und Zivilisationskrankheiten«; auf: www.vebu.de/gesundheit/praeventionvonkrankheiten; aufgerufen am 14.3.2014.

[43] Deutsches Zentrum für Diabetesforschung DZD: Zahlen; auf: www.dzd-ev.de/diabetes-die-krankheit/zahlen/index.html; aufgerufen am 14.3.2014.

[44] Robert Koch Institut: DEGS Studie zur Gesundheit Erwachsener in Deutschland, 2013: auf: www.degs-studie.de/deutsch/

ergebnisse/degs1.html#c1081; aufgerufen am 14.3.2014.

45 VEBU: Weltvegetariertag – Vegetarisch boomt; auf: www.vebu.de/aktuelles/veranstaltungen/1432-weltvegetariertag-vegetarisch-auf-dem-vormarsch; aufgerufen am 14.3.2014.

46 Claus Leitzmann und Markus Keller: *Vegetarische Ernährung*, 2013.

47 Nina Messinger: *Du sollst nicht töten! Plädoyer für eine gewaltfreie Ernährung.* Smaragd Verlag, 2012, S. 67ff.

48 Ebd.

49 WHO (World Health Organisation): Obesity and overweight. Factsheet N. 311, Mai 2012; www.who.int/mediacentre/factsheets/fs311/en/index.html; aufgerufen am 31.3.14.

50 Claus Leitzmann & Markus Keller: *Vegetarische Ernährung*. Verlag Eugen Ulmer, Stuttgart 2013, 3. Aufl., S. 106ff.

51 Nationale Verzehrstudie des Bundesministeriums für Ernährung, Landwirtschaft und Verbraucherschutz aus dem Jahr 2008. Nachzulesen auf: http://www.was-esse-ich.de/; aufgerufen am 14.7.14.

52 Miesner, Simone: »Information ist der erste Schritt«; auf: http://www.zeit.de/online/2008/05/interview-boeing; veröffentlicht am 31.1.2008.

53 Siehe: http://www.vegetarierstudie.uni-jena.de/; aufgerufen am 14.7.14.

54 Zitiert nach: Armin Risi & Ronald Zürrer: *Vegetarisch leben. Vorteile einer fleischlosen Ernährung.* Govinda, 2012, S.11.

55 Armin Risi & Ronald Zürrer: *Vegetarisch leben. Vorteile einer fleischlosen Ernährung.* Govinda, 2012, S. 11.

56 »Position of the American Dietetic Association: Vegetarian Diets«, in: *Journal of the American Dietetic Association*, Juli 2009, S. 1266ff.

57 Howard Lyman in: T. Colin Campbell & Thomas M. Campbell: *China Study – Die wissenschaftliche Begründung für eine vegane Ernährungsweise.* Verlag Systemische Medizin, Bad Kötzing und München, 2011, Vorwort.

58 *Food, Inc. – Was essen wir wirklich?*, Film von Robert Kenner, Sunfilm Entertainment, 2010.

59 Vegetarierbund Deutschland: vebu.de/lifestyle/anzahl-der-vegetarierinnen; aufgerufen am 4.4.2014.

60 Marianna Bott: *Krebs vorbeugen und therapieren: Wie Ernährung helfen kann.* Ratgeber Edition Bild am Sonntag, 2013.

61 Claus Leitzmann: *Vegetarismus. Grundlagen, Vorteile, Risiken.* C.H.Beck, 2001.

62 Deutsche Krebshilfe: www.krebshilfe.de/wir-informieren/ueber-praevention-frueherk/sonne-und-hautkrebs00.html?L=0; aufgerufen am 23.3.2014.

63 Claus Leitzmann & Rosa Schönhöfer: »Ernährung und Gesundheit von Vegetariern. Die Gießener Vegetarier-Studie«, in: *Spiegel der Forschung 3-4.* 1988, S.16–18.

64 Marianne Botta: *Krebs vorbeugen und therapieren: Wie Ernährung helfen kann.* Ratgeber Edition der Bild am Sonntag, 2013.

65 Markus Keller: »Das präventive und therapeutische Potenzial vegetarischer und veganer Ernährung«, zkm 2013, 5: 47–51.

66 Armin Risi & Ronald Zürrer: *Vegetarisch leben. Vorteile einer fleischlosen Ernährung.* Govinda-Verlag, 2012.

67 Claus Leitzmann: *Vegetarismus. Grundlagen, Vorteile, Risiken.* C.H.Beck, 2009.

68 EPIC Project: Key Findings; auf: epic.iarc.fr/keyfindings.php; aufgerufen am 23.3.2014.

69 Armin Risi & Ronald Zürrer: *Vegetarisch leben. Vorteile einer fleischlosen Ernährung.* Govinda, 2012.

70 Deutsches Krebsforschungsinstitut: »Vegetarierstudie: Ein bisschen Fleisch schadet nicht, wenn man sonst gesund lebt«; auf: www.dkfz.de/de/presse/pressemitteilungen/2005/dkfz_pm_05_26.php; veröffentlicht am 6.6.2005; aufgerufen am 21.2.2014.

[71] Deutsches Zentrum für Diabetesforschung: Zahlen; auf: www.dzd-ev.de/themen/diabetes-die-krankheit/zahlen/index.html; aufgerufen am 19.3.2014.

[72] Genau 439 Millionen. In: Shaw J.E. et al.: »Global estimates of the prevalence of diabetes for 2010 and 2030«, in: *Diabetes Research and Clinical Practice* 2010, 87: 4–14.

[73] Claus Leitzmann: *Vegetarismus. Grundlagen, Vorteile, Risiken.* C.H.Beck, 2009.

[74] Susanne Holst & Ulrike Preußiger-Meiser: *Diabetes Typ 1 und 2.* Südwest Verlag, 2001.

[75] Deutsches Zentrum für Diabetesforschung: »Diabetes vorbeugen«; auf: www.dzd-ev.de/diabetes-die-krankheit/diabetes-vorbeugen/index.html; aufgerufen am 19.3.2014.

[76] »Diabetesrisiko: Rotes Fleisch ist so schädlich wie Wurst«; auf: www.focus.de/gesundheit/ernaehrung/news/diabetesrisiko-rotes-fleisch-ist-so-schaedlich-wie-wurst_aid_654515.html; veröffentlicht am 11.8.2011; aufgerufen am 14.3.2014.

[77] Markus Keller: »Das präventive und therapeutische Potenzial vegetarischer und veganer Ernährung«, in: *zkm Zeitschrift für Komplementärmedizin*, 2013, 5: S. 47–51.

[78] Birgit Henrich: »So senken Sie Ihr Zuckerrisiko – Limo, Wurst und Weißbrot begünstigen den Diabetes«; auf: www.focus.de/gesundheit/ratgeber/diabetes/geringeres-diabetes-risiko-ohne-limo-wurst-und-weissbrot-kein-diabetes_id_3455368.html; veröffentlicht am 5.12.2013; aufgerufen am 14.3.2014.

[79] Markus Keller: »Vegetarische Ernährung«; in: 4 Fachleute – 4 Behandlungsmethoden. Ernährungsstrategien bei Diabetes Typ 2; *zkm Zeitschrift für Komplementärmedizin*, 2013, 3: 42–43.

[80] Susanne Holst & Ulrike Preußinger-Meiser: *Diabetes Typ 1 und 2.* Südwest, 2001.

[81] »Warum Allergien zunehmen«, Interview mit dem Allergologen Prof. Carsten Schmidt-Weber; auf: www.planet-wissen.de/alltag_gesundheit/krankheiten/allergien/interview_schmidt-weber.jsp), Stand 17.3.2014, aufgerufen am 9.5.2014.

[82] »Allergien und Umweltgifte«, auf www.planet-wissen.de/alltag_gesundheit/krankheiten/allergien/umweltgifte.jsp, Stand 8.2.2012, aufgerufen am 9.5.2014.

[83] »Wie die Ernährung den Darm verändert«; auf: http://www.aerzteblatt.de/nachrichten/42212/Wie-die-Ernaehrung-den-Darm-veraendert, aufgerufen am 14.7.14.

[84] Maria Gerber: »Bohnen und Linsen schützen vor Allergien«; auf: Welt Online, 3.8.2010, www.welt.de/welt_print/wissen/article8788428/Bohnen-und-Linsen-schuetzen-vor-Allergien.html; aufgerufen am 9.5.2014.

[85] Deutsche Alzheimer Gesellschaft e.V.: Zahlen zur Häufigkeit von Demenzerkrankungen; auf: www.deutsche-alzheimer.de/ueber-uns/presse/artikelansicht/artikel/deutsche-alzheimer-gesellschaft-veroeffentlicht-neue-zahlen-zur-haeufigkeit-von-demenzerkrankungen.html; veröffentlicht am 4.9.2012; aufgerufen am 25.3.2014.

[86] Martin U. Müller: »Es gibt viele besorgte Gesunde«; in: *Demenz – Was wir darüber wissen, wie wir damit leben.* (Hrsg. A. Bruhns, B. Lakotta, D. Pieper), DVA, 2013.

[87] Universitätsklinikum Münster: Mediterrane Ernährung; auf: klinikum.uni-muenster.de/fileadmin/ukminternet/daten/kliniken/medd/07_Ambulanzen/04_Mediterrane_Ernaehrung.pdf; aufgerufen am 25.3.2014.

[88] Claus Leitzmann & Markus Keller: Vegetarische Ernährung, UTB, 2013, S. 181.

[89] Deutsche Alzheimer Gesellschaft e.V.: »Vorbeugung gegen Demenz – Mehr als

[90] Rundfunk Berlin Brandenburg: *Ein Leben lang jung – Können wir unser Gehirn gesund halten?*, ein Film von Angelika Wörthmüller; ausgestrahlt am 10.3.2014; auf: www.rbb-online.de/doku/e/ein-leben-lang-jung.html; aufgerufen am 25.3.2014.

[91] Claus Leitzmann & Markus Keller: *Vegetarische Ernährung*. UTB, 2013, S. 244ff.

[92] Rundfunk Berlin Brandenburg: *Ein Leben lang jung – Können wir unser Gehirn gesund halten?*, ein Film von Film von Angelika Wörthmüller; ausgestrahlt am 10.3.2014; auf: www.rbb-online.de/doku/e/ein-leben-lang-jung.html; aufgerufen am 25.3.2014.

[93] Rainer Stange: »Prävention und Therapie demenzieller Erkrankungen mit Ernährung?«, in: *zkm Zeitschrift für Komplementärmedizin*, 2012, 1; S. 12–17.

[94] Rundfunk Berlin Brandenburg: *Ein Leben lang jung – Können wir unser Gehirn gesund halten?*, ein Film von Angelika Wörthmüller; ausgestrahlt am 10.3.2014; auf: www.rbb-online.de/doku/e/ein-leben-lang-jung.html; aufgerufen am 25.3.2014.

[95] SkinIdent AG: »Die Ernährung als Haut- und Gesundheitspflege aus ärztlicher Sicht« von Ernst Walter Henrich; auf: www.dr-baumann.com/de/dr-baumann-skinident/wissenswertes/themeninfos-hautpflege/die-ernaehrung-als-haut-und-gesundheitspflege/; aufgerufen am 13.3.2014.

[96] Georg Thieme Verlag KG: www.thieme.de/de/presse/ernst-walter-henrich-lebenslauf-29238.htm; aufgerufen am 13.3.2014.

[97] Nina Ruge & Stefan Duve: *Das Geheimnis gesunder und schöner Haut*. Gräfe und Unzer, München 2008.

[98] EatSmarter!: »Die 10 besten Lebensmittel für schöne Haut«; auf: eatsmarter.de/ernaehrung/news/10-besten-lebensmittel-fuer-schoene-haut; aufgerufen am 13.3.2014.

[99] Ingeborg Münzing-Ruef: *Kursbuch gesunde Ernährung. Die Küche als Apotheke der Natur*. Heyne, 2013.

[100] Auch Vitamin H(aar) genannt.

[101] Regina Albers et al.: »Hautsache schön«; in *Focus*, 19/2012, S. 95.

[102] Nina Ruge & Stefan Duve: *Das Geheimnis gesunder und schöner Haut*. Gräfer und Unzer, München 2008.

[103] *Ärzteblatt*: »Honig oder Acyclovir bei Herpes simplex?«; auf: www.aerzteblatt.de/archiv/47099/Honig-oder-Acyclovir-bei-Herpes-simplex; aufgerufen am 13.3.2014.

[104] Physicians Committee for Responsible Medicine: Foods That Fight Menstrual Pain; auf: www.pcrm.org/search/?cid=1419; aufgerufen am 28.5.2014.

[105] Tanja Tronniker: *Happy vegetarisch*, Herbig, 2006, S.18.

[106] Monika Murphy-Witt: »Mit der richtigen Ernährung besser durch die Wechseljahre«, in: *BRIGITTE Women*, Heft 8/2012; auf: woman.brigitte.de/gesundheit/gesund-bleiben/wechseljahre-ernaehrung-1135148/; aufgerufen am 28.5.2014 .

[107] Irmela Erckenbrecht: *Das Wechseljahre-Kochbuch. Gesund essen, gesund bleiben*. pala-Verlag, 2005, S. 10.

[108] Claus Leitzmann & Markus Keller: *Vegetarische Ernährung*. UTB, 2013, S. 120ff.

[109] *Ärztezeitung*: »Vegetarier haben niedrigeren Blutdruck«; auf: www.aerztezeitung.de/news/article/855947/japanische-metaanalyse-vegetarier-niedrigeren-blutdruck.html; veröffentlicht am 26.2.2014; aufgerufen am 28.5.2014.

[110] Markus Keller (Mitarbeit: Franka

111 Armin Risi & Ronald Zürrer: *Vegetarisch leben. Vorteile einer fleischlosen Ernährung*. Govinda-Verlag, 2012.

112 Markus Keller (Mitarbeit: Franka Schmidt): »Rheumatoide Arthritis«; auf: vebu.de/gesundheit/praeventionvonkrankheiten/rheumatoidearthritis; aufgerufen am 13.5.2014.

113 Ingeborg Münzing-Ruef: *Kursbuch gesunde Ernährung. Die Küche als Apotheke der Natur*. Heyne, 2000.

114 Barbara Missler-Karger: »Gibt es eine Rheumadiät?«, in: *mobil* 4/2013; auf: www.rheuma-liga.de/hilfe-bei-rheuma/krankheitsbilder/leben-mit-rheuma/ernaehrung/rheuma-diaet/; aufgerufen am 13.5.2014.

115 European Journal of Clinical Nutrition: »Periodontal conditions in vegetarians: a clinical study« von I. Staufenbiel et al., August 2013, S. 836–840; Abstract auf: www.ncbi.nlm.nih.gov/pubmed/23714722; aufgerufen am 27.3.2014.

116 Arbeitsgemeinschaft Zahngesundheit: »Zahngesundheit und vegetarische Ernährung«; auf: www.agz-rnk.de/agz/content/2/aktuelles/akt_00125.php?dspm=b; veröffentlicht am 12.6.2004; aufgerufen am 27.3.2014.

117 Informationsportal Gesundheitswissen: »Zahngesundheit: Vegetarische Ernährung gefährdet Zähne«; auf: www.fid-gesundheitswissen.de/zahnmedizin/zahngesundheit/zahngesundheit-vegetarische-ernaehrung-gefaehrdet-zaehne/; aufgerufen am 27.3.2014.

118 T. Colin Campbell & Thomas M. Campbell: *China Study – Die wissenschaftliche Begründung für eine vegane Ernährungsweise*. Verlag Systemische Medizin, Bad Kötzing und München, 2011. S. 122.

119 Kana Inagaki: »Fast Food statt Sushi«, veröffentlicht am 6.3.2006; auf: www.stern.de/wissen/ernaehrung/japanische-esskultur-fast-food-statt-sushi-557193.html; aufgerufen am 19.5.2014.

120 T. Colin Campbell & Thomas M. Campbell: *China Study – Die wissenschaftliche Begründung für eine vegane Ernährungsweise*. Verlag Systemische Medizin, Bad Kötzing und München, 2011. S. 117.

121 *Ärzteblatt*: »Verzehr von rotem Fleisch erhöht Sterberisiko«, veröffentlicht am 13.3.2012; auf: www.aerzteblatt.de/nachrichten/49489/Verzehr-von-rotem-Fleisch-erhoeht-Sterberisiko; aufgerufen am 19.5.2014.

122 »Fleisch in der Ernährung: Der Tod mag Wurst«, veröffentlicht am 7.03.2013; auf: www.spiegel.de/gesundheit/ernaehrung/frueher-tod-verarbeitetes-fleisch-schadet-offenbar-der-gesundheit-a-887454.html; aufgerufen am 19.5.2014.

123 T. Colin Campbell & Thomas M. Campbell: *China Study – Die wissenschaftliche Begründung für eine vegane Ernährungsweise*. Verlag Systemische Medizin, Bad Kötzing und München, 2011. S. 127.

124 Nina Weber: »Forscher rütteln am ›5 am Tag‹-Dogma«; eingestellt am 31.3.2014 auf: www.spiegel.de/gesundheit/ernaehrung/obst-und-gemuese-in-der-ernaehrung-kritik-am-5-am-tag-dogma-a-961273.html; aufgerufen am 1.4.2014.

125 Claus Leitzmann & Markus Keller: *Vegetarische Ernährung*. Verlag Eugen Ulmer, Stuttgart 2013, 3. Aufl., S. 204ff.

126 Nina Weber: »Obst und Gemüse: Forscher rütteln am ›5 am Tag‹-Dogma«; auf: Spiegel Online, 31.3.2014, www.spiegel.de/gesundheit/ernaehrung/obst-und-gemuese-in-der-ernaehrung-kritik-

[127] Patrik Baboumian: »Der stärkste Pflanzenfresser Deutschlands«, in: Halser, Marlene (Hrsg.): *Go vegan! Warum wir ohne tierische Produkte glücklicher und besser leben.* Riva Verlag, München 2013, S. 61ff.

[128] Ebd.

[129] Attila Hildmann: *Vegan for Fit.* Becker Joest Volk Verlag, 2013.

[130] Mehr auf www.laufengegenleiden.de

[131] Armin Risi & Ronald Zürrer: *Vegetarisch leben. Vorteile einer fleischlosen Ernährung.* Govinda Verlag, April 2012.

[132] So z. B. die Adventist Health Study.

[133] So z. B. die Oxford Vegetarian Study und die Vegetarierstudie des Deutschen Krebsforschungszentrums Heidelberg.

[134] Hermann Straubinger: *Übersäuerung. Die besten Tipps für ein harmonisches Säure-Basen-Gleichgewicht Ihres Körpers.* Mankau Verlag, Murnau, 2013.

[135] Studien mit VegetarierInnen; auf: www.vegetarier.net/allgemeine-informationen/studien-mit-vegetarierinnen; aufgerufen am 23.3.2014

[136] *Planet Wissen*: »Vegetarisch leben – Verzicht oder gesunder Genuss«; ausgestrahlt am 27.2.2008: verfügbar auf: www.youtube.com/watch?v=zA5SpOpA0E0; aufgerufen am 21.2.2014.

[137] *Nano*, Sendung vom 8.4.2010: »Vegetarier leben länger«; auf; www.3sat.de/mediathek/?mode=play&obj=17975; aufgerufen am 23.3.2014.

[138] Deutsche Gesellschaft für Ernährung: »Flexitarier: Die flexiblen Vegetarier«; auf: www.dge.de/modules.php?name=News&file=article&sid=1332; aufgerufen am 23.3.2014.

[139] *Planet Wissen*: »Vegetarisch leben – Verzicht oder gesunder Genuss«; ausgestrahlt am 27.2.2008: verfügbar auf: www.youtube.com/watch?v=zA5SpOpA0E0; aufgerufen am 21.2.2014.

[140] *Nano*, Sendung vom 8.4.2010: »Vegetarier leben länger«; auf; www.3sat.de/mediathek/?mode=play&obj=17975; aufgerufen am 23.3.2014.

[141] Universität Hohenheim: »Fleischkonsum in Deutschland: Zahl der Vegetarier verdoppelt sich / genereller Trend zu weniger Fleisch«; veröffentlicht am 22.7.2013; auf: www.uni-hohenheim.de/news/fleischkonsum-in-deutschland-zahl-der-vegetarier-verdoppelt-sich-genereller-trend-zu-weniger-fleisch

[142] Claus Leitzmann: »Endlich belastbare Daten: Vegetarismus senkt Mortalität«; in: *Deutsche Medizinische Wochenschrift*, 2013; 138, Nr. 39.

[143] The George Washington University: »Face the Facts«; auf: www.facethefactsusa.org/facts/americans-living-longer; aufgerufen am 23.3.2014.

[144] *The New York Times*: www.nytimes.com/1998/03/14/arts/beatrice-wood-105-potter-and-mama-of-dada-is-dead.html; aufgerufen am 23.3.2014.

[145] Claus Leitzmann & Rosa Schönhöfer: »Ernährung und Gesundheit von Vegetariern. Die Gießener Vegetarier-Studie«; in: *Spiegel der Forschung 3-4*, 1988, S. 16–18.

[146] *Planet Wissen*: »Vegetarisch leben – Verzicht oder gesunder Genuss«; ausgestrahlt am 27.2.2008: verfügbar auf: www.youtube.com/watch?v=zA5SpOpA0E0; aufgerufen am 21.2.2014.

[147] Claus Leitzmann & Markus Keller: *Vegetarische Ernährung*, UTB, 2013, S. 20.

[148] *Frankfurter Allgemeine Zeitung*: »Sensibel, klug – und ausgegrenzt?« von Christina Hucklenbroich; veröffentlicht am 22.12.2012; auf: www.faz.net/aktuell/feuilleton/forschung-und-lehre/vegetarier-sensibel-klug-und-ausgegrenzt-11998071-p2.html; aufgerufen am 24.3.2014.

149 Claus Leitzmann & Markus Keller: *Vegetarische Ernährung*. Verlag Eugen Ulmer, Stuttgart 2013. 3. Aufl., S. 37f.

150 Melanie Joy: *Warum wir Hunde lieben, Schweine essen und Kühe anziehen. Karnismus – Eine Einführung*. compassion media, Münster 2013, S. 123.

151 vebu.de/gesundheit/naehrstoffe/eisen

152 Thomas D. Thacher et al.: »Vitamin D insufficiency«, Mayo Clinic Proceedings 86 (1), 2011.

153 Jörg Spitz: *Superhormon Vitamin D. So aktivieren Sie Ihren Schutzschild gegen chronische Erkrankungen*. GU, München 2011, S. 10.

154 Claus Leitzmann & Markus Keller: *Vegetarische Ernährung*. Verlag Eugen Ulmer, Stuttgart 2013, 3. Aufl., S. 234f.

155 Klaus Pietrzik, Ines Golly & Dieter Loew: *Handbuch Vitamine*. Urban & Fischer, München 2008.

156 Deutsche Gesellschaft für Ernährung (Hrsg): *Referenzwerte für die Nährstoffzufuhr*. Neuer Umschau Buchverlag, Neustadt a. d. Weinstraße, 2008.

157 Nina Messinger: *Du sollst nicht töten! Plädoyer für eine gewaltfreie Ernährung*. Smaragd Verlag, 2012, S. 28ff.

158 T. Colin Campbell & Thomas M. Campbell: *China Study. Die wissenschaftliche Begründung für eine vegane Ernährungsweise*. Systemische Medizin, 2011.

159 Claus Leitzmann, Claus & Markus Keller: *Vegetarische Ernährung*. Verlag Eugen Ulmer, Stuttgart 2013. 3. Aufl., S. 273.

160 Vgl.: www.netzwerk-osteoporose.de und www.peta.de/osteoporose#.U2IFbigVhlk; aufgerufen am 1.5.2014.

161 Claus Leitzmann & Markus Keller: *Vegetarische Ernährung*. Verlag Eugen Ulmer, Stuttgart 2013, 3. Aufl., S. 170ff.

162 D.E. Sellmeyer, K.L. Stone et al.: »A high ratio of dietary animal to vegetable protein increases the rate of bone loss and the risk of fracture in postmenopausal women«, in: *American Journal of Clinical Nutrition*, 73, 2001, S. 118ff.

163 Siehe: http://ajcn.nutrition.org/content/73/1/118.full.pdf+html?sid=81ac1cec-39fc-401d-bf2b-0584265ee525

164 Vegetarierbund Deutschland: Bezugsquellen; auf: vebu.de/lifestyle/essen-atrinken/bezugsquellen/lebensmittel/umkreissuche?layout=list&catid=8; aufgerufen am 14.3.2014.

165 Proplanta – Das Informationszentrum für die Landwirtschaft: »Metzger ernähren sich zunehmend vegetarisch«; auf: www.proplanta.de/Agrar-Nachrichten/Verbraucher/Metzger-ernaehren-sich-zunehmend-vegetarisch_article1390563056.html; veröffentlicht am 24.1.2014.

166 Mehr Infos: www.veggieexpo.de/#/deine-welt-sagt-danke/; aufgerufen am 14.3.2014.

167 Michael Stepper: »Der Robin Hood der Popmusikanten«, auf: www.focus.de/kultur/musik/u2-frontmann-bono-der-robin-hood-der-popmusikanten_aid_506775.html, veröffentlicht am 10.5.2010.

168 Susan Kauffmann: »Actress Pamela Anderson As Activist«, auf: moderndogmagazine.com/articles/actress-pamela-anderson-activist/258; aufgerufen am 20.5.2014.

169 dpa-Meldung vom 28.5.2013; auf: www.focus.de/panorama/boulevard/leute-vegetarierin-donna-leon-isst-aushoeflichkeit-fleisch_aid_1000310.html ; aufgerufen am 19.5.2014.

170 Donna Leon: *Tierische Profite*. Diogenes, 2013, S. 174 und 176.

171 Sean Macaulay: Woody Harrelson: »I've always been healthy. Except for my vices«; auf: www.telegraph.co.uk/culture/film/10428577/Woody-Harrelson-Ive-always-been-healthy.-Except-for-my-vices.html; am 18.11.2013; aufgerufen am 19.5.2014.

172 Peta: »Leona Lewis and Anthony Kiedis Voted World's Sexiest Vegetarian Celebrities of 2008«; auf: www.peta.org/features/sexiest-celebrity-vegetarian-alive/; aufgerufen am 20.5.2014.

173 Maxim.com: »An Interview with Anthony Kiedis of the Red Hot Chili Peppers«; auf: www.maxim.com/music/interview-with-anthony-kiedis-of-the-red-hot-chili-peppers; veröffentlicht am 30.8.2011; aufgerufen am 19.5.2014.

174 U. a. Vegetarierstudie der Friedrich-Schiller-Universität Jena: www.vegetarierstudie.uni-jena.de/; aufgerufen am 20.5.2014.

175 Armin Risi & Ronald Zürrer: *Vegetarisch leben. Vorteile einer fleischlosen Ernährung.* Govinda-Verlag, Zürich, 2012.

176 Joanna Powell: »Pierce Brosnan«; auf: www.people.com/people/archive/article/0,,20135824,00.html; veröffentlicht am 26.11.2001; aufgerufen am 13.3.2014.

177 F. von Kempis: »James Bond ist überflüssig geworden«; veröffentlicht am 17.5.2010; auf: www.sueddeutsche.de/leben/2.220/roger-moore-james-bond-ist-ueberfluessig-geworden-1.448206; aufgerufen am 13.3.2014.

178 Der Spiegel: »Pannen unerwünscht«; vom 30.9.1985; auf: www.spiegel.de/spiegel/print/d-13517186.html; aufgerufen am 13.3.2014.

179 Ian Fleming: *James Bond – Casino Royale*, Scherz, 1992, S. 45–46.

180 Armin Risi & Ronald Zürrer: *Vegetarisch leben. Vorteile einer fleischlosen Ernährung.* Govinda-Verlag, Zürich 2012.

181 Thorsten Riedl: »Genie mit dunklen Seiten«; auf: www.sueddeutsche.de/digital/2.220/steve-jobs-biografie-erscheint-in-den-usa-zwischen-genialitaet-und-groessenwahn-1.1172183; veröffentlicht am 25.10.2011; aufgerufen am 3.3.2014.

182 Cult of Mac: »Steve Jobs Finally Reveals Where The Name ›Apple‹ Came From« von Leander Kahney; auf: www.cultofmac.com/125063/steve-jobs-finally-reveals-where-the-name-apple-came-from/; aufgerufen am 3.3.2014.

183 Arte: »Steve Jobs: Apple verliert seinen Schöpfer«; auf: www.arte.tv/de/steve-jobs-apple-verliert-seinen-schoepfer/4187100,CmC=4186622.html; veröffentlicht am 6.10.2011; aufgerufen am 3.3.2014.

184 Interbrand: Best Global Brands 2013: www.interbrand.com/en/best-global-brands/2013/Best-Global-Brands-2013-Brand-View.aspx; aufgerufen am 3.3.2014.

185 Friedrich Bohlmann & Marcela Ullmann: *Essen als Medizin*, GU, 2013

186 Spiegel Online: »Kampf gegen die Krankheit: Jobs bereute alternative Krebstherapie«, auf: www.spiegel.de/panorama/leute/kampf-gegen-die-krankheit-jobs-bereute-alternative-krebstherapie-a-793140.html; aufgerufen am 3.3.2014.

187 Ben Child: »Ashton Kutcher landed in hospital after following Steve Job's frutarian diet«; auf: www.theguardian.com/film/2013/jan/28/ashton-kutcher-hospital-steve-jobs-diet/print; aufgerufen am 3.3.2014.

188 Peta: »In Gedenken an Steve Jobs – Legendärer IT-Visionär und mitfühlender Tierfreund«; auf: www.peta.de/in-gedenken-an-steve-jobs-legendaerer-it-visionaer-und-mitfuehlender-tierfreund#.UxSy6IXi_d5; aufgerufen am 3.3.2014.

189 Armin Risi & Ronald Zürrer: *Vegetarisch leben. Vorteile einer fleischlosen Ernährung.* Govinda-Verlag, 2012.

190 Veggy-Post-Blog von Guido Barth: »Uri Geller: Das Geheimnis meiner Kräfte«; auf: veggy-post.de/uri-geller-geheimnis-meiner-kraefte/; aufgerufen am 19.3.2014.

191 Ebd.

192 Uri Geller: *Die Macht des Geistes: Nutzen*

[193] *Sie Uri Gellers Einsichten in die geheimen Kräfte des Menschen für Wohlstand, Gesundheit und Glück.* Allegria, 2007.
[193] Ebd.
[194] Ebd.
[195] Peta: Interview mit Morrissey, auf: www.peta2.com/heroes/morrissey-interview/; aufgerufen am 6.5.2014.
[196] Homepage von Thomas D: www.thomasd.net/cms/front_content.php?idart=118; aufgerufen am 6.5.2014.
[197] Michael Pilz: »Angela Merkel lässt mich ruhig schlafen«; auf: www.welt.de/kultur/pop/article117140968/Angela-Merkel-laesst-mich-ruhig-schlafen.html; aufgerufen am 6.5.2014.
[198] Antje Wewer: »So einfach ist das nicht«; auf: www.stern.de/kultur/film/joaquin-phoenix-so-einfach-ist-das-nicht-553800.html; aufgerufen am 6.5.2014.
[199] Gunnar Meinhardt: »Ich war mit dem Teufel in der Hölle unterwegs«, Welt am Sonntag, 1.1.2012; auf: www.welt.de/sport/article13790508/Ich-war-mit-dem-Teufel-in-der-Hoelle-unterwegs.html; aufgerufen am 18.5.2014.
[200] Maik Großekathöfer: »Ich hasse mich«, in: *Der Spiegel*, 2.1.2012; auf: www.spiegel.de/spiegel/print/d-83422532.html; aufgerufen am 18.5.2014.
[201] Gilbert Rogin: »A Win For Art And Broccoli«, in: *Sports Illustrated*, 14. 5. 1962; auf: www.sportsillustrated.com/vault/article/magazine/MAG1073787/index.htm; aufgerufen am 18.5.2014.
[202] Sauerland Event GmbH: www.boxen.com/super-six/boxer-super-six/allan-green.html; aufgerufen am 18.5.2014.
[203] William Nack: »Nothing But Lumps«, *Sports Illustrated*, 31.10.1988; auf: sportsillustrated.asia/vault/article/magazine/MAG1067942/2/index.htm; aufgerufen am 18.5.2014.
[204] Guido Barth: »›Lucky Vegetarian‹ boxt sich zur Deutschen Meisterschaft«; auf: veggy-post.de/lucky-vegetarian-boxt-sich-wiederholt-zur-deutschen-meisterschaft/; aufgerufen am 18.5.2014.
[205] Martin Sandbu: »Lunch with the FT: Magnus Carlsen«; in: *Financial Times*; am 7.12.2012; auf: www.ft.com/cms/s/2/2164608e-3ed2-11e2-87bc-00144feabdc0.html#axzz324PCDEky; aufgerufen am 17.5.2014.
[206] Nicole Reese: »Brainfood: Power für Kopf und Körper«; auf: www.essen-und-trinken.de/brainfood/brainfood-power-fuer-kopf-und-koerper-1016196.html#; aufgerufen am 17.5.2014.
[207] Hartmut Metz: »Blut muss fließen«; in: *taz*, 24.9.2004; auf: www.taz.de/1/archiv/archiv/?dig=2004/09/24/a0191; aufgerufen am 17.5.2014.
[208] Hajo Schumacher: »Kirschwasser am Brett«; *Der Spiegel*, 24.11.1997; auf: www.spiegel.de/spiegel/print/d-8830697.html; aufgerufen am 17.5.2014.
[209] Alle Zitate, wenn nicht anders gekennzeichnet, nach: Armin Risi & Ronald Zürrer: *Vegetarisch leben. Vorteile einer fleischlosen Ernährung.* Govinda, 2012, S. 80ff.
[210] Isaac B. Singer: *Feinde, die Geschichte einer Liebe.* dtv, 1985, S. 126.
[211] Heinz Strunk: *Fleisch ist mein Gemüse. Eine Landjugend mit Musik.* Rowohlt Taschenbuch Verlag, 2004, S. 45.
[212] Heinz Strunk: *Fleisch ist mein Gemüse. Eine Landjugend mit Musik*, Rowohlt Taschenbuch Verlag, 2004, S. 172.
[213] Andreas Grabolle: *Kein Fleisch macht glücklich. Mit gutem Gefühl essen und genießen.* Goldmann Verlag, München 2012, S. 254.
[214] Reiner Luyken: «Davongekommen«; auf: Zeit online, 7.10.2011, www.zeit.de/2011/41/BSE-Grossbritannien; aufgerufen am 3.5.2014.
[215] Stefanie Reiffert: »In Deutschland ist kein Mensch durch BSE gestorben«; auf: Focus Online, 7.6.2012, www.focus.de/wissen/mensch/tid-25836/serie-die-grossen-paniken-der-wahn-

216 um-den-rinderwahn_aid_754062.html; aufgerufen am 3.5.2014.
216 Barbara Supp: »Böses Blut«, in: *Der Spiegel*, Nr. 47/2001.
217 »Schadstoffe in Lebensmitteln«; auf: www.planet-wissen.de/natur_technik/tier_und_mensch/tierzucht/schadstoffe.jsp, Stand 1.4.2014; aufgerufen am 9.5.2014.
218 »Dioxinskandal: Behörden sperren mehr als 4700 Bauernhöfe«; auf: Spiegel Online, 6.1.2011, www.spiegel.de/wirtschaft/service/dioxinskandal-behoerden-sperren-mehr-als-4700-bauernhoefe-a-738224.html, aufgerufen am 9.5.2014.
219 Ebd.
220 Susanne Amann u. a.: »Schlacht-Plan«; in: *Der Spiegel*, Nr. 43, 21.10.2013 und Andreas Grabolle: *Kein Fleisch macht glücklich. Mit gutem Gefühl essen und genießen*. Goldmann Verlag, München 2012, S. 244.
221 SWR: *Odysso*, »Oft Keime auf Fleisch und Geflügel«, Sendung vom 20.6.2013, abrufbar auf der ARD-Mediathek; www.ardmediathek.de/swr-fernsehen/odysso/oft-keime-auf-fleisch-und-gefluegel?documentId=15255068
222 Susanne Amann u. a.: »Schlacht-Plan«, in: *Der Spiegel*, Nr. 43, 21.10.2013; Anmerkung: Genau Zahlen liegen für die Tierarzneien bisher nicht vor. Es gibt noch immer keine vollständige zentrale Erfassung aller verschriebenen Präparate, obwohl das schon lange gefordert wird.
223 SWR: *Odysso*, »Oft Keime auf Fleisch und Geflügel«, Sendung vom 20.6.2013, auf: www.ardmediathek.de/swr-fernsehen/odysso/oft-keime-auf-fleisch-und-gefluegel?documentId=15255068; aufgerufen am 30.5.2014.
224 Susanne Amann u. a.: »Schlacht-Plan«, in: *Der Spiegel*, Nr. 43, 21.10.2013.
225 Andreas Grabolle: *Kein Fleisch macht glücklich. Mit gutem Gefühl essen und genießen*. Goldmann Verlag, München 2012, S. 246.
226 »Hormone – der Kampf um das Nein«, in: *Fleischatlas 2014. Daten und Fakten über Tiere als Nahrungsmittel*. Heinrich Böll Stiftung, 2014, S. 24ff.
227 Ebd.
228 Film: *Die Story: Das Gift im Kuhstall – Sterbende Tiere, kranke Menschen*, von Christina Zühlke und Heiko Petermann, WDR, 16.9.2013, auf: www.ardmediathek.de/wdr-fernsehen/die-story?documentId=17138936 und www.botulismus.org
229 Auf: www.verbraucherservice.bayern.de/information/ernaehrung und-gesundheit/meldung/article/Geschmacksverstaerker/, aufgerufen am 1.4.14.
230 Maximilian Ledochowski: »Glutamat – natürlich, aber schädlich«, in: *Der Standard*, Online-Ausgabe, derstandard.at/1297821457284/Richtig-essen-gut-leben-Glutamat-Natuerlich-aber-schaedlich, 27.03.2011, aufgerufen am 1.4.14.
231 »McDonald's: Gentechnik im Burger«, auf: Spiegel Online, 27.4.2014, www.spiegel.de/wirtschaft/unternehmen/mcdonald-s-gentechnik-in-chickenburger-und-chickennuggets-a-966345.html, aufgerufen am 28.4.2014.
232 »Schnitzel, Würstchen, Glyphosat«, in: *Fleischatlas 2014. Daten und Fakten über Tiere als Nahrungsmittel*. Heinrich Böll Stiftung, 2014, S. 28f.
233 Stefan Bröckling: »Tierretter undercover«, in: Halser, Marlene (Hrsg.): *Go vegan! Warum wir ohne tierische Produkte glücklicher und besser leben*. Riva Verlag, München 2013, S. 91ff.
234 Marsili Cronberg: *Wie ich verlernte, Tiere zu essen*. Echo Verlag, Göttingen 2012, S. 29.
235 Stefan Bröckling: »Tierretter undercover«, in: Halser, Marlene (Hrsg.): *Go vegan! Warum wir ohne tierische Produkte glücklicher und besser leben*.

[236] Riva Verlag, München 2013, S. 91ff.
Klaus Gstirner; in: Nina Messinger: *Du sollst nicht töten! Plädoyer für eine gewaltfreie Ernährung.* Smaragd Verlag, Woldert 2012, S. 192 ff.

[237] Bundesministerium für Umwelt, Naturschutz, Bau und Reaktorsicherheit: Lebensmittel und Klimaschutz; auf: http://www.bmub.bund.de/themen/wirtschaft-produkte-ressourcen/produkte-und-umwelt/produktbereiche/lebensmittel/; aufgerufen am 11.5.2014.

[238] WorldWatch Institute: Robert Goodland & Jeff Anhang: »Livestock and Climate Change«; auf: http://www.worldwatch.org/files/pdf/Livestock%20and%20Climate%20Change.pdf; aufgerufen am 11.5.2014.

[239] 12 Fragen und Antworten zum Thema Fleisch, auf: www.vebu.de/einstieg/12-fragen-a-antworten, aufgerufen am 3.5.2014.

[240] Jürgen Foß: »Welthungerkrise durch Fleischkonsum«; auf: www.vebu.de/umwelt/probleme-der-viehwirtschaft/201-welthungerkrise-durch-fleischkonsum, aufgerufen am 3.5.2014.

[241] World Wide Fund for Nature: »Biologische Vielfalt – Der Reichtum der Natur«; auf: http://www.wwf.de/themen-projekte/biologische-vielfalt/reichtum-der-natur/der-living-planet-report/; aufgerufen am 19.5.2014.

[242] Tanja Busse: »Der Vegetarier-Boom«, in: *greenpeace magazin,* 4/2010; auf: www.greenpeace-magazin.de/magazin/archiv/4-10/vegetarier/; aufgerufen am 19.5.2014.

[243] Peta-Spot zum Weltwassertag 2014: www.peta.de/vivienne-westwood-veggie-video#.UysQ2levhmg; aufgerufen am 20.3.2014.

[244] Peta-Spot zum Weltwassertag 2013: www.peta.de/weltwassertag#.Uy69P1evhmg; aufgerufen am 22.3.2014.

[245] Wasserstiftung: Zahlen & Fakten; auf: www.wasserstiftung.de/wasserfakten.html; aufgerufen am 23.3.2014.

[246] *Wasser ist Leben* – Ein Film von Irena Salina, Tiberius Film GmbH, 2012.

[247] Peta: www.peta.de/weltwassertag#.Uytd6Vevhmg; aufgerufen am 23.3.2014.

[248] Universität Bonn – Institut für Organischen Landbau: »Marktanteile im Segment Bio-Lebensmittel. Folgen und Folgerungen« von Ulrich Köpke & Paul Martin Küpper; auf: www.gruene-bundestag.de/fileadmin/media/gruenebundestag_de/themen_az/agrar/PDF/13-05Studie_steigender_Bioimport.pdf; aufgerufen am 23.3.2014.

[249] Wasserstiftung: Zahlen & Fakten; auf: www.wasserstiftung.de/wasserfakten.html; aufgerufen am 23.3.2014.

[250] Max Rubner-Institut: Forschungsprojekt zur Abschätzung des Energieverbrauchs bei der Herstellung von Lebensmitteln; auf: www.mri.bund.de/index.php?id=731&detail_id=89233; aufgerufen am 15.5.2014.

[251] Bundesministerium für Umwelt, Naturschutz, Bau und Reaktorsicherheit: Lebensmittel und Klimaschutz; auf: www.bmub.bund.de/themen/wirtschaft-produkte-ressourcen/produkte-und-umwelt/produktbereiche/lebensmittel/; 11.3.2014.

[252] 3sat-Sendung *Nano:* »Kraftfutter ist keine Lösung für das Klima«; auf: www.3sat.de/page/?source=/nano/umwelt/156803/index.html; 14.9.2011.

[253] Vegetarierbund Deutschland: »Weltvegetariertag – Vegetarisch boomt«; auf: vebu.de/aktuelles/veranstaltungen/kommende-veranstaltungen/1432-weltvegetariertag

[254] Vegetarierbund Deutschland: »95 Prozent weniger Klimagase durch Fleischalternativen«; auf: vebu.de/aktuelles/news/1121-95-prozent-weniger-klimagase-durch-fleischalternativen; aufgerufen am 6.4.2014.

[255] Peter Carstens: »Wir müssen weg von der Tierhaltung«; GEO.de, 25.6.2012;

256 auf: www.geo.de/GEO/natur/oekologie/fleischkonsum-und-klima-wir-muessen-weg-von-der-tierhaltung-71985.html
256 Bundesministerium für Umwelt, Naturschutz, Bau und Reaktorsicherheit: Lebensmittel und Klimaschutz; auf: www.bmub.bund.de/themen/wirtschaft-produkte-ressourcen/produkte-und-umwelt/produktbereiche/lebensmittel/; 11.3.2014.
257 Bundeszentrale für politische Bildung: Ernährung, Energieverbrauch und Klimawandel; auf: www.bpb.de/veranstaltungen/netzwerke/team-global/67553/warm-up-klimabilanz
258 Vgl.: www.welthungerhilfe.de, aufgerufen am 20.3.14.
259 Marlies Uken: »Veganer, die Klimaretter«; auf: www.zeit.de/wirtschaft/2013-11/soja-bilanz/seite-2, aufgerufen am 1.4.2014.
260 Vgl.: www.faszination-regenwald.de, aufgerufen am 20.3.2014.
261 Vgl.: naldc.nal.usda.gov/download/48661/PDF, aufgerufen am 1.4.2014.
262 Stand: 2013; Universität Hamburg, Arbeitsgemeinschaft Kriegsursachenforschung (AKUF): www.wiso.uni-hamburg.de/fachbereiche/sozialwissenschaften/forschung/akuf/laufende-kriege/; aufgerufen am 22.5.2014.
263 World Food Programme WFP: de.wfp.org/hunger/hunger-statistik; aufgerufen am 22.5.2014.
264 Armin Risi & Ronald Zürrer: *Vegetarisch leben. Vorteile einer fleischlosen Ernährung*. Govinda, 2012; S. 40.
265 Food and Agriculture Organization of the United Nations: »Globally almost 870 million chronically undernourished – hunger report«; auf: www.fao.org/news/story/en/item/161819/icode/ ; aufgerufen am 19.5.2014.
266 *Frankfurter Allgemeine Zeitung*: »IWF sieht Kriegsgefahr wegen Hungerkrise«; veröffentlicht am 18.4.2008; auf: www.faz.net/aktuell/wirtschaft/wirtschaftspolitik/das-schlimmste-liegt-noch-vor-uns-iwf-sieht-kriegsgefahr-wegen-hungerkrise-1546184.html#lesermeinungen; aufgerufen am 22.5.2014.
267 International Monetary Fund: »Hunger on the Rise«; veröffentlicht 3/2010; auf: www.imf.org/external/pubs/ft/fandd/2010/03/picture.htm; aufgerufen am 22.5.2014.
268 Zitiert nach: Axel Meyer: *Fleisch ade!* Mosaik, 2001, S. 55.
269 Christien Meindertsma: PIG 05049, FLOCKS, 2011.
270 *Harry und Sally*, Kauf-DVD, Twentieth Century Fox, 2006.
271 Gleichklang Limited: »Vegane und vegetarische Singles möchten möglichst keine Fleischesser als Partner«; auf: www.vegan.eu/index.php/meldung-komplett/items/vegan_vegetarisch_partnerschaft.html; veröffentlicht am 27.9.2013; aufgerufen am 4.5.2014.
272 Ebd.
273 *02elf Düsseldorfer Abendblatt*: »51 Prozent der Vegetarier wünschen sich vegetarisch lebenden Partner«; auf: www.02elf.net/allgemein/51-prozent-der-vegetarier-wuenschen-sich-vegetarisch-lebenden-partner-302560; veröffentlicht am 31.12.2013; aufgerufen am 4.5.2014.
274 *Hamburg Magazin*: »Liebe geht durch den Magen: Immer mehr Partnerbörsen fragen Ernährungsgewohnheiten ab«; auf: www.hamburg-magazin.de/service/beratung/gesundheit-lebenshilfe/artikel/detail/liebe-geht-durch-den-magen-immer-mehr-partnerboersen-fragen-ernaehrungsgewohnheiten-ab.html; veröffentlicht am 24.2.2014; aufgerufen am 4.5.2014 .
275 Ebd.
276 Gleichklang Limited: »Vegansexualität: Konzept und Kontroverse«; auf: www.vegan.eu/index.php/meldung-komplett/

277 items/vegansexuality.html; veröffentlicht am 7.8.2012; aufgerufen am 4.5.2014
Statistikportal Statista: »Durchschnittliche Zeit in Minuten, die in der OECD am Tag mit Essen und Trinken verbracht wird«; auf: de.statista.com/statistik/daten/studie/37082/umfrage/durchschnittliche-zeit-in-minuten-die-am-tag-mit-essen-und-trinken-verbracht-wird/; aufgerufen am 21.3.2014.

278 *Berliner Woche*: »Fleischesser und Vegetarier als Paar«; auf: www.berliner-woche.de/ratgeber/gesundheit-und-medizin/artikel/38247-fleischesser-und-vegetarier-als-paar/; aufgerufen am 21.3.2014.

279 *Men's Health*: »Sexmuffel wegen Gemüse«; auf: www.menshealth.de/love/sex-themen/sexmuffel-wegen-gemuese.20901.htm; veröffentlicht am 28.4.2009; aufgerufen am 6.4.2014.

280 Frank Joung: »Vegan ist das neue Viagra«; eingestellt am 27.9.2012; auf: www.spiegel.de/gesundheit/ernaehrung/vegan-for-fit-interview-mit-attila-hildmann-a-858194.html; aufgerufen am 6.4.2014.

281 Dörthe Seubert: »Lust ist Ernährungssache«; auf: www.shape.de/sex-und-psyche/liebe-und-sex/a-28334/lust-ist-ernaehrungssache.html; aufgerufen am 6.4.2014.

282 »Luststeigernde Lebensmittel«; auf: www.myself.de/tipps-ratgeber/liebe-sex/aphrodisiaka-luststeigernde-lebensmittel; aufgerufen am 6.4.2014.

283 Hermann Straubinger: *Übersäuerung. Die besten Tipps für ein harmonisches Säure-Basen-Gleichgewicht Ihres Körpers*. Mankau Verlag, Murnau, 2013, S. 79.

284 Björn Moschinski: *Vegan kochen für alle*. Südwest Verlag, München 2011, S. 6ff.

285 Kathrin Werner: »Das Zauber-Ei«, in: *Süddeutsche Zeitung*, 26/2014.

286 Sven Felix Kellerhoff: »Welcher Vegetariertyp war Adolf Hitler?«, in: *Die Welt*, erschienen am 31.7.2013; auf: www.welt.de/geschichte/zweiter-weltkrieg/article118518340/Welcher-Vegetariertyp-war-Adolf-Hitler.html; aufgerufen am 11.5.2014.

287 Christoph Drösser: »Fleischloser Führer«, in: *Die Zeit*, erschienen am 19.4.2001; auf: www.zeit.de/2001/17/200117_stimmts.xml ; aufgerufen am 11.5.2014.

288 Europäische Kommission: Verordnung (EG) Nr. 1622/2000 der Kommission vom 24. Juli 2000 mit Durchführungsbestimmungen zur Verordnung (EG) Nr. 1493/1999 über die gemeinsame Marktorganisation für Wein und zur Einführung eines Gemeinschaftskodex der önologischen Verfahren und Behandlungen; auf: ec.europa.eu/agriculture/markets/wine/leg/index_de.htm; aufgerufen am 20.5.2014.

289 Homepage »Weingut & Biohotel gänz«: Diplom-Oenologe Peter Gänz zum Thema »Veganer Wein«; auf: www.gaenz.com/weingut/veganer-wein; aufgerufen am 20.5.2014.

290 Klassik Stiftung Weimar: Goethes Farbenlehre, 2011; auf: www.klassik-stiftung.de/fileadmin/user_upload/Sammlungen/Goethes_Sammlungen/Goethes_Farbenlehre.pdf

291 Max Lüscher: *Der Lüscher-Test. Persönlichkeitsbeurteilung durch Farbwahl*. Rowohlt, 1971.

292 U. a. Christa Muths: *Farbtherapie: Mit Farben heilen, der sanfte Weg zur Gesundheit – Farben als Schlüssel zur Seele*. Heyne, 2000.

293 Zitiert nach: Armin Risi & Ronald Zürrer: *Vegetarisch leben. Vorteile einer fleischlosen Ernährung*. Govinda, 2012, S. 83.

294 Claus Leitzmann & Markus Keller: *Vegetarische Ernährung*. UTB, 2013, S. 21.

295 Deutsche Gesellschaft für Ernährung: »Flexitarier – die flexiblen Vegetarier«;

295 veröffentlicht am 14.10.2013; auf: www. dge.de/modules.php?name=News&file=article&sid=1332; aufgerufen am 23.3.2014.
296 Claus Leitzmann & Markus Keller: *Vegetarische Ernährung*. UTB, 2013, S. 23.
297 Deutsche Gesellschaft für Ernährung: »Flexitarier – die flexiblen Vegetarier«; veröffentlicht am 14.10.2013; auf: www. dge.de/modules.php?name=News&file=article&sid=1332; aufgerufen am 23.3.2014.
298 Clea: V*eggie – Französisch vegetarisch – 500 Rezepte*. Stiftung Warentest, 2014.
299 Tanja Tronniker: *Happy vegetarisch*. Herbig-Verlag, München, 2006; S. 36ff.
300 Melanie Bommhardt: »Couscous – mit Küssen hat das nichts zu tun«, Bio Verlag GmbH; auf: www.naturkost.de/basics/couscous.htm; aufgerufen am 14.3.2014.
301 Alena Schuster: »Lupinen: Kleine Samen groß in Form«, Verband für Unabhängige Gesundheitsberatung e. V., in UGB-Forum, 03/2002; auf: www.ugb.de/lupinen-suesslupinen/suesslupinen-fleischersatz-aus-lupinen/; aufgerufen am 18.3.2014.
302 Tanja Tronniker: *Happy vegetarisch*. Herbig-Verlag, München, 2006, S. 52.
303 Universität Hamburg – Biozentrum Klein Flottbek und Botanischer Garten; Quinoa; auf: www.biologie.uni-hamburg.de/bzf/museum/nutzpfl_a_z/quinoa.htm; aufgerufen am 14.3.2014.
304 Peter Wagner: »Spaghetti Bolognese für Vegetarier: Ganz weit Quorn«; auf: www.spiegel.de/kultur/gesellschaft/rezept-fuer-vegane-spaghetti-bolognese-mit-cashew-parmesan-a-933669-2.html; veröffentlicht am 17.11.2013.
305 Tanja Tronniker: *Happy vegetarisch*. Herbig-Verlag, München, 2006, S. 45.
306 Bayerischer Rundfunk: *Fleischersatz im Test*; auf: www.br.de/fernsehen/bayerisches-fernsehen/sendungen/faszination-wissen/vegetarisch-tofu-seitan-lupine100.html; aufgerufen am 14.3.2014.
307 Richard Béliveau & Denis Gingras: *Krebszellen mögen keine Himbeeren. Nahrungsmittel gegen Krebs. Das Immunsystem stärken und gezielt vorbeugen.* Goldmann, 2010, S. 156.
308 Hiltl-Homepage: www.hiltl.ch/de/laden; aufgerufen am 14.3.2014.
309 Schweizerische Vereinigung für Vegetarismus; auf: www.vegetarismus.ch/heft/2001-1/anzahl.htm; aufgerufen am 11.3.2014.
310 Anna Fischhaber: »Die Zürcher haben extrem emotional reagiert«; auf: www.sueddeutsche.de/panorama/2.220/erster-vegetarischer-metzger-der-schweiz-die-zuercher-haben-extrem-emotional-reagiert-1.1898723; veröffentlicht am 6.3.2014; aufgerufen am 11.3.2014.
311 The Vegetarian Butcher: www.vegetarianbutcher.com/about-us/lupin; aufgerufen am 14.3.2014.
312 Tanja Tronniker: *Happy vegetarisch*. Herbig-Verlag, München, 2006.
313 The Vegetarian Butcher: www.vegetarianbutcher.com/about-us/the-concept; aufgerufen am 14.3.2014.
314 Hans Onkelbach: »Der vegetarische Metzger«; auf: www.rp-online.de/nrw/staedte/duesseldorf/der-vegetarische-metzger-aid-1.1141964#comment-list; veröffentlicht am 4.4.2010; aufgerufen am 11.3.2014.
315 Proplanta – Das Informationszentrum für die Landwirtschaft: »Metzger ernähren sich zunehmend vegetarisch«; auf: www.proplanta.de/Agrar-Nachrichten/Verbraucher/Metzger-ernaehren-sich-zunehmend-vegetarisch_article1390563056.html; veröffentlicht am 24.1.2014; aufgerufen am 11.3.2014.
316 Uta Mathes: »Trend: Veganes Sortiment jetzt auch beim Metzger«; auf: vebu.de/menschen/interviews/1742-trend-veganes-sortiment-jetzt-auch-beim-

317 metzger; aufgerufen am 14.3.2014.
ADA-Positionspapier unter: www.vebu.de/files/ADA_position_paper_2009.pdf, aufgerufen am 24.5.2014.

318 Einen Überblick gibt es z. B. hier: www.vebu.de/gesundheit/studien, aufgerufen am 29.5.2014.

319 »Weltvegetariertag – Vegetarisch boomt«; auf: www.vebu.de/aktuelles/veranstaltungen/1432-weltvegetariertag-vegetarisch-auf-dem-vormarsch; aufgerufen am 21.3.2014.

320 Mehr: www.vegugation.eu

321 Anne Lehwald: »Ganz ohne Gans«, in: *Mein Paket*, 02/2012, S. 15.

322 Ebd., S. 14–17.

323 Nina Messinger: *Du sollst nicht töten! Plädoyer für eine gewaltfreie Ernährung.* Smaragd Verlag, 2012, 35ff.

324 Ebd.

325 Ebd.

326 Claus Leitzmann & Markus Keller: *Vegetarische Ernährung*. Verlag Eugen Ulmer, Stuttgart 2013, 3. Aufl., S. 38.

327 Ebd.

328 Patanjali: *Das Yogasutra. Von der Erkenntnis zur Befreiung*. Theseus Verlag, Bielefeld 2006.

329 Melanie Joy: *Warum wir Hunde lieben, Schweine essen und Kühe anziehen. Karnismus – Eine Einführung.* compassion media, Münster 2013, S. 153ff.

330 Jonathan Safran Foer: *Tiere essen*. Fischer Taschenbuch Verlag, 2012, S.11.

331 Armin Risi & Ronald Zürrer: *Vegetarisch leben. Vorteile einer fleischlosen Ernährung*. Govinda, 2012; S. 40.

332 Food and Agriculture Organization of the United Nations: »Globally almost 870 million chronically undernourished – hunger report«; auf: www.fao.org/news/story/en/item/161819/icode/ ; aufgerufen am 19.5.2014.

333 UNICEF: »Levels & Trends in Child Mortality«; auf: www.unicef.org/media/files/Child_Mortality_Report_2011_Final.pdf; aufgerufen am 19.5.2014.

334 »Fleischatlas 2014. Daten und Fakten über Tiere als Nahrungsmittel«, auf: www.bund.net/fileadmin/bundnet/publikationen/landwirtschaft/140108_bund_landwirtschaft_fleischatlas_2014.pdf; aufgerufen am 4.4.2014.

335 Deutsches Zusatzstoffmuseum (Hrsg.): *Zusatzstoffe von A-Z. Zusammengestellt und bewertet von Udo Pollmer*; Hamburg 2010, S. 11.

336 Foodwatch: Pressemitteilung: »Nach Verbraucherprotest: Hohes C und Milram verzichten auf tierische Bestandteile in Produkten – foodwatch fordert weiterhin klare gesetzliche Regelung«; veröffentlicht am 27.06.2013; auf: www.foodwatch.org/de/presse/pressemitteilungen/pressemitteilung-nach-verbraucherprotest-hohes-c-und-milram-verzichten-auf-tierische-bestandteile-in-produkten-foodwatch-fordert-weiterhin-klare-gesetzliche-regelung/; aufgerufen am 28.5.2014

337 Agnes Vogt: »In diesen Lebensmitteln sind Tiere versteckt«; auf: www.abendzeitung-muenchen.de/inhalt.tiere-in-chips-brot-und-saft-in-diesen-lebensmitteln-sind-tiere-versteckt.79d3ee34-eb4a-43f3-9da4-cad3a781ea3e.html; veröffentlicht am 20.1.2014; aufgerufen am 28.5.2014.

338 Mehr: www.vebu.de/v-label ; aufgerufen am 28.5.2014.

339 Melanie Joy: *Warum wir Hunde lieben, Schweine essen und Kühe anziehen: Karnismus – eine Einführung*. Compassion Media, 2013, S. 24ff.

340 Nina Messinger: *Du sollst nicht töten! Plädoyer für eine gewaltfreie Ernährung*. Smaragd Verlag, 2012, S. 111ff.

341 *National Geographic*, Ausgabe 05/2011.

342 Antje Schäfer: »Mögen alle Lebewesen glücklich und frei sein«, in: Halser, Marlene: *Go Vegan! Warum wir ohne tierische Produkte glücklicher und besser leben*. Riva-Verlag, München, 2013, S. 113ff.

343 Andreas Grabolle: *Kein Fleisch macht glücklich. Mit gutem Gefühl essen und genießen.* Wilhelm Goldmann Verlag, München 2012, S. 93.
344 Susanne Amann u. a.: »Schlacht-Plan«, in: *Der Spiegel*, Nr. 43, 21.10.2013.
345 Andreas Grabolle: *Kein Fleisch macht glücklich. Mit gutem Gefühl essen und genießen.* Wilhelm Goldmann Verlag, München 2012, S. 64ff.
346 Susanne Amann u. a.: »Schlacht-Plan«, in: *Der Spiegel*, Nr. 43, 21.10.2013.
347 Andreas Grabolle: *Kein Fleisch macht glücklich. Mit gutem Gefühl essen und genießen.* Wilhelm Goldmann Verlag, München 2012, S. 66.
348 Nina Messinger: *Du sollst nicht töten! Plädoyer für eine gewaltfreie Ernährung.* Smaragd Verlag, 2012, S. 111ff.
349 Vgl. zur Rinderhaltung: Nina Messinger: *Du sollst nicht töten! Plädoyer für eine gewaltfreie Ernährung.* Smaragd Verlag, 2012, S. 115f. und Andreas Grabolle: *Kein Fleisch macht glücklich. Mit gutem Gefühl essen und genießen.* Wilhelm Goldmann Verlag, München 2012, S. 81ff. sowie die Seite des Vegetarierbundes Deutschland: www.vebu.de/tiere-a-ethik/tiere-und-tierhaltung/kuehe; aufgerufen am 20.3.14.
350 Peta Online: www.peta.de/10-gruende-keinen-fisch-zu-essen#.U4duHSgVhlk, aufgerufen am 2.5.2014.
351 Claus Leitzmann & Markus Keller: *Vegetarische Ernährung.* Verlag Eugen Ulmer, Stuttgart 2013, 3. Aufl., S. 333.
352 Pro-iure-animals: www.pro-iure-animalis.de; aufgerufen am 29.5.2014.
353 Harald Wiederschein: »Verbrüht, verstümmelt, gequält: So leiden Tiere in Ställen und Schlachthöfen«; auf: *Focus Online*, 24.10.2013, www.focus.de/wissen/natur/tiere-und-pflanzen/tid-34280/tierquaelerei-in-staellen-und-schlachthoefen-verbrueht-verstuemmelt-gequaelt-was-sich-aendern-muss-damit-die-tiere-weniger-leiden_aid_1137721.html, aufgerufen am 27.3.2014.
354 Andreas Grabolle: *Kein Fleisch macht glücklich. Mit gutem Gefühl essen und genießen.* Wilhelm Goldmann Verlag, München 2012, S. 75ff. und 87ff. und Nina Messinger: *Du sollst nicht töten! Plädoyer für eine gewaltfreie Ernährung.* Smaragd Verlag, 2012, S. 127ff.
355 Andreas Grabolle: *Kein Fleisch macht glücklich. Mit gutem Gefühl essen und genießen.* Wilhelm Goldmann Verlag, München 2012, S. 47ff.
356 Andreas Grabolle: *Kein Fleisch macht glücklich. Mit gutem Gefühl essen und genießen.* Wilhelm Goldmann Verlag, München 2012, S. 16f.
357 Nina Messinger: *Du sollst nicht töten! Plädoyer für eine gewaltfreie Ernährung.* Smaragd Verlag, 2012, S. 128.
358 »Deutsches Dumping-Schlachten«, in: *Fleischatlas 2014. Daten und Fakten über Tiere als Nahrungsmittel.* Heinrich Böll Stiftung, 2014, S. 20ff.
359 Ebd.
360 Melanie Joy: *Warum wir Hunde lieben, Schweine essen und Kühe anziehen. Karnismus – Eine Einführung.* compassion media, Münster 2013, S. 93ff.
361 Artikel: »Trauernder Hund wartet jeden Tag auf seinen toten Freund«; vom 15.1.14, auf: www.nordkurier.de/aus-aller-welt/trauernder-hund-wartet-jedentag-auf-seinen-toten-freund-154387601.html, aufgerufen am 9.4.14.
362 Mehr Geschichten in: Jeffrey Masson & Susan McCarthy: *Wenn Tiere weinen.* Rowohlt, Reinbek 1996.
363 Silvia Sanides & Werner Siefer: »Die Gefühle der Tiere«; *Focus Online*, 30.12.1995, www.focus.de/wissen/natur/forschung-und-technik.die-gefuehleder-tiere_aid_156760.html; aufgerufen am 9.4.14.
364 Katja Gelinski: »Ein Karrierist wird grün«; *FAZ online*, 1.4.2013, www.faz.

net/aktuell/gesellschaft/menschen/vegan-leben-ein-karrierist-wird-gruen-12126210.html, aufgerufen am 27.3.14.
[365] Vgl.: www.vebu-business.de, aufgerufen am 31.5.2014.
[366] Marlies Uken: »Veganer, die Klimaretter«; auf: www.zeit.de/wirtschaft/2013-11/soja-bilanz/seite-2, aufgerufen am 1.4.14.
[367] Ebd.
[368] Vgl.: www.veganz.de/
[369] Stand: 2.4.14, auf www.veganz.de/ueberveganz/jobs.html
[370] VEBU: »2,9 Milliarden Euro Einsparung durch Soja-Hack«; auf: vebu.de/aktuelles/news/1156-29-milliarden-euro-einsparung-durch-soja-hack?utm_source=veggieabo&utm_medium=email&utm_campaign=tag25; aufgerufen am 6.4.2014.
[371] Max Rubner-Institut: Nationale Verzehrstudie II, 2008; auf: www.mri.bund.de//fileadmin/Institute/EV/NVS_II_Abschlussbericht_Teil_1_mit_Ergaenzungsbericht.pdf aufgerufen am 12.5.2014.
[372] Clea: *Veggie - Französisch vegetarisch.* Stiftung Warentest, 2014, S. 27.
[373] Mehr: www.gemuesekiste.de
[374] *Food, Inc.*, Kauf-DVD, Tiberius Film GmbH, 2010.
[375] Claus Leitzmann & Markus Keller: »Vegetarische Ernährung«, in: *Spiegel der Forschung*, 1/2011, S.20–30.
[376] Bundesministerium für Gesundheit: Daten des Gesundheitswesens 2013; auf: www.bmg.bund.de/fileadmin/dateien/Publikationen/Gesundheit/Broschueren/Daten_des_Gesundheitswesens_2013.pdf; aufgerufen am 18.5.2014.
[377] Bundesministerium für Gesundheit: Ernährung; auf: www.gesundheitsforschung-bmbf.de/de/ernaehrung.php; aufgerufen am 18.5.2014.
[378] Benjamin Reuter: »Die Welt als Steak: Globaler Fleischkonsum steigt stark an«; auf: http://green.wiwo.de/welt-ist-steak-fleischkonsum-steigt-weiter-an/; aufgerufen am 25.7.2014.
[379] Bundesministerium für Ernährung, Landwirtschaft und Verbraucherschutz (BMELV) und Bundesministerium für Gesundheit (BFG), 2008; auf: www.bmg.bund.de/praevention/frueherkennung-und-vorsorge/in-form.html; aufgerufen am 18.5.2014.
[380] Frank A. Oski: *Don't drink your milk.* Teach Services Inc., 1992.
[381] Vgl.: Nina Messinger: *Du sollst nicht töten! Plädoyer für eine gewaltfreie Ernährung.* Smaragd Verlag, Woldert 2012, S. 135ff.
[382] Kathrin Werner: »Das Zauber-Ei«, in: *Süddeutsche Zeitung*, Nr. 26, 1./2. Februar 2014.
[383] »Virtuelles Wasser. Weniger Wasser im Einkaufskorb«; auf: www.virtuelles-wasser.de/fleisch; aufgerufen am 22.3.2014.
[384] »Veggie-Wende: Was passiert, wenn wir 80 Prozent weniger Fleisch essen?«, in: *Odysso*, SWR Fernsehen, Sendung vom 27.3.2014; auf www.swr.de/odysso/veggie-wende-was-passiert-wenn-wir-80-prozent-weniger-fleisch-essen/-/id=1046894/did=13108358/nid=1046894/1ezkkqa/index.html, aufgerufen am 14.4.2014.
[385] Katharina Borgerding: »Das Schlaraffenland der Vegetarier«, auf: eatsmarter.de/blogs/veggie-blog/schlaraffenland-der-vegetarier vom 13.3.14, aufgerufen am 26.5.14.
[386] »Rübe statt Rind – Dieses Dorf lebt streng vegetarisch«, auf: *Welt Online*, Artikel vom 1.11.2013, www.welt.de/vermischtes/article121440588/Ruebe-statt-Rind-Dieses-Dorf-lebt-streng-vegetarisch.html; aufgerufen am 26.5.2014.
[387] Vgl.: *Augsburger Allgemeine Zeitung Online*, 17.3.2013, www.augs-

burger-allgemeine.de/krumbach/Teilnehmer-fuehlen-sich-fit-und-gut-gelaunt-id24482461.html; aufgerufen am 28.5.2014.
388 *Star Trek IV: Zurück in die Gegenwart* (1986). Paramount Home Entertainment, 2013.
389 Diane Duane: *Spocks Welt*. Heyne, 1997, S. 318.
390 Zitiert nach: Carmen Schnitzer: »Vegetarismus in der Weltliteratur«, in: *Veggie Journal*, 1/2014, S. 29.
391 Zitiert nach: Armin Risi & Ronald Zürrer: *Vegetarisch leben. Vorteile einer fleischlosen Ernährung*. Govinda, 2012; S. 104.
392 Claus Leitzmann & Markus Keller: »Vegetarische Ernährung«, in: *Spiegel der Forschung*, 1/2011, S. 20–30.
393 World Centric: »Social and Economic Injustice«; auf: worldcentric.org/conscious-living/social-and-economic-injustice; aufgerufen am 28.5.2014.
394 United Nations Conference on Sustainable Development; auf: www.uncsd2012.org/; aufgerufen am 28.5.2014.
395 *National Geographic*, 1/2014; auf: www.ad-hoc-news.de/9-milliarden-wie-werden-alle-satt-neue-serie-in--/de/News/36608616 ; aufgerufen am 28.5.2014.

SCHWARZKOPF & SCHWARZKOPF

111 GRÜNDE, SELBST ZU KOCHEN

SELBST ZU KOCHEN IST EINES DER SINNLICHSTEN VERGNÜGEN –
EIN BUCH VOLLER MOTIVIERENDER GESCHICHTEN UND KNACKIGER REZEPTE

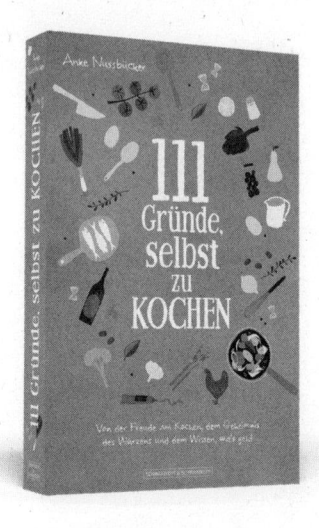

111 GRÜNDE, SELBST ZU KOCHEN
VON DER FREUDE AM KOCHEN, DEM GEHEIMNIS
DES WÜRZENS UND DEM WISSEN, WIE'S GEHT
Von Anke Nussbücker
336 Seiten, Taschenbuch
ISBN 978-3-86265-401-7 | Preis 9,95 €

Um 111 Speisen selbst zu kochen und abzuschmecken, braucht es vor allem Mut und Fantasie. Wenn es in der Küche zu duften, dampfen und brodeln beginnt, schlägt die magischste Stunde des Tages. Bereits kleine Kinder beteiligen sich gern an all den wundersamen Handgriffen. Für junge Menschen ist es ein stolzes Gefühl, aus ganz einfachen Grundzutaten ein leckeres Menü selbst zu zaubern und seinen alten Herrschaften zu präsentieren. Anke Nussbücker ist eine »studierte Hobbyköchin«, die bereits als Kind alle 111 Gemüsearten, die Vitamin A enthalten, lückenlos aufzählen konnte und während des Studiums die theoretischen Argumente dafür fand, ihre eigenen 111 Koch-Experimente zu starten. In 111 GRÜNDE, SELBST ZU KOCHEN erzählt sie, was dabei herauskam. Das ideale Geschenk zum Einzug in die eigenen vier Wände.

WWW.SCHWARZKOPF-SCHWARZKOPF.DE

SCHWARZKOPF & SCHWARZKOPF

111 GRÜNDE, DAS RADFAHREN ZU LIEBEN

EINE HOMMAGE AN DAS FAHRRAD – DAS UMWELTFREUNDLICHSTE,
GESÜNDESTE UND COOLSTE FORTBEWEGUNGSMITTEL DER WELT

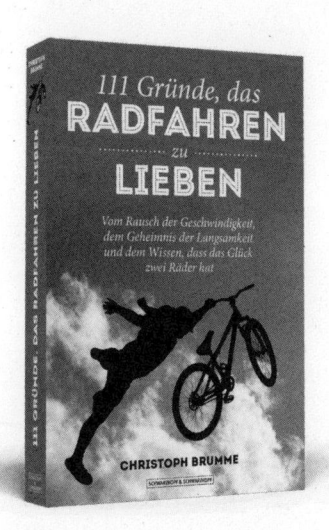

111 GRÜNDE, DAS RADFAHREN ZU LIEBEN
VOM RAUSCH DER GESCHWINDIGKEIT, DEM GEHEIMNIS DER LANGSAMKEIT
UND DEM WISSEN, DASS DAS GLÜCK ZWEI RÄDER HAT
Von Christoph Brumme
360 Seiten, Taschenbuch
ISBN 978-3-86265-360-7 | Preis 9,95 €

Das Fahrrad gehört zu den schönsten Erfindungen der Menschheit! Dieser Meinung ist Christoph Brumme, seines Zeichens Extremradler, der schon sechs Mal mit dem Fahrrad von Berlin bis an die Wolga gefahren ist, quer durch Polen, die Ukraine und Russland. Für die Strecke Saratow – Berlin (das sind über 2.800 Kilometer) benötigte er lediglich 16 Tage. Mit einem gewöhnlichen Tourenrad, versteht sich!

Wie kaum ein anderer ist Christoph Brumme daher in der Lage, die Faszination des Radfahrens zu erläutern. In 111 GRÜNDE, DAS RADFAHREN ZU LIEBEN vermittelt er auf anschauliche und unterhaltsame Art, weshalb für ihn das Fahrrad schon lange der Glückslieferant Nummer eins ist, und entführt den Leser auf eine existenzielle Erkundungstour, die so gar nichts mit dem schnellen Leben in unseren Städten zu tun hat …

WWW.SCHWARZKOPF-SCHWARZKOPF.DE

SCHWARZKOPF & SCHWARZKOPF

BUD SPENCER: ICH ESSE, ALSO BIN ICH

MANGIO ERGO SUM – MEINE PHILOSOPHIE DES ESSENS: EIN PHILOSOPHISCHES
DUELL MIT KULINARISCHEN SPEZIALEFFEKTEN IN ZWÖLF KAPITELN

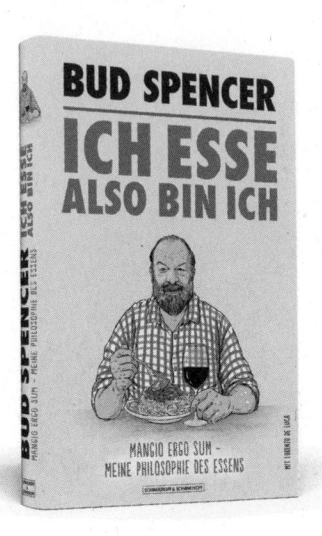

BUD SPENCER: ICH ESSE, ALSO BIN ICH
MANGIO ERGO SUM – MEINE PHILOSOPHIE DES ESSENS
Von Bud Spencer. Mit Lorenzo De Luca
ca. 288 Seiten, Hardcover mit Schutzumschlag
ISBN 978-3-86265-432-1 | Preis 19,95 €

In ICH ESSE, ALSO BIN ICH macht Kultstar und Bestsellerautor Bud Spencer eine seiner größten Leidenschaften – das Essen – zum Mittelpunkt des Seins. Diese These gilt es nun vor zwölf großen Denkern, die ihn in Form von Halluzinationen heimsuchen, zu verteidigen.

Und so liefert er sich mit Philosophen wie Sokrates, Konfuzius oder Rousseau herrliche philosophische Duelle voller Witz und ironischer Seitenhiebe. Wenn die Worte ihn im Stich lassen, bereitet er seinen ungebetenen Gästen köstliche italienische Speisen von Pasta- und Fischgerichten bis hin zu typisch neapolitanischem Gebäck zu, woraufhin sie sich satt und zufrieden geschlagen geben – doch der nächste Plagegeist lässt nicht lange auf sich warten.

Bud Spencer ist ein einzigartiges Kochbuch gelungen, das zum Mitlachen, Mitdenken und Mitkochen inspiriert.

WWW.SCHWARZKOPF-SCHWARZKOPF.DE

SCHWARZKOPF & SCHWARZKOPF

LIEBE HEISST TOFU

**VERLIEBT VERZICHTET DIE 14-JÄHRIGE FRANZI AUF FLEISCH –
KANN SIE SO DEN VEGETARIER CHRIS EROBERN?**

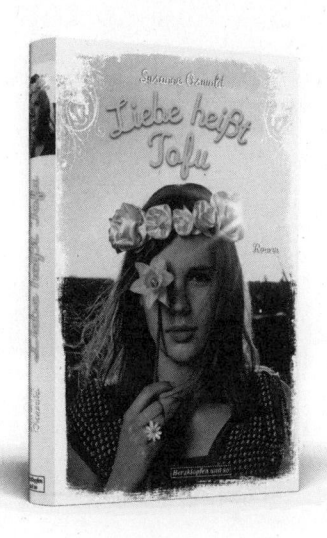

LIEBE HEISST TOFU
ROMAN
Von Susanne Oswald
248 Seiten, Hardcover
ISBN 978-3-86265-136-8 | Preis 14,95 €

»Susanne Oswalds wunderbar ironischer Humor verleiht dem Roman einen besonderen Charme. Dieses Buch werden junge Leser kaum noch beiseite legen. Insgesamt ist ›Liebe heißt Tofu‹ ein lesenswerter und unterhaltsamer Roman, der nicht nur für Vegetarier geeignet ist.« vebu.de

»Die Autorin von ›Liebe heißt Tofu‹ kann sich überzeugend in einen Jugendlichen und dessen Probleme hineinversetzen. Dadurch wirkt ihre Geschichte glaubwürdig und witzig. Lustige Lesestunden mit der chaotischen Franzi sind garantiert.«
Berliner Morgenpost

»Dieser Roman hat alles, was das Herz von Heranwachsenden begehrt und dazu liefert er auch noch einen Denkanstoß zum Thema Ernährung und Vegetarismus.« leser-welt.de

WWW.SCHWARZKOPF-SCHWARZKOPF.DE

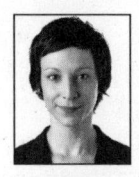

ANNE LEHWALD, geboren 1981, war früher leidenschaftlicher Currywurst-Fan. Nach ihrer Ausbildung beim PLAYBOY stellte sie aber fest, dass es ihr ohne Fleisch viel besser geht. Seit vier Jahren ist sie Vegetarierin und freie Autorin (u. a. für FOCUS GESUNDHEIT). Ihr Freund ist kein Vegetarier.

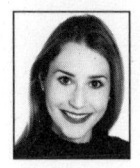

SIMONE ULLMANN, geboren 1983, lebt seit 15 Jahren fleischlos in München. Nach ihrem Volontariat beim Burda-Verlag machte sie eine Ausbildung zur Yogalehrerin und unterrichtet seither neben dem freien Schreiben (u. a. YOGA JOURNAL). Ihr Mann und ihre beiden Kinder sind auch Vegetarier.

Anne Lehwald & Simone Ullmann
111 GRÜNDE, VEGETARIER ZU SEIN

ISBN 978-3-86265-400-0
© Schwarzkopf & Schwarzkopf Verlag GmbH, Berlin 2014
Alle Rechte vorbehalten. Dieses Werk ist urheberrechtlich geschützt. Jede Verwendung, die über den Rahmen des Zitatrechtes bei korrekter und vollständiger Quellenangabe hinausgeht, ist honorarpflichtig und bedarf der schriftlichen Genehmigung des Verlages. | Lektorat: Cathrin Kreich | Coverillustrationen und Illustrationen im Innenteil: © Mamziolzi/thinkstock.de, © Xiebiyun/thinkstock.de | Autorenfoto Anne Lehwald: © Paul Meixner

KATALOG
Wir senden Ihnen gern kostenlos unseren Katalog.
Schwarzkopf & Schwarzkopf Verlag GmbH
Kastanienallee 32, 10435 Berlin
Telefon: 030 – 44 33 63 00
Fax: 030 – 44 33 63 044

INTERNET | E-MAIL
www.schwarzkopf-schwarzkopf.de
info@schwarzkopf-schwarzkopf.de